X-chromosomale Hypophosphatämie – Phosphatdiabetes – XLH/Dirk Schnabel, Dieter Haffner, Lothar Seefried.
1. Auflage - Bremen: UNI-MED, 2022
(UNI-MED SCIENCE)
ISBN 978-3-8374-2442-3

X-chromosomale Hypophosphatämie – Phosphatdiabetes – XLH

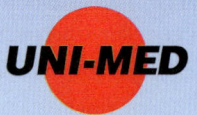

UNI-MED Verlag AG
Bremen - London - Boston

UNI-MED. Die beste Medizin.

In der Reihe UNI-MED SCIENCE werden aktuelle Forschungsergebnisse zur Diagnostik und Therapie wichtiger Erkrankungen "state of the art" dargestellt. Die Publikationen zeichnen sich durch höchste wissenschaftliche Kompetenz und anspruchsvolle Präsentation aus. Die Autoren sind Meinungsbildner auf ihren Fachgebieten.

Der Verlag dankt der Firma Kyowa Kirin GmbH für die Unterstützung der Produktion dieser Auflage. Der Verlag versichert, dass der Industriepartner keinerlei Einflussnahme auf den Inhalt des Buches, insbesondere auch nicht auf Informationen zu Therapieoptionen, nehmen konnte.

Hinweis: In diesem Buch stehen die geschlechtsneutralen Begriffe für Personen wie "Patient(en)", "Betroffene(r/n)" und andere (außer bei eindeutiger Geschlechtsdifferenzierung) bei ihrer Verwendung stets gleichbedeutend für alle Patienten, Betroffene und andere (m/w/d).

Vorwort und Danksagung

Der Phosphatdiabetes, auch „*X-linked Hypophosphatemia* (XLH)" genannt, ist eine seltene angeborene Multiorganerkrankung, vorwiegend des Skelettsystems und der Zähne. Die Erkrankung manifestiert sich zumeist mit dem Beginn des Lauflernalters im 2. Lebensjahr durch eine zunehmende Beinachsenverbiegung, bei zumeist nur leicht veränderten Laborparametern.

Den Kinder- und Jugendärzten bzw. Hausärzten kommt dann in ihrer Lotsenfunktion im Gesundheitssystem die Aufgabe zu, die richtige diagnostische Weiche zu stellen, um den Patienten und ihren Eltern eine jahrelange ärztliche und therapeutische Odyssee zu ersparen. Gleichzeitig benötigen die zahlreichen an der Versorgung beteiligten Fachdisziplinen einen umfassenden Überblick über das Krankheitsbild.

Mit dieser Monographie möchten wir die Historie, Pathogenese, Diagnostik und die therapeutischen Möglichkeiten der XLH ausführlich darstellen, aber auch den betroffenen Patienten und ihren Familien Hoffnung im Umgang mit der seltenen, chronischen Erkrankung geben.

Uns war es deshalb sehr wichtig, dazu die Repräsentantin der Phosphatdiabetes-Patientenorganisation einzubinden, aber auch die Erfahrungen einer betroffenen XLH-Familie authentisch darzustellen.

Es ist nunmehr fast 90 Jahre her, seit James McCune und Fuller Albright erstmalig Patienten mit einer ausgeprägten Rachitis beschrieben, die auf die übliche Vitamin-D-Therapie nicht ansprachen. Es hat dann fast 40 Jahre gedauert, bis Francis Glorieux 1980 eine medikamentöse Therapie vorschlug, die den Knochenstoffwechsel der Patienten seitdem deutlich verbessern konnte.

Der Durchbruch in der Therapie wurde durch die wissenschaftliche Arbeit um Yukiko Aono und Kollegen im Jahr 2009 erzielt, die mit der Entwicklung eines monoklonalen Antikörpers gegen *Fibroblast Growth Factor 23* (FGF23) erstmals eine krankheitsspezifische Therapie möglich werden ließen. Mit dieser gezielten medikamentösen Therapie wird die exzessive Phosphatausscheidung über die Nieren normalisiert und damit das Phosphat-Angebot im Skelettsystem so verbessert, dass es zu einer nahezu vollständigen Ausheilung der vormaligen schweren Mineralisationsstörung kommt.

Da die XLH ein breites Spektrum an unterschiedlichen Organmanifestationen und Symptomen zeigt, sind Ärzte verschiedenster Spezialisierungen, aber auch Therapeuten und psychosoziale Professionen an der multiprofessionellen Betreuung dieser Patientengruppe beteiligt.

Die Herausgeber danken allen Autorinnen und Autoren für ihre hervorragenden Beiträge, Frau Dr. Vogel vom Sponsor für ihre engagierte Koordination und dem UNI-MED Verlag für die ausgezeichnete Zusammenarbeit sowie Erstellung eines hoffentlich mit Freude und Interesse zu lesenden Buches.

Berlin, im August 2022

Dirk Schnabel
Dieter Haffner
Lothar Seefried

Autorenverzeichnis

Dr. med. Lena Brunkhorst
Klinik für Pädiatrische Nieren-, Leber- und Stoffwechselkrankheiten
Medizinische Hochschule Hannover
Carl-Neuberg-Str. 1
30625 Hannover
Kap. 8.1.-8-3.

Susann Empting
Universitätskinderklinik
Universitätsklinikum Magdeburg
Leipziger Str. 44
39120 Magdeburg
Kap. 1.

Dr. med. dent. Christian H. Finke
Zahnarztpraxis für Kinderzahnmedizin
Clayallee 330
14169 Berlin
Kap. 5.2.

Dr. med. Franca Genest
Osteologie und Klinische Studieneinheit
Orthopädische Klinik – KLH
Universität Würzburg
Brettreichstraße 11
97074 Würzburg
Kap. 7., 9.

Prof. Dr. med. Dieter Haffner
Klinik für Pädiatrische Nieren-, Leber- und Stoffwechselkrankheiten
Medizinische Hochschule Hannover
Carl-Neuberg-Str. 1
30625 Hannover
Kap. 6.4., 8.1.-8-3., 10.4., 11.

Prof. Dr. med. Olaf Hiort
Sektion für Pädiatrische Endokrinologie und Diabetologie
Klinik für Kinder- und Jugendmedizin
Universitätsklinikum Schleswig-Holstein, Campus Lübeck
Ratzeburger Allee 160
23538 Lübeck
Kap. 2.

Prof. Dr. med. dent. Ines Kapferer-Seebacher, M.Sc.
Medizinische Universität Innsbruck
Universitätsklinik für Zahnerhaltung und Zahnersatz
Anichstraße 35
A-6020 Innsbruck / Österreich

Kap. 5.2.

Martha Kirchhoff
Phosphatdiabetes e.V.
Im Rosengarten 3
59556 Lippstadt

Kap. 10.2.

Prof. Dr. Martin Klein
Katholische Hochschule NRW
Wörthstraße 10
50668 Köln

Kap. 10.1., 10.3.

Prof. Dr. med. dent. Jan Kühnisch
LMU Klinikum
Poliklinik für Zahnerhaltung und Parodontologie/Kinderzahnheilkunde
Goethestr. 70
80336 München

Kap. 5.2.

Priv.-Doz. Dr. rer. nat. Maren Leifheit-Nestler
Klinik für Pädiatrische Nieren-, Leber- und Stoffwechselerkrankungen
Medizinische Hochschule Hannover
Carl-Neuberg-Str. 1
30625 Hannover

Kap. 3.

Prof. Dr. med. dent. Adrian Lussi
Klinik für Zahnerhaltungskunde und Parodontologie
Universitätsklinikum Freiburg
Hugstetter Str. 55
79106 Freiburg

Zahnmedizinische Kliniken der Universität Bern
Freiburgstrasse 7
CH-3010 Bern / Schweiz

Kap. 5.2.

Prof. Dr. med. Klaus Mohnike
Universitätskinderklinik
Universitätsklinikum Magdeburg
Leipziger Str. 44
39120 Magdeburg

Kap. 1.

Dr. med. Katja Palm
Universitätskinderklinik
Universitätsklinikum Magdeburg
Leipziger Str. 44
39120 Magdeburg

Kap. 1.

Priv.-Doz. Dr. med. Ludwig Patzer
Klinik für Kinder- und Jugendmedizin
Krankenhaus St. Elisabeth und St. Barbara
Mauerstraße 5
06110 Halle (Saale)

Kap. 5.1.

Priv.- Doz. Dr. med. Kristen Rak
Klinik und Poliklinik für Hals-, Nasen- und Ohrenkrankheiten, plastische und ästhetische Operationen, Comprehensive Hearing Center
Universitätsklinikum Würzburg
Josef-Schneider-Straße 11
97080 Würzburg

Kap. 5.3.

Prof. Dr. med. Frank Rauch
Shriners Hospital for Children
1003 Boulevard Decarie
Montreal, Québec
Canada H4A 0A9

Kap. 4.2.

Dr. med. Felix Reschke
Diabetologie, Endokrinologie, Klinische Forschung
Kinder- und Jugendkrankenhaus AUF DER BULT
Janusz-Korczak-Allee 12
30173 Hannover

Kap. 8.6.

Dr. med. dent. Jan Rienhoff
Kinderzahnarztpraxis Dres. Rienhoff
Hunaeusstr. 6
30177 Hannover

Kap. 5.2.

Dr. med. dent. Sabine Rienhoff
Kinderzahnarztpraxis Dres. Rienhoff
Hunaeusstr. 6
30177 Hannover

Kap. 5.2.

Prof. Dr. med. Robert Rödl
Kinderorthopädie, Deformitätenrekonstruktion und Fußchirurgie
Universitätsklinikum Münster
Albert-Schweitzer-Campus 1
48149 Münster

Kap. 8.4.

Dr. med. dent. Reinhard Schilke
Medizinische Hochschule Hannover
Klinik für Zahnerhaltung, Parodontologie und Präventive Zahnheilkunde
Carl-Neuberg-Str. 1
30625 Hannover

Kap. 5.2.

Dr. med. Dirk Schnabel
Sozialpädiatrisches Zentrum für chronisch kranke Kinder
Pädiatrische Endokrinologie
Charité – Universitätsmedizin Berlin
Augustenburger Platz 1
13353 Berlin

Kap. 6.1.-6.3., 8.5., 10.4., 11.

Prof. Dr. med. Eckhard Schönau
Klinik und Poliklinik für Kinder- und Jugendmedizin
Universitätsklinikum Köln
Kerpener Str. 62
50937 Köln

Kap. 4.1.

Prof. Dr. med. Tilmann Schweitzer
Neurochirurgische Klinik und Poliklinik
Universitätsklinikum Würzburg
Josef-Schneider-Straße 11
97080 Würzburg

Kap. 5.4.

Dr. med. Lothar Seefried
Osteologie und Klinische Studieneinheit
Orthopädische Klinik – KLH
Universität Würzburg
Brettreichstraße 11
97074 Würzburg

Kap. 7., 9., 11.

Dr. med. Gregor Toporowski
Kinderorthopädie, Deformitätenrekonstruktion und Fußchirurgie
Universitätsklinikum Münster
Albert-Schweitzer-Campus 1
48149 Münster

Kap. 8.4.

Dr. med. Marina Veith
Osteologie und Klinische Studieneinheit
Orthopädische Klinik – KLH
Universität Würzburg
Brettreichstraße 11
97074 Würzburg

Kap. 7., 9.

Priv.-Doz. Dr. med. Björn Vogt
Kinderorthopädie, Deformitätenrekonstruktion und Fußchirurgie
Universitätsklinikum Münster
Albert-Schweitzer-Campus 1
48149 Münster

Kap. 8.4.

Dr. med. Eva Wickert
Klinik und Poliklinik für Hals-, Nasen- und Ohrenkrankheiten, plastische und ästhetische Operatio-
nen, Comprehensive Hearing Center
Universitätsklinikum Würzburg
Josef-Schneider-Straße 11
97080 Würzburg

Kap. 5.3.

Miroslav Zivicnjak, PhD
Klinik für Pädiatrische Nieren-, Leber- und Stoffwechselkrankheiten
Medizinische Hochschule Hannover
Carl-Neuberg-Str. 1
30625 Hannover

Kap. 6.4., 10.4.

Inhaltsverzeichnis

1. **Historie der X-chromosomalen Hypophosphatämie (XLH)**
(Empting, Mohnike, Palm) **14**

2. **Molekulargenetik der X-chromosomalen Hypophosphatämie**
(Hiort) **18**

2.1. Pathophysiologie und Genetik der XLH. 18

2.2. Vererbung 19

2.3. Die Rolle der molekulargenetischen Analyse im diagnostischen Vorgehen. 19

3. **Pathophysiologische Grundlagen (Leifheit-Nestler)** **21**

3.1. Rolle und Funktion von FGF23 21

3.2. Regulation von FGF23 22

3.3. FGF23-Signaling, Rezeptoren und der Ko-Faktor Klotho. 23

3.4. FGF23-abhängige Pathologien bei XLH. 23

3.4.1. Rachitis. 23

3.4.2. Nephrokalzinose. 24

3.4.3. Myopathie. 24

3.4.4. Kraniosynostose 25

3.4.5. Abnormalitäten der Zähne 26

3.4.6. Hörverlust 26

3.5. Rolle von FGF23 bei kardiovaskulären Erkrankungen und Hypertonie 26

4. **Knochenstruktur und -biologie bei XLH** **29**

4.1. Regulation der Wachstumsfuge: Extrinsische und Intrinsische Einflüsse (Schönau) 29

4.1.1. Biomechanik der Wachstumsfuge: Knochenlänge und -festigkeit 30

4.1.2. Biomechanik der Wachstumsfuge: Ausrichtung 31

4.1.3. Klinische Bedeutung der biomechanischen Aspekte 32

4.2. Knochenstoffwechsel und Knochenmasse (Rauch). 32

4.2.1. Skelettmineralisierung bei XLH 32

4.2.2. Knochendichte 34

4.2.3. Auswirkungen medikamentöser Therapie auf den Knochen 35

5. **Extraskelettale Organmanifestationen** **37**

5.1. Niere (Patzer). 37

5.2. Zähne (Schilke, S. Rienhoff, J. Rienhoff, Finke, Lussi, Kühnisch, Kapferer-Seebacher) 40

5.2.1. Physiologische Mineralisation der Zahnhartsubstanzen 40

5.2.2. Auswirkungen von XLH auf die Mineralisation der Zahnhartsubstanzen 42

5.2.3. Zahnärztliche Prävention und Therapie von Zahnerkrankungen bei XLH..................... 46

5.2.4. Mundgesundheitsbezogene Lebensqualität bei XLH....................................... 53

5.3. Schwerhörigkeit bei der XLH – Prävalenz, Ausprägung und Pathogenese (Rak, Wickert).. 55

5.3.1. Prävalenz und Ausprägung der Schwerhörigkeit... 55

5.3.2. Pathogenese 55

5.3.3. Fallbericht... 56

5.4. XLH – neurochirurgische Aspekte (Kraniosynostosen, Chiari-Malformation Typ I)
(Schweitzer).. 58

5.4.1. Kraniosynostose.. 58

5.4.2. Chiari-Malformation 59

6. Klinik und Diagnostik – Pädiatrie 63

6.1. Differentialdiagnosen der Beinachsenfehlstellungen im Kindes- und Jugendalter
(Schnabel) 63

6.2. Diagnose der XLH (Schnabel) 65

6.3. Differentialdiagnose der FGF23-vermittelten hypophosphatämischen Rachitiden (HR)
(Schnabel) 67

6.4. Wachstum bei Kindern mit XLH (Haffner, Zivicnjak) 71

6.4.1. Pathogenese der Wachstumsstörung bei XLH.. 72

6.4.2. Spontanes Wachstum vor Therapie 73

6.4.3. Körperproportionen bei XLH 74

6.4.4. Wachstum unter konventioneller Therapie... 75

6.4.5. Wachstum unter Frühtherapie... 76

6.4.6. Pubertäres Wachstum... 77

6.4.7. Erwachsenengröße unter konventioneller Therapie 77

6.4.8. Einflussfaktoren auf das Wachstum von Kindern mit XLH................................ 77

6.4.9. Wachstum unter Therapie mit Burosumab 78

6.4.10. Wachstumshormontherapie... 79

6.4.11. Ausblick – zukünftige Therapieoptionen.. 79

7. Klinik und Diagnostik – Erwachsene (Genest, Seefried, Veith) 83

7.1. Klinische Manifestation und Symptomatik.. 83

7.2. Diagnostik und Differentialdiagnostik.. 86

7.3. Klinische Untersuchung 86

7.4. Labor 87

7.5. Genetik 90

7.6. Differentialdiagnose... 90

7.7. Bildgebung 92

7.8. Interdisziplinäre Betreuung und konsiliarische Untersuchungen 93

7.9. Funktionsdiagnostik.. 93

8. **Therapie – Pädiatrie**   **96**

8.1.   Konventionelle Therapie mit Phosphat und aktiviertem Vitamin D (Brunkhorst, Haffner) .   97

8.2.   Behandlung mit Burosumab (Brunkhorst, Haffner)   99

8.3.   Therapie mit biosynthetischem Wachstumshormon (Brunkhorst, Haffner) 102

8.4.   Orthopädische Probleme und ihre operativen Therapiemöglichkeiten
        (Rödl, Vogt, Toporowski) 104

8.5.   Das bio-psycho-soziale Betreuungskonzept für Patienten mit XLH (Schnabel) 108

8.6.   Transition bei XLH (Reschke) 110

9. **Therapie – Erwachsene (Genest, Seefried, Veith)**   **117**

9.1.   Konventionelle Therapie 117

9.2.   Burosumab 122

9.3.   Chirurgische Therapie 124

9.4.   Supportive Therapiemaßnahmen 126

10. **Patientenperspektive**   **128**

10.1.   Lebensqualität (Klein) 128

10.2.   Patientenorganisation Phosphatdiabetes e.V. (Kirchhoff) 131

10.3.   Lebensqualität mit Phosphatdiabetes (anonyme Autorin, Klein) 132

10.4.   Beobachtungsstudien und Patientenregister für XLH-Patienten
        (Haffner, Schnabel, Zivicnjak) 141

10.4.1. Wachstum und Komorbidität bei Kindern mit XLH: Eine prospektive multizentrische Beobach-
        tungsstudie der XLH-Arbeitsgruppe der GPN und der DGKED 142

10.4.2. Nationales und internationales Patientenregister für Kinder mit XLH 143

10.4.3. Patientenregister für Kinder mit XLH aus Deutschland und der Schweiz 143

10.4.4. Internationales Patientenregister für Kinder und Erwachsene mit XLH 143

11. **Anhang (Schnabel, Seefried, Haffner)**   **146**

        Index   **158**

1. Historie der X-chromosomalen Hypophosphatämie (XLH)

Die "Vitamin-D-refraktäre Rachitis" wurde erstmals 1935 durch McCune vom Vitamin-D-Mangel abgegrenzt. Spätere Bezeichnungen inkl. "X-chromosomale Hypophosphatämie" beschreiben den Phosphatmangel, den Phosphatverlust über die Urinausscheidung und den Vererbungsmodus, wobei die Bezeichnung "Phosphatdiabetes" (=Phosphatdurchfluss) weiterhin gebräuchlich ist.

Fuller Albright beschrieb 1937 einen 16-jährigen Patienten, der seit der Säuglingszeit trotz einer anhaltenden Substitution mit Vitamin D und zusätzlicher UV-Bestrahlung Knochendeformierungen entwickelte. Niedrige Phosphat-Serumkonzentrationen und eine erhöhte Phosphat-Urinausscheidung waren kennzeichnend, eine Störung der Fettverdauung, der Leberfunktion oder Niereninsuffizienz wurden ausgeschlossen. Mit extrem hohen täglichen Dosen von 150.000 bis 1.500.000 Units Vitamin D wurde eine partielle Ausheilung der Rachitis erreicht [1]. G. Fanconi et al. beschrieben 1952 eine Familie mit persistierender Rachitis und isolierter Störung der Phosphatrückresorption der Nieren. Sie differenzierten diesen „Phosphatdiabetes" von der komplexen Tubulusstörung des Debré-de-Toni-Fanconi-Syndroms. Mutter und Sohn waren durch kurze Extremitäten mit Verkrümmung der Unterschenkel und einem „auffällig watschelnden und schaukelnden Gang" charakterisiert. Becherförmige distale Verbreiterungen von Radius und Ulna sowie Zahnfleischabszesse mit röntgenologischen Aufhellungen wurden dokumentiert [2].

Erstmals beschrieben Fraser et al. 1958 eine Ausheilung der Rachitis mit alleiniger Phosphattherapie. Vor einer exzessiven oralen Phosphatzufuhr wurde aber gewarnt, da ein sekundärer bzw. autonomer tertiärer Hyperparathyreoidismus mit der Folge einer Nephrokalzinose resultieren kann [3]. Die Kombinationstherapie mit Phosphat und Vitamin D wurde von Saville erstmals 1955 [4] und später von West et al. 1964 [5] empfohlen. Damit konnte eine Ausheilung der Rachitis auch mit reduzierter Vitamin-D-Dosis unter Phosphatzusatz erreicht werden.

De Luca et al. entdeckten 1973 den hormonaktiven Vitamin-D-Metaboliten 1,25-Dihydroxyvitamin D3 (= Calcitriol) und konnten zeigen, dass bei Phosphatmangel normale Calcitriolspiegel eine unzureichende Anpassung an den Phosphatmangel darstellen [6]. 1973 berichtete Brickmann über die erfolgreiche Behandlung des Phosphatdiabetes mit Calcitriol [7]. Rasmussen berichtete 1981 über die erfolgreiche mehrjährige Kombinationstherapie von 9 Patienten und führte aus, dass eine fehlende Balance zwischen Calcitriol und Phosphat einerseits einen sekundären Hyperparathyreoidismus, andererseits eine Hyperkalzämie bedingen kann [8].

Nachdem bereits von Albright und Fanconi die Nephrokalzinose als mögliche Nebenwirkung beschrieben wurde, wird seit 1983 die therapiebegleitende Nierensonografie eingesetzt [9]. Bis zu 80% aller behandelten Phosphatdiabetiker wiesen diese mit der konventionellen Therapie (Phosphat plus aktiviertes Vitamin D) einhergehende Komplikation auf [10-13]. Stickler forderte 1989 in einem weit beachteten Lancet-Artikel, die medikamentöse Therapie des Phosphatdiabetes grundsätzlich zu überdenken, da die iatrogene Nierenschädigung bei 3 von 52 berichteten Patienten zu einem terminalen Nierenversagen geführt hatte [14].

Demgegenüber stand die Beobachtung, dass der sonographische Befund einer Nephrokalzinose meist ohne einen Funktionsverlust oder arterielle Hypertonie einhergeht [10, 13].

Jedoch tritt eine Nephrokalzinose nur bei behandeltem Phosphatdiabetes auf [13, 15, 16]. Die globale Niereninsuffizienz und arterielle Hypertonie ist Folge eines tertiären Hyperparathyreoidismus bei unzureichender Calcitrioldosierung während der Phosphatsubstitution [17-19]. Dabei ist nicht die Vitamin-D-Intoxikation, sondern in erster Linie die Phosphatgabe entscheidend [10-12]. Die Phosphatgabe stimuliert über eine Hypokalzämie die Parathyreoideae mit der Folge eines sekundären oder tertiären Hyperparathyreoidismus [20]. Eine angepasste Vitamin-D-Substitution kann diese weitere Imbalanz im Kalziumhaushalt als dritte Ursache der Nephrokalzinose-Entstehung verhindern. Eine vierte Komponente der renalen Kalzinose, die Hyperoxalurie, ist vermutlich von untergeordneter Bedeutung, histologisch handelt es sich ausschließlich um intratubulär lokalisierte Kalzium-Phosphat-Kristalle [21]. Harrison et al. beschrieben 1966 den Zusammenhang der Phosphat-Serumkonzentration und der Körperhöhe. In betroffenen Familien war eine niedrige Wachstumsrate mit niedrigen Phosphat-Serumkonzentrationen, nicht aber mit dem Schweregrad einer Osteomalazie/Rachitis assoziiert [22]. Die hypophosphatämische Rachitis weist eine große Variabilität im klinischen und biochemischen Erscheinungsbild auf. Während die Geburtslänge im Normbereich gesunder Neugeborener liegt, kann die physiologische Wachstumsrate gesunder Kinder in den ersten Lebensjahren nicht erreicht werden [23]. Die in Studien berichtete mediane Erwachsenengröße von in der Kindheit behandelten XLH-Betroffenen liegt bei -2,1 (Bereich -2,7 bis -1,8 SDS) (→ Kap. 6.4.7.). Die typischen Symptome treten mit Beginn des Laufens auf, wenn es zur Verbiegung der unteren Extremitäten (O-Beine; X-Beine) kommt. Zur Therapie mit Wachstumshormon wurden Kasuistiken, kleinere Patientenkohorten sowie eine kontrollierte Studie [24] publiziert, jedoch konnte sich diese Behandlung nicht in der klinischen Praxis durchsetzen.

Zur Aufklärung der Ätiologie und Pathogenese der XLH führte die Entdeckung eines Mäusestamms, der einem dominant X-chromosomalen Erbgang folgt und analoge phänotypische und Laborbefunde zum Krankheitsbild beim Menschen aufweist [25]. Neben einer Verkürzung und Verbiegung der Beine zeigten die als Hyp-Mäuse bezeichneten Tiere eine isolierte Hyperphosphaturie, Hypophosphatämie, erhöhte alkalische Phosphatase und eine Konzentration des $1,25(OH)_2D_3$ im unteren Normbereich. Anhand von Parabiose-Experimenten wurde ein humoraler Faktor der Hyp-Maus postuliert, der auch bei gesunden Mäusen eine Hyperphosphaturie und Hypophosphatämie verursachte [26]. Ecarot-Charrier et al. 1988 kultivierten Osteoblasten von Hyp-Mäusen und beobachteten, dass auch bei normaler Konzentration von Phosphat und Kalzium im Kulturmedium eine gestörte Mineralisierung auftrat [27]. Für ein weiteres Mausmodell (Gy-Maus) mit einem komplexen Phänotyp,

neben dem Phosphatverlust fand sich auch ein verändertes Bewegungsverhalten, konnte der Basisdefekt in einer angrenzenden Region des Hyp-Gens entdeckt werden. In der Folge wurde in der analogen humanen Xp22-Region auch für die XLH-Patienten der Defekt lokalisiert. Eine internationale Arbeitsgruppe konnte das *PHEX*-Gen (*Phosphate-regulating gene with Homologies to Endopeptidases on the X-chromosome*) analysieren und damit zeigen, dass Loss-of-function-Mutationen im *PHEX*-Gen die Ursache der XLH waren [28]. *PHEX* kodiert ein membranständiges Glykoprotein, dass hauptsächlich von Osteoblasten und Odontoblasten, aber auch extraossär im Gehirn und in den Nebenschilddrüsen exprimiert wird. Mutationen im *PHEX* führen zu einer vermehrten und unzureichend regulierten Phosphatausscheidung und zu einer Störung der Mineralisation des Knochens. Neben dem X-chromosomal vererbten Defekt wurde eine weitere, autosomal dominant vererbte Form der hypophosphatämischen Rachitis von der XLH abgegrenzt. Verschiedene bereits existierende Tiermodelle sowie knock-out oder transgene Mausmutanten sowie biochemische und histologische Befunde bei Patienten haben inzwischen zu einem komplexen pathogenetischen Konzept geführt [29]: Mit den für die Mineralisation notwendigen Matrixproteinen (Osteocalcin, DMP-1 u.a.) stehen kleinmolekulare proteaseresistente Peptide (ASARM), die die Mineralisation hemmen (Minhibine), im Gleichgewicht. ASARM-Peptide werden aus einem spezifischen extrazellulären Matrixprotein (MEPE) über Proteasen (z.B. Cathepsin u.a.) abgespalten. Beim Gesunden bindet PHEX das Vorläufermolekül MEPE (Sequestration) und kann so die Konzentration dieser ASARM-Peptide regulieren. ASARM-Peptide hemmen den Na-P-Kotransporter in der Niere. Mutationen im *PHEX*-Gen führen zu einer erhöhten FGF23-Synthese in den Osteozyten/Osteoblasten. Aus dem FGF23-Exzess resultiert über die Beeinflussung der Expression der Na-/Pi-Kotransporter ein renaler Phosphatverlust. Zudem wird der physiologische Kompensationsmechanismus, die vermehrte Hydroxylierung von $25(OH)D_3$ in $1,25(OH)_2D_3$, blockiert.

XLH-Patienten weisen erhöhte Plasmakonzentrationen des Liganden FGF23 auf. Mit der Entwicklung eines spezifischen Antikörpers gegen FGF23 konnten in klinischen Studien sowohl die Rachitis als auch der Phosphatverlust korrigiert werden. Ab 2014 begannen die ersten klinischen Burosumab-Studien zunächst mit Kindern/Jugendlichen [30-33], später mit erwachsenen XLH-Patienten [34-36]. In diesen kontrollierten klinischen Studien konnte die Wirksamkeit des FGF23-Antikörpers (Burosumab) und in einer Phase-3-Studie mit 61 Kindern im Alter von 1 bis 12 Jahren dessen Überlegenheit gegenüber der konventionellen Therapie (Phosphat und aktiviertes Vitamin D) [33] nachgewiesen werden. Im April 2018 erfolgte die Zulassung der FGF23-Antikörpertherapie durch die EMA zunächst für die Altersgruppe 1 bis 17 Jahre, im September 2020 dann auch für erwachsene XLH-Patienten. Die konventionelle Therapie der XLH wird derzeit im Wesentlichen nur noch bei den Säuglingen durchgeführt. Eine klinische Studie mit Burosumab in dieser Altersgruppe (< 1 Jahr) ist initiiert (NCT04188964).

Literatur

1. Levine BS, Kleeman CR, Felsenfeld AJ. The journey from vitamin D-resistant rickets to the regulation of renal phosphate transport. Clin J Am Soc Nephrol. 2009 Nov;4(11):1866-77.

2. Fanconi G, Giradet P. Familiärer persistierender Phosphatdiabetes mit D-vitamin-resistenter Rachitis [Familial persisting phosphate diabetes associated with rickets resistant to vitamine D therapy]. Helv Paediatr Acta. 1952 Mar;7(1):14-41.

3. Fraser D, Salter RB. The Diagnosis and Management of the Various Types of Rickets. Pediat. Clin. North. America. 1958 May;5(2):417-441.

4. Saville PD, Nassim JR, Stevenson FH, Mulligan L, Carey M. Osteomalacia in von Recklinghausen´s Neurofibromatosis. Br Med J. 1955 May; 1311-13.

5. West CD, Blanton JC, Silverman FN, Holland NH. Use of phosphate salts as an adjunct to vitamin D in the treatment of hypophosphatemic vitamin D refractory rickets. J Pediatr. 1964 April 64 (4): 469-477.

6. DeLuca HF. The kidney as an endocrine organ for the production of 1,25-dihydroxyvitamin D 3 , a calcium-mobilizing hormone. N Engl J Med. 1973 Aug 16;289(7):359-65.

7. Brickman AS, Coburn JW, Kurokawa K, Bethune JE, Harrison HE, Norman AW. Actions of 1,25-Dihydroxycholecalciferol in Patients with Hypophosphatemic, Vitamin-D-Resistant Rickets. N Engl J Med. 1973 Sep 6;289(10):495-8

8. Rasmussen H, Pechet M, Anast C, Mazur A, Gertner J, Broadus AE. Long-term treatment of familial hypophosphatemic rickets with oral phosphate and 1 alpha-hydroxyvitamin D3. J Pediatr. 1981 Jul;99(1):16-25.

9. Alon U, Brewer WH, Chan JC. Nephrocalcinosis: detection by ultrasonography. Pediatrics. 1983;71:970-3.

10. Goodyer PR, Kronick JB, Jequier S, Reade TM, Scriver CR. Nephrocalcinosis and its relationship to treatment of hereditary rickets. J Pediatr. 1987;111:700-4.

11. Reusz GS, Hoyer PF, Lucas M, Krohn HP, Ehrich JH, Brodehl J. X linked hypophosphataemia: treatment, height gain, and nephrocalcinosis. Arch Dis Child. 1990 Oct;65(10):1125-8.

12. Verge CF, Lam A, Simpson JM, Cowell CT, Howard NJ, Silink M. Effects of therapy in X-linked hypophosphatemic rickets. N Engl J Med. 1991 Dec 26;325(26):1843-8.

13. Kooh SW, Binet A, Daneman A. Nephrocalcinosis in X-linked hypophosphataemic rickets: its relationship to treatment, kidney function, and growth. Clin Invest Med. 1994 Apr;17(2):123-30.

14. Stickler GB, Morgenstern BZ. Hypophosphataemic rickets: final height and clinical symptoms in adults. Lancet. 1989 Oct 14;2(8668):902-5.

15. Moncrieff MW, Chance GW. Nephrotoxic effect of vitamin D therapy in vitamin D refractory rickets. Arch Dis Child. 1969 Oct;44(237):571-9.

16. Seikaly M, Browne R, Baum M. Nephrocalcinosis is associated with renal tubular acidosis in children with X-linked hypophosphatemia. Pediatrics. 1996 Jan;97(1):91-3.

17. Alon U, Lovell HB, Donaldson DL. Nephrocalcinosis, hyperparathyroidism, and renal failure in familial hypophosphatemic rickets. Clin Pediatr (Phila). 1992 Mar;31(3):180-3.

18. Talwalkar YB, Musgrave JE, Buist NR, Campbell RA, Campbell JR. Vitamin D-resistant rickets and parathyroid adenomas: renal transport of phosphate. Am J Dis Child. 1974 Nov;128(5):704-8.

19. Knudtzon J, Halse J, Monn E, Nesland A, Nordal KP, Paus P, Seip M, Sund S, Sødal G. Autonomous hyperparathyroidism in X-linked hypophosphataemia. Clin Endocrinol (Oxf). 1995 Feb;42(2):199-203.

20. Rivkees SA, el-Hajj-Fuleihan G, Brown EM, Crawford JD. Tertiary hyperparathyroidism during high phosphate therapy of familial hypophosphatemic rickets. J Clin Endocrinol Metab. 1992 Dec;75(6):1514-8.

21. Reusz GS, Latta K, Hoyer PF, Byrd DJ, Ehrich JH, Brodehl J. Evidence suggesting hyperoxaluria as a cause of nephrocalcinosis in phosphate-treated hypophosphataemic rickets. Lancet. 1990 May 26;335(8700):1240-3.

22. Harrison HE, Harrison HC, Lifshitz F, Johnson AD. Growth disturbance in hereditary hypophosphatemia. Am J Dis Child. 1966 Oct;112(4):290-7.

23. Cagnoli M, Richter R, Böhm P, Knye K, Empting S, Mohnike K. Spontaneous Growth and Effect of Early Therapy with Calcitriol and Phosphate in X-linked Hypophosphatemic Rickets. Pediatr Endocrinol Rev. 2017 Nov;15(Suppl 1):119-122.

24. Živičnjak M, Schnabel D, Staude H, Even G, Marx M, Beetz R, Holder M, Billing H, Fischer DC, Rabl W, Schumacher M, Hiort O, Haffner D; Hypophosphatemic Rickets Study Group of the Arbeitsgemeinschaft für Pädiatrische Endokrinologie and Gesellschaft für Pädiatrische Nephrologie. Three-year growth hormone treatment in short children with X-linked hypophosphatemic rickets: effects on linear growth and body disproportion. J Clin Endocrinol Metab. 2011 Dec;96(12):E2097-105.

25. Eicher EM, Southard JL, Scriver CR, Glorieux FH. Hypophosphatemia: mouse model for human familial hypophosphatemic (vitamin D-resistant) rickets. Proc Natl Acad Sci U S A. 1976 Dec;73(12):4667-71.

26. Meyer RA Jr, Meyer MH, Gray RW. Parabiosis suggests a humoral factor is involved in X-linked hypophosphatemia in mice. J Bone Miner Res. 1989 Aug;4(4):493-500.

27. Ecarot-Charrier B, Glorieux FH, Travers R, Desbarats M, Bouchard F, Hinek A. Defective bone formation by transplanted Hyp mouse bone cells into normal mice. Endocrinology. 1988 Aug;123(2):768-73.

28. Francis F, Strom TM, Hennig S, Böddrich A, Lorenz B, Brandau O, Mohnike KL, Cagnoli M, Steffens C, Klages S, Borzym K, Pohl T, Oudet C, Econs MJ, Rowe PS, Reinhardt R, Meitinger T, Lehrach H. Genomic organization of the human PEX gene mutated in X-linked dominant hypophosphatemic rickets. Genome Res. 1997 Jun;7(6):573-85.

29. Rowe PS. The wrickkened pathways of FGF23, MEPE and PHEX. Crit Rev Oral Biol Med. 2004 Sep 1;15(5):264-81

30. Carpenter TO, Whyte MP, Imel EA, Boot AM, Högler W, Linglart A, Padidela R, Van't Hoff W, Mao M, Chen CY, Skrinar A, Kakkis E, San Martin J, Portale AA. Burosumab Therapy in Children with X-Linked Hypophosphatemia. N Engl J Med. 2018 May 24;378(21):1987-1998.

31. Linglart A, Imel EA, Whyte MP, Portale AA, Högler W, Boot AM, Padidela R, van't Hoff W, Gottesman GS, Chen A, Skrinar A, Roberts MS, Carpenter TO. Sustained Efficacy and Safety of Burosumab, a Monoclonal Antibody to FGF23, in Children With X-Linked Hypophosphatemia. J Clin Endocrinol Metab. 2022 March; 107 (3): 813–824

32. Whyte MP, Carpenter TO, Gottesman GS, Mao M, Skrinar A, San Martin J, Imel EA. Efficacy and safety of burosumab in children aged 1-4 years with X-linked hypophosphataemia: a multicentre, open-label, phase 2 trial. Lancet Diabetes Endocrinol. 2019 Mar;7(3):189-199.

33. Imel EA, Glorieux FH, Whyte MP, Munns CF, Ward LM, Nilsson O, Simmons JH, Padidela R, Namba N, Cheong HI, Pitukcheewanont P, Sochett E, Högler W, Muroya K, Tanaka H, Gottesman GS, Biggin A, Perwad F, Mao M, Chen CY, Skrinar A, San Martin J, Portale AA. Burosumab versus conventional therapy in children with X-linked hypophosphataemia: a randomised, active-controlled, open-label, phase 3 trial. Lancet. 2019 Jun 15;393(10189):2416-2427. Erratum in: Lancet. 2019 Jul 13;394(10193):120.

34. Insogna KL, Briot K, Imel EA, Kamenický P, Ruppe MD, Portale AA, Weber T, Pitukcheewanont P, Cheong HI, Jan de Beur S, Imanishi Y, Ito N, Lachmann RH, Tanaka H, Perwad F, Zhang L, Chen CY, Theodore-Oklota C, Mealiffe M, San Martin J, Carpenter TO; AXLES 1 Investigators. A Randomized, Double-Blind, Placebo-Controlled, Phase 3 Trial Evaluating the Efficacy of Burosumab, an Anti-FGF23 Antibody, in Adults With X-Linked Hypophosphatemia: Week 24 Primary Analysis. J Bone Miner Res. 2018 Aug;33(8):1383-1393.

35. Portale AA, Carpenter TO, Brandi ML, Briot K, Cheong HI, Cohen-Solal M, Crowley R, Jan De Beur S, Eastell R, Imanishi Y, Imel EA, Ing S, Ito N, Javaid M, Kamenicky P, Keen R, Kubota T, Lachmann R, Perwad F, Pitukcheewanont P, Ralston SH, Takeuchi Y, Tanaka H, Weber TJ, Yoo HW, Zhang L, Theodore-Oklota C, Mealiffe M, San Martin J, Insogna K. Continued Beneficial Effects of Burosumab in Adults with X-Linked Hypophosphatemia: Results from a 24-Week Treatment Continuation Period After a 24-Week Double-Blind Placebo-Controlled Period. Calcif Tissue Int. 2019 Sep;105(3):271-284.

36. Briot K, Portale AA, Brandi ML, et al. Burosumab treatment in adults with X-linked hypophosphataemia: 96-week patient-reported outcomes and ambulatory function from a randomised phase 3 trial and open-label extension. RMD Open 2021;7:e001714.

2. Molekulargenetik der X-chromosomalen Hypophosphatämie

■ Einleitung

Die phosphatabhängigen Rachitisformen werden heutzutage sowohl danach differenziert, ob der renal-tubuläre Phosphatverlust FGF23-vermittelt oder unabhängig davon ist, oder nach ihren genetischen Ursachen. Die häufigste Form wird X-chromosomal-dominant vererbt (OMIM 307800) und durch Mutationen im Phosphat-regulierenden Gen mit Homologie zu Endopeptidasen (*PHEX*; MIM 300550) verursacht.

Heutzutage sind mehr als 600 verschiedene Mutationen in *PHEX* nachgewiesen und publiziert worden, die in unterschiedlicher Weise die Funktion beeinträchtigen und zu einer FGF23-abhängigen Rachitis führen. Der damit einhergehende Verlust an mineralisierter Knochensubstanz führt zu einem variablen Bild mit unterschiedlichen Beinfehlstellungen, Kleinwuchs, Zahnabszessen und weiteren Auffälligkeiten. Die Unterscheidung von anderen Formen der hypophosphatämischen Rachitiden ist klinisch und laborchemisch nur sehr eingeschränkt möglich, sodass die molekulargenetische Untersuchung auch zur differenzialdiagnostischen Abklärung eingesetzt werden kann. Die Bedeutung der genauen Differenzierung der molekulargenetischen Ursachen nimmt durch die Einführung differenzieller Therapieformen noch weiter zu.

2.1. Pathophysiologie und Genetik der XLH

PHEX weist 749 Aminosäuren auf und ist in drei wesentliche Domänen aufgeteilt. Auf eine kurze N-terminale intrazelluläre Domäne folgt ein ebenfalls kurzes transmembranöses Peptid und darauf dann eine große C-terminale extrazellulär gelegene Domäne mit konservierten Zysteinen und spezifischen Motiven von Zink-Metalloproteasen. Diese Proteine zeichnen sich durch eine ähnliche Struktur aus, die die katalytische Aktivität bestimmen. Das korrespondierende Gen *PHEX* liegt auf dem X-Chromosom in der Region Xp.22.1, umfasst einen Bereich von 243 Kilobasen und weist 22 Exons auf. Im Jahr 1995 wurde es als kausativ für die XLH beschrieben [1]. Abbildung 2.1 zeigt die Lokalisation des Gens, seine Struktur und den resultierenden Aufbau des Proteins. Die Expression von *PHEX* und der Nachweis der mRNA wurde hauptsächlich in Knochenzellen gefunden, unter anderem in Osteoblasten, Osteozyten und Odontoblasten. Der genaue Mechanismus, durch den inaktiviertes *PHEX* zu den Skelettauffälligkeiten und den renalen Manifestationen in XLH führt, ist jedoch noch nicht bekannt. Auf jeden Fall wird mit *PHEX*-Mutationen eine Erhöhung von FGF23 assoziiert, sodass hierüber der renaltubuläre Phosphatverlust erklärt werden kann.

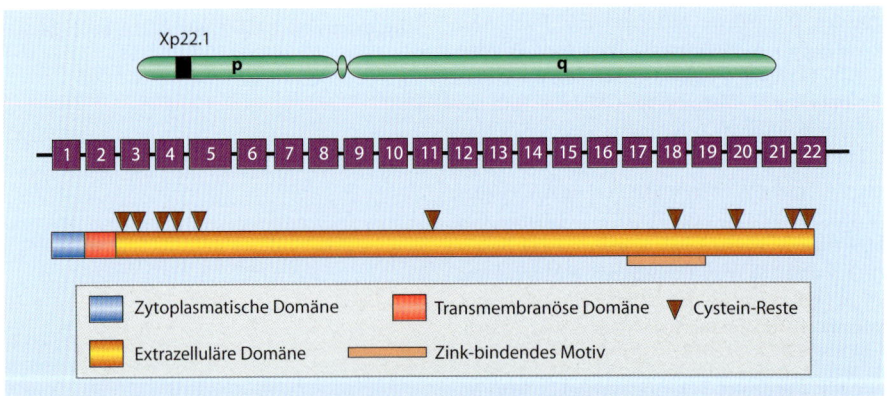

Abb. 2.1: *PHEX*-Gen: Lokalisation, Struktur und Aufbau des Proteins.

Mutationen bei XLH können alle Bereiche von *PHEX* betreffen. Beschrieben sind u.a. Basensubstitutionen als missense- und nonsense-Mutationen, Deletionen und Insertionen mit Leserasterverschiebungen oder Verschiebungen ganzer Exons, sowie Mutationen, die die Spleißstellen beeinflussen, sodass hierüber eine fehlerhafte mRNA-Bildung induziert wird. Diese Mutationen sind über alle Exons verteilt und gehen meist mit einer post-translationalen Modifikation des Proteins und Veränderung der Sekundärstruktur einher, sodass daraus ein Funktionsverlust resultiert. Zudem sind auch Varianten in den nicht-kodierenden Bereichen beschrieben worden. Ob und inwieweit einzelne Mutationen in *PHEX* den Schweregrad der Erkrankung beeinflussen, wird noch kontrovers diskutiert. Aus eigenen unveröffentlichten Daten unseres Labors kann postuliert werden, dass eventuell nicht-deletäre Mutationen doch mit einem milderen Verlauf assoziiert sein könnten als deletäre Mutationen. Dies bedarf einer weiteren Klärung aus multizentrischen Studien.

2.2. Vererbung

Mutationen in *PHEX* werden X-chromosomal dominant vererbt. Somit können Männer und Frauen betroffen sein. Auch hier wird postuliert, dass Menschen mit 46,XY Karyotyp eventuell schwerer betroffen sein können als Menschen mit 46,XX Chromosomensatz, da letztere durch die zufällig auftretende X-Inaktivierung in den einzelnen Zellen jeweils nur eines der X-Chromosomen ablesen. Dominant vererbte Erkrankungen betreffen nur eine Genkopie. Dadurch ist das Auftreten neuer Varianten und Mutationen durchaus häufiger und erklärt, dass die Familienanamnese nicht positiv sein muss. Solche sporadisch auftretenden Neumutationen betreffen aber auch meist die Keimbahnzellen und sind damit dann wieder an die nächste Generation vererbbar [2]. Allerdings sind auch sogenannte Mosaikmutationen beschrieben worden, bei denen die Mutation eben nicht in der Ursprungszelle nach der Konzeption vorhanden war, sondern erst im Rahmen der ersten Zellteilungen entstanden ist. Dadurch kann klinisch ein mildes Krankheitsbild entstehen, da das betroffene Chromosom in den verschiedenen Zellen des Körpers in zwei unterschiedlichen somatischen Genkopien, nämlich dem Wildtyp und der Mutante auftreten kann [3]. Die Detektion

von Mosaikmutationen kann technisch herausfordernd sein und bedarf besonderer methodischer Aspekte [4].

Die Vererbung von *PHEX*-Mutationen folgt den Mendelschen Regeln. Ein Vater kann sein X-Chromosom nur an seine Töchter weitergeben. Ist er Träger eine *PHEX*-Mutation, werden alle Töchter betroffen sein, seine Söhne, die das Y-Chromosom erben, werden alle gesund sein. Eine Mutter hingegen trägt zwei X-Chromosomen, von denen eines eine *PHEX*-Mutation aufweist. Sie kann diese Genkopie an die Hälfte aller Nachkommen, also sowohl die Söhne als auch die Töchter, weitervererben. Somit sind 50% ihrer Kinder beider Geschlechter betroffen (→ Abb. 2.2).

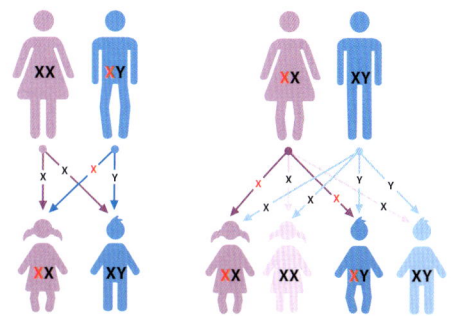

Abb. 2.2: Vererbungsmodi bei XLH (modifiziert nach [5]).

2.3. Die Rolle der molekulargenetischen Analyse im diagnostischen Vorgehen

Die XLH bedarf einer breiten differenzialdiagnostischen Abklärung, zu der eine genaue Beschreibung der klinischen Auffälligkeiten und eine laborchemische Abklärung gehören. Neben der laborchemischen Analytik kommt bei entsprechendem Phänotyp der molekulargenetischen Diagnostik eine entscheidende Rolle zu. Kürzlich publizierte Konsensusempfehlungen aus Belgien [6] weisen diesbezüglich auf die Untersuchung in definierten Referenzzentren hin.

Bislang war der Standard die Sequenzierung nach Sanger aller 22 Exons gefolgt von einer Multiplex Ligations-abhängigen Probenamplifikation (MLPA), um auch Deletionen und Insertionen ganzer Exons des *PHEX*-Gens insbesondere bei 46,XX Frauen zu erkennen. Neuerdings wird jedoch mehr und mehr eine Next-Generation

Sequenzierung (NGS) als Methode der Wahl angesehen [4,7], da diese sowohl kostengünstig als auch sensitiver zur Erkennung z.B. von Mosaikmutationen zu sein scheint. Die MLPA-Methodik muss dennoch angewendet werden, weil auch die NGS-Technik größere Insertionen und Deletionen nur schwer erkennen lässt [4].

Zudem bieten diese Methoden die Möglichkeit der gleichzeitigen Untersuchung mehrerer Gene, die mit einer hypophosphatämischen Rachitis (HR) vergesellschaftet sind. Mittlerweile sind eine ganze Reihe von Differenzialdiagnosen bei der XLH zu berücksichtigen, so die autosomal dominante HR, die durch Mutationen im FGF23-Gen selbst verursacht wird, zudem die autosomal rezessiven Formen der HR, die entweder durch Mutationen im Dentinmatrixprotein 1 (*DMP-1*) bei der AHRH-Typ 1 oder bei der AHRH-Typ 2 durch Mutationen im Ektonukleotid-Pyrophophatase/Phosphodiesterase 1 (*ENPP1*)-Gen verursacht werden [8]. Weitere Formen der HR sind zwar laborchemisch differenzierbar, können jedoch durch die molekulargenetische Untersuchung verifiziert werden. Dazu gehört z.B. die hereditäre hypophosphatämische Rachitis mit Hyperkalziurie, die ebenfalls autosomal rezessiv vererbt wird [9]. Die Differenzialdiagnose ist wichtig, weil die medikamentöse Therapie sich von der Behandlung der XLH unterscheidet. Die Tabellen 6.2 und 6.3 zeigen die genetischen und biochemischen Unterscheidungen der verschiedenen hypophosphatämischen Rachitiden.

Die Empfehlungen zur molekulargenetischen Untersuchung sehen daher heutzutage die Anwendung eines NGS-Verfahrens vor. Zunächst sollte das *PHEX*-Gen analysiert werden. Ist keine Mutation nachweisbar, sollte eine MLPA durchgeführt werden. Wird weiterhin keine ursächliche genetische Auffälligkeit gefunden, sollte eine erweiterte NGS-Untersuchung zur Abklärung anderer Formen der HR erfolgen. Meist wird dazu eine erneute bioinformatische Auswertung der bereits insgesamt durchgeführten NGS-Untersuchung vorgenommen.

◼ Fazit

Die XLH stellt diagnostisch eine Herausforderung dar. Eine ausführliche Anamnese, unter Anfertigung eines Stammbaums betroffener Mitglieder, begleitet von klinischen und laborchemischen Untersuchungen ist die Voraussetzung für eine molekulargenetische Abklärung. Mit dem Einzug moderner Sequenziermethoden auf Basis des *„Next Generation Sequencing"* (NGS) lässt sich heutzutage sowohl die häufigste Form der HR, die XLH, gut diagnostizieren als auch eine Abgrenzung von den selteneren autosomal dominanten oder autosomal rezessiven Formen der HR vornehmen.

Literatur

1. Francis F, Hennig S, et al. The HYP consortium: A gene (PEX) with homologies to endopeptidases is mutated in patients with X-linked hypophosphatemic rickets. The HYP Consortium. Nat Genet. 1995 Oct;11(2):130-6.

2. Li SS, Gu JM, Yu WJ, He JW, Fu WZ, Zhang ZL. Seven novel and six de novo PHEX gene mutations in patients with hypophosphatemic rickets. Int J Mol Med. 2016 Dec;38(6):1703-1714.

3. Asano S, Sako S, Funasaki Y, Takeshita Y, Niida Y, Takamura T. A mosaic mutation of phosphate-regulating gene with homologies to endopeptidases on the X chromosome (PHEX) in X-linked hypophosphatemic rickets with mild bone phenotypes. Endocr J. 2021 Sep 28;68(9):1135-1141.

4. Thiele S, Werner R, Stubbe A, Hiort O, Hoeppner W. Validation of a next-generation sequencing (NGS) panel to improve the diagnosis of X-linked hypophosphataemia (XLH) and other genetic disorders of renal phosphate wasting. Eur J Endocrinol. 2020 Nov;183(5):497-504.

5. Schnabel D, Haffner D. Das Krankheitsbild "Phosphatdiabetes" insbesondere die XLH, In: M. Klein (Hg.): Phosphatdiabetes (XLH) und Lebensqualität. Vom Leben mit einer seltenen und rätselvollen Erkrankung. 2. erw. Auflage. Gescher: MIT FFB. 2019;19-25.

6. Laurent MR, De Schepper J, Trouet D, Godefroid N, Boros E, Heinrichs C, Bravenboer B, Velkeniers B, Lammens J, Harvengt P, Cavalier E, Kaux JF, Lombet J, De Waele K, Verroken C, van Hoeck K, Mortier GR, Levtchenko E, Vande Walle J. Consensus Recommendations for the Diagnosis and Management of X-Linked Hypophosphatemia in Belgium. Front Endocrinol (Lausanne). 2021 Mar 19;12:641543.

7. Turan I, Erdem S, Kotan LD, Ozdemir Dilek S, Tastan M, Gurbuz F, Bişgin A, Karabay Bayazıt A, Topaloglu AK, Yuksel B. Experience with the targeted next-generation sequencing in the diagnosis of hereditary hypophosphatemic rickets. J Pediatr Endocrinol Metab. 2021 Apr 13;34(5):639-648.

8. Oheim R, Hiort O. Hereditäre hypophosphatämische Rachitis. Neue Aspekte zur Pathogenese, Diagnostik und Therapie. Medizinische Genetik. 2020;31:357-363.

9. Kremke B, Bergwitz C, Ahrens W, Schütt S, Schumacher M, Wagner V, Holterhus PM, Jüppner H, Hiort O. Hypophosphatemic rickets with hypercalciuria due to mutation in SLC34A3/NaPi-IIc can be masked by vitamin D deficiency and can be associated with renal calcifications. Exp Clin Endocrinol Diabetes. 2009 Feb;117(2):49-56.

3. Pathophysiologische Grundlagen

■ Einleitung

Die X-chromosomale Hypophosphatämie (XLH) ist eine erblich bedingte Erkrankung, die durch inaktivierende Mutationen des *PHEX (phosphate-regulating gene with homologies to endopeptidases on the X chromosome)*-Gens, das vornehmlich in Knochen und Zähnen exprimiert wird, zu lokalen und systemischen Effekten führt, die insbesondere die Phosphathomöostase und den Vitamin-D-Stoffwechsel betreffen. Die Pathophysiologie von XLH ist komplex und beinhaltet eine Reihe von molekularen Signalwegen, die zu verschiedenen Manifestationen der Krankheit wie hypophosphatämische Rachitis, Osteomalazie, Zahnabszesse, Kraniosynostose, Enthesopathien und Osteoarthritis beitragen. Charakteristisch für Patienten mit XLH sind stark erhöhte Plasmakonzentrationen des Fibroblasten-Wachstumsfaktors (*fibroblast growth factor*, FGF) 23 – ein phosphaturisches Hormon – wobei dessen Rolle in der Pathophysiologie dieser Erkrankung noch nicht vollständig verstanden ist.

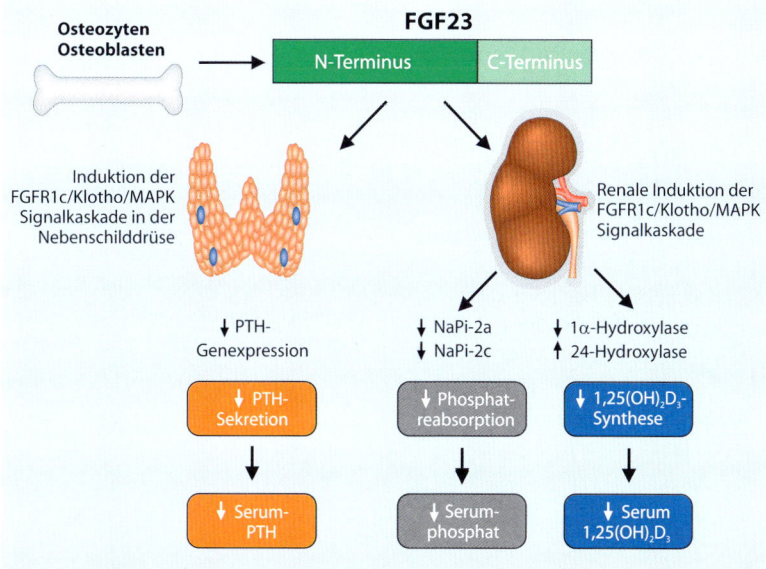

Abb. 3.1: Endokrine Effekte von FGF23 an der Niere und der Nebenschilddrüse.

3.1. Rolle und Funktion von FGF23

FGF23 wird primär im Knochen von Osteozyten und Osteoblasten synthetisiert und sezerniert und erstmals im Jahr 2000 vom Konsortium der autosomal dominanten hypophosphatämischen Rachitis (ADHR) beschrieben [1]. Klassische Zielorgane von FGF23 sind die Nieren und die Nebenschilddrüse, wo es seine physiologische Funktion in Abhängigkeit seines Kofaktors Klotho durch Bindung an FGF-Rezeptoren (FGFRs) ausübt (→ Abb. 3.1) [2]. In der Niere bindet FGF23 an den FGFR1c/Klotho-Komplex und reguliert über die Induktion des MAPK-Signalwegs den Phosphat- und Vitamin-D-Metabolismus. FGF23 reduziert die renale Phosphatrückresorption durch Suppression der Natriumphosphat-Kotransporter NaPi-2a und NaPi-2c, wodurch es zur Senkung der Serumphosphatspiegel kommt. Darüber hinaus verringert FGF23 die Synthese von aktiviertem Vitamin D $(1,25(OH)_2D_3)$ durch Hemmung der 1α-Hydroxylase (CYP27B1) und Induktion der 24-Hydroxylase (CYP24A1), was zu niedrigen Spiegeln von $1,25(OH)_2D_3$ (Calcitriol) im Serum führt. Sekundär kommt es durch die verminderte Synthese von $1,25(OH)_2D_3$ in der Niere und den entstehenden Calcitriolmangel zu einer Redukti-

on der Phosphataufnahme im Darm. In der Nebenschilddrüse hemmt FGF23 die Sekretion von
Parathormon (PTH) durch die FGFR1c/Klotho/
MAPK-vermittelte Inhibition der *PTH*-Genex-
pression. Hohes PTH und $1,25(OH)_2D_3$-Mangel
stimulieren die Synthese von FGF23 im Knochen,
was umgekehrt eine Suppression von PTH in den
Nebenschilddrüsen und eine weitere Inhibition
der $1,25(OH)_2D_3$-Synthese als Feedback zur Folge
hat.

3.2. Regulation von FGF23

Das *FGF23*-Gen besteht aus drei Exons und codiert für ein phosphaturisches Glykoprotein
bestehend aus 251 Aminosäuren. Das reife full-
length FGF23-Protein verfügt über eine Disulfid-
brücke zwischen den Aminosäuren 95 und 113.
Zwischen der N- und C-terminalen Domäne befindet sich eine hochkonservierte proteolytische
Schnittstelle 176RXTR179, die von *Subtilisin-
like* Protein-Convertasen (PC) erkannt wird. Die
PC-Schnittstelle im FGF23-Protein wird durch
O-Glykosylierung am Threonin 178 (Thr178)
über das Enzym *polypeptide N-acetylgalactosa-
minyltransferase 3* (GalNT3), codiert durch das
Gen *GALNT3*, stabilisiert und schützt so vor der
proteolytischen Spaltung [3]. Die Phosphorylierung von FGF23 am Serin 180 (Ser180) durch die
Serin/Threonin-Proteinkinase FAM20C (*family
with sequence similarity 20 member C*) verhindert

die O-Glykosylierung am Thr178 und induziert
posttranslational die proteolytische Spaltung des
full-length FGF23-Proteins durch Furin [3].

Bei genetischen Erkrankungen reduzieren oder
verhindern Mutationen in der PC-Schnittstelle
des FGF23-Proteins teilweise oder sogar vollständig die proteolytische Spaltung von FGF23 und
führen so zu einem massiven renalen Phosphatverlust, wie z.B. bei ADHR [2]. Andere FGF23-
assoziierte genetische Erkrankungen sind u.a.
auf Mutationen in den Genen der FGF23 post-
translational-modifizierenden Enzymen, wie z.B.
GALNT3, zurückzuführen, die dann sekundär
die Prozessierung des FGF23-Proteins beeinflussen. Ein Beispiel hierfür ist die familiäre hyper-
phosphatämische tumorale Kalzinose [4]. Diese
seltene autosomal rezessive Stoffwechselstörung
äußert sich durch eine Hyperphosphatämie einhergehend mit massiven Kalziumablagerungen in
der Haut und im Unterhautgewebe.

Neben der posttranslationalen Prozessierung
kann die lokale Expression von FGF23 in Osteozyten durch unterschiedliche *Upstream*-Regulatoren
gehemmt oder induziert werden. Hierzu zählen
neben Phosphat, PTH und $1,25(OH)_2D_3$ u.a. das
Propeptid der extrazellulären Matrix Dentinmatrixprotein 1 (DMP1) und die phosphatregulierende Endopeptidase PHEX (→ Abb. 3.2).

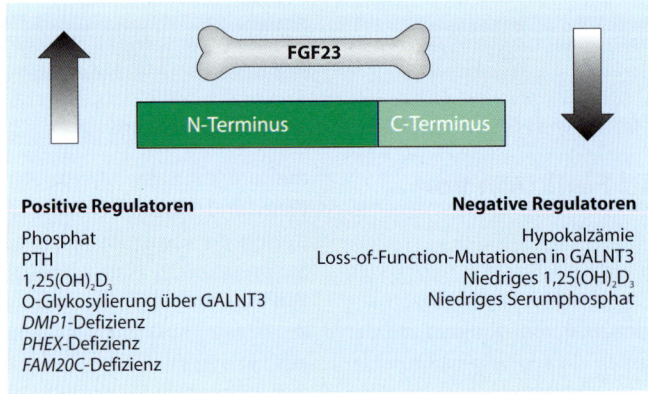

Abb. 3.2: Regulatoren der FGF23-Transkription und posttranslationalen Modifikation.

DMP1 ist ein Suppressor von FGF23, wird von Osteozyten produziert und gehört zu den kleinen Integrin-bindenden Liganden-N-gebundenen Glykoproteinen (SIBLING). Inaktivierende Mutationen im *DMP1*-Gen führen zu autosomal rezessiver hypophosphatämischer Rachitis (ARHR Typ 1), die durch einen erhöhten renalen Phosphatverlust, Osteomalazie und Rachitis aufgrund einer Überproduktion von FGF23 charakterisiert ist [5]. PHEX ist ein Enzym, das wie FGF23 vorwiegend von Osteozyten, Osteoblasten und Odontoblasten exprimiert wird und ebenfalls die Transkription von FGF23 unterdrückt [6]. Experimentell konnte gezeigt werden, dass PHEX zusätzlich PC2 hochreguliert und auf diese Weise die Spaltung von FGF23 begünstigen kann, jedoch gibt es keine Hinweise darauf, dass die beiden Proteine in Osteozyten in physiologischem Kontakt stehen. Bei Patienten mit XLH führen X-Chromosom-gebundene *PHEX*-Mutationen zu stark erhöhten zirkulierenden FGF23-Spiegeln, die verantwortlich für die häufigste Form der hereditären Hypophosphatämie sind [7].

3.3. FGF23-Signaling, Rezeptoren und der Ko-Faktor Klotho

Säugetiere haben vier FGF-Rezeptorgene (*FGFR1, FGFR2, FGFR3, FGFR4*) die eine unterschiedliche FGF-Bindungsaffinität aufweisen. Aufgrund ihrer sehr geringen Heparansulfat-Bindungsaffinität werden endokrine FGFs, wie FGF23, direkt in das Blut sekretiert und wirken als endokrine Hormone. In Zielzellen und Geweben bindet FGF23 am C-Terminus Klotho als Kofaktor und bildet einen FGF23/FGFR/Klotho-Komplex [8]. Nach Entstehung des FGF23/FGFR/Klotho-Komplexes kommt es zur Phosphorylierung der intrazellulären Tyrosinkinase-Domäne des FGFR und nachfolgend zur Aktivierung von FRS2α (*fibroblast growth factor receptor substrate 2α*), welches konstitutiv an FGFRs gebunden ist. Durch Phosphorylierung von FRS2α wird entweder die RAS/MAPK-, die PI3K/Akt- oder die STAT3-Signalkaskade innerhalb der Zelle induziert. Klotho-unabhängig induziert FGF23 *downstream* des FGFRs direkt die Phosphorylierung der Phospholipase C gamma (PLCγ) und es kommt zur Aktivierung der Calcineurin/*nuclear factor of activated T-cells* (NFAT)-Signalkaskade [9].

3.4. FGF23-abhängige Pathologien bei XLH

3.4.1. Rachitis

Durch den Vergleich der Phänotypen von Patienten mit hohen FGF23- und normalen FGF23-assoziierten Hypophosphatämien mit Tiermodellen, gesunden Kontrollen und Fallbeispielen, in denen die FGF23-Spiegel durch Inhibition oder experimentellen *Knock-out* gesenkt wurden, ist die Beziehung zwischen FGF23 und der Pathophysiologie von Erkrankungen hereditärer Hypophosphatämien inzwischen gut untersucht [10]. Durch Mutationen oder eine reduzierte Expression von FGF23-Inhibitoren, wie PHEX, kommt es zu einer erhöhten FGF23-Synthese im Knochen. Durch die komplexe Interaktion von FGF23, PTH, $1,25(OH)_2D_3$ und Phosphat wird die Phosphatausscheidung über den Urin erhöht und die intestinale Phosphataufnahme verringert (→ Abb. 3.3) [5]. Die gestörte Regulation von $1,25(OH)_2D_3$ trägt bei Erkrankungen mit FGF23-Überschuss, wie XLH, zur persistierenden Hypophosphatämie bei. Die daraus entstehende Hypophosphatämie hemmt die Mineralisierung des Osteoids und reduziert die Differenzierung der Chondrozyten der Wachstumsfuge, so dass es zu einer Rachitis und Osteomalazie kommt [11].

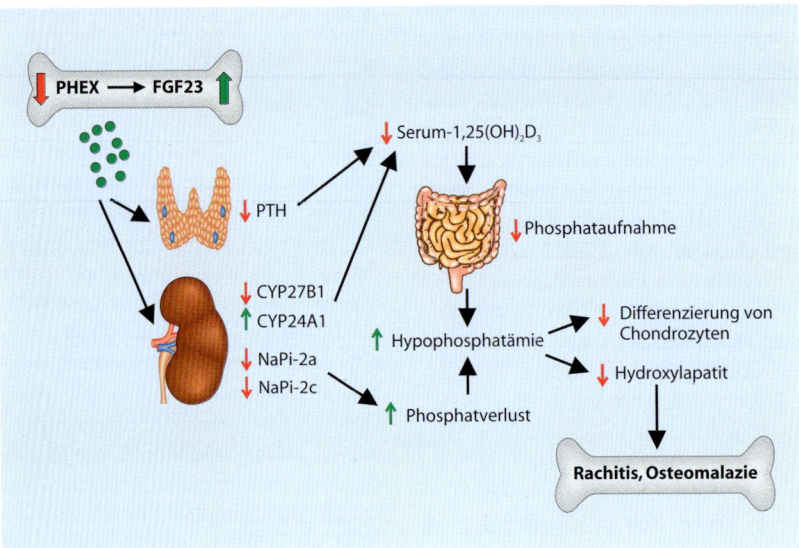

Abb. 3.3: Einfluss von FGF23 auf den Knochen bei XLH.

3.4.2. Nephrokalzinose

Eine weitere Pathologie bei XLH ist die Nephro-kalzinose, die bei 30-70% der Patienten unter konventioneller Therapie mit Phosphatsubstitution und aktiviertem Vitamin D, nicht jedoch bei unbehandelten Patienten zu beobachten ist. Sie ist durch Kalziumphosphatpräzipitate in den Nieren charakterisiert und auf eine Kombination aus therapieinduzierter Hyperkalziurie, Hyperphosphaturie, Hyperoxalurie und sekundärem Hyperparathyreoidismus zurückzuführen (→ Abb. 3.4) [12]. Zusätzlich werden bei XLH-Patienten mit persistierendem sekundärem oder tertiärem Hyperparathyreoidismus und/oder einer hochdosierten Calcitriol- und Phosphattherapie auch Weichteilverkalkungen in den Augen, dem Myokard oder den Aortenklappen berichtet. Da unbehandelte XLH-Patienten keine renalen Kalziumphosphatablagerungen aufweisen, gilt es als gesichert, dass sie ausschließlich Folge der konventionellen Therapie sind [13]. So führen bei XLH erhöhte FGF23-Konzentrationen zu niedrig normalen oder sogar erniedrigten $1,25(OH)_2D_3$-Spiegeln und begünstigen damit eine eher niedrige Kalziumausscheidung im Urin. Die Substitution von Phosphat verursacht oder verstärkt den Hyperparathyreoidismus und aktiviertes Vitamin D kann zu einer Hyperkalziurie führen und die Entstehung einer Nephrokalzinose begünstigen. Phos-phat, PTH und aktiviertes Vitamin D stimulieren zusätzlich die hohen FGF23-Spiegel bei XLH. Phosphat und Vitamin D erhöhen die Kalziumaufnahme über den Darm und FGF23 steigert die Reabsorption von Kalzium in den Nieren über die Induktion des epithelialen Kalziumkanals TRPV5 (*transient receptor potential cation channel subfamily V member 5*) [14]. Dieses Zusammenspiel fördert die Entstehung einer Nephrokalzinose bei XLH.

3.4.3. Myopathie

Die Knochenstärke korreliert mit der Muskelkraft. Hierbei werden die Osteozyten über mechanische Belastung und die Induktion unterschiedlicher Signalwege mit der Masse und Funktion des Muskels in Verbindung gebracht [15]. Die Entwicklung von Skelettmuskeldefekten bei Patienten mit XLH können vielschichtig sein (→ Abb. 3.4). Zum einen führen Skelettabnormalitäten zu Defekten des Skelettmuskels. Zum anderen scheint eine Hypophosphatämie direkt mit Muskelschwäche verbunden zu sein. Das Auftreten von Skelettmuskelschwund, -schwäche und -schmerzen bei Patienten mit tumorinduzierter Osteomalazie (TIO) vor Entwicklung von ausgeprägten Skelettanomalien, deutet darauf hin, dass FGF23 direkt oder über seine phosphaturische Wirkung und konsekutive Hypophosphatämie zur Entwicklung dieser Manifestationen beiträgt [16]. Letzteres verringert die ATP-Synthese im Muskel und verursacht eine Muskelschwäche. Umgekehrt führt die Supplementierung von Phosphat zum Rückgang der Muskelschwäche bei Patienten mit FGF23-induzierter hypophosphatämischer Osteomalazie [17]. Diese und weitere tierexperimentelle Studien machen einen Zusammenhang zwischen Muskelschwäche und der FGF23-induzierten Hypophosphatämie bei XLH wahrscheinlich. Die Resektion eines FGF23-produzierenden Tumors konnte die Muskelschmerzen bei einem Patienten mit TIO beseitigen. Weiterhin führte die therapeutische Anwendung eines FGF23-blockierenden Antikörpers bei Patienten mit Eisen-induzierter FGF23-vermittelter hypophosphatämischer Osteomalazie zur vollständigen Erholung der Knochen- und Muskelschmerzen [18], was auf einen direkten Effekt von FGF23 hindeutet. Die Expression von *PHEX* in Myozyten bestärkt zusätzlich auch eine direkte Rolle von FGF23 bei der Entstehung der Muskelschwäche bei XLH-Patienten.

3.4.4. Kraniosynostose

Die Kraniosynostose ist eine Schädelfehlbildung, die aus dem vorzeitigen Verschmelzen der Schä-delnähte während der Entwicklung resultiert. Die Aktivierung von FGF23-Rezeptoren scheint hierbei eine entscheidende Grundlage für Schädelfehlbildungen bei Erkrankungen wie der Osteoglophonen Dysplasie (Aktivierung von FGFR1), dem Apert-Crouzon-Syndrom (Aktivierung von FGFR2) und der Achondroplasie (Aktivierung von FGFR3) zu sein [10]. Letzteres beeinträchtigt die Größe und Form der Schädelbasis sowie die Länge des Nasenbeins, was auch bei Patienten mit hereditärer Hypophosphatämie beobachtet wurde [19]. Die erhöhte Expression von FGFR2 und FGFR3 scheint für die gestörte intramembranöse und endochondrale Ossifikation des Schädels verantwortlich zu sein und auch die verstärkte Bindung und somit Aktivierung von FGFR2 und FGFR3 durch FGF23 an den Schädelnähten wird als möglicher Beitrag zur Kraniosynostose diskutiert [20]. Zusätzlich wird die fehlerhafte Knochenmineralisierung bei XLH mit Kraniosynostose in Verbindung gebracht (→ Abb. 3.4), auch wenn die genauen Zusammenhänge bisher nicht gut verstanden sind.

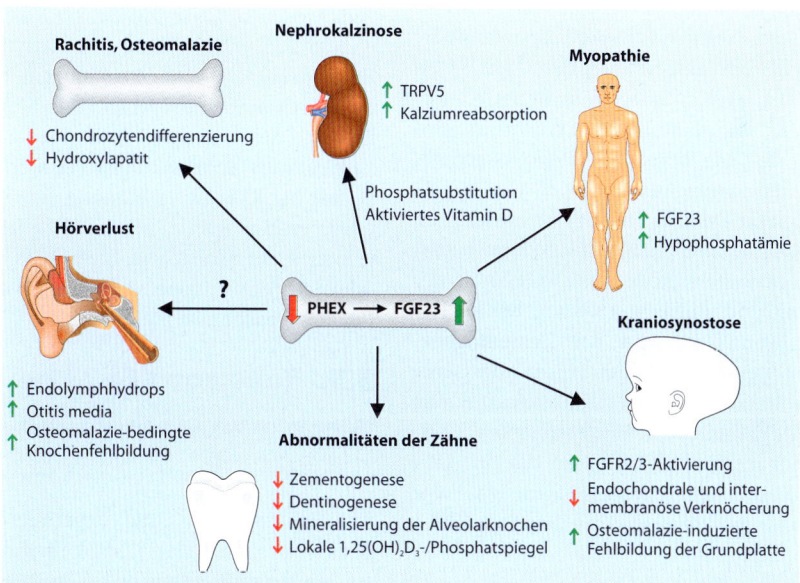

Abb. 3.4: FGF23-abhängige Pathologien bei XLH.

3.4.5. **Abnormalitäten der Zähne**

Trotz der Unterschiede zwischen Zahn- und Knochenentwicklung beinhaltet die Mineralisierung beider Gewebe ähnliche molekulare Prozesse. Bei 75% der unbehandelten XLH-Patienten treten neben Mineralisierungsstörungen der Knochen auch schwerwiegende Zahnerkrankungen, wie Zahnabszesse, Parodontose und Zahnfehlstellungen auf, die zu bleibendem Zahnverlust führen können (→ Abb. 3.4). Eine Unterminalisierung des zirkumpulpalen Dentins ist ein Kennzeichen von unbehandelten Kindern mit XLH, deren Zähne große interglobuläre Räume, vergrößerte Pulpakammern und prominente Pulpahörner aufweisen, die sich bis zur Dentin-Schmelz-Grenze erstrecken [21]. Weiterhin häufig bei XLH ist der Verlust des Zahnhalteapparats, der auf Defekte des Zementums, des parodontalen Ligaments und/oder des Alveolarknochens zurückgeführt werden kann [22].

Die Reduktion der Mineraldichte, des Zahnvolumens und der reparativen Dentinfläche in transgenen FGF23-Mäusen deutet darauf hin, dass FGF23 direkt an der Dentinogenese und Mineralisierung beteiligt sein könnte [23]. Experimentell zeigen Mäuse mit XLH ein erhöhtes Auftreten von Zahnabszessen, während hypophosphatämische Mausmodelle mit einem normalen *PHEX*-Gen und normalen FGF23-Spiegeln keinerlei Abnormalitäten der Zähne aufweisen. Weiterhin wird diskutiert, dass die hereditäre Hypophosphatämie und/oder andere Auswirkungen von FGF23 die Bildung von Dentin- und Schmelzstrukturen während der frühen Zahnentwicklung beeinflussen. Eine weitere Rolle wird FGF23 in der Entwicklung und Aufrechterhaltung des dentoalveolären Komplexes und der Zementogenese zugesprochen [24]. Studien zeigen, dass eine frühzeitige Initiierung in der Kindheit und eine langfristige Persistenz der konventionellen XLH-Therapie bis ins Erwachsenenalter die für XLH typischen parodontalen Deformitäten als Folge der Korrektur von Zement- und Dentindefekten verbessern [22].

3.4.6. **Hörverlust**

Die Berichte über Hörverlust bei XLH-Patienten variieren stark und reichen je nach Alter und Auswahlkriterien der Kohorte von 16% bis hin zu 76%, wobei sie bei Erwachsenen XLH-Patienten deutlich häufiger als im Kindes- und Jugendalter anzutreffen ist [10]. Diese Varianz spiegelt sich auch in der Prävalenz der Schwerhörigkeit zwischen XLH-Mausmodellen mit unterschiedlichen *PHEX*-Mutationen, genetischem Hintergrund oder Geschlecht wider [25]. Die Ätiologie des endokrinologischen und metabolischen Hörverlusts und die zugrunde liegenden molekularen Mechanismen, die bei XLH zu einem Hörverlust beitragen, sind sehr komplex und bis heute schwer zu interpretieren. Der häufigste Hörverlust bei Patienten mit XLH wird bei tiefen und hohen Frequenzen beobachtet, der mit Tinnitus und Schwindel einhergeht und mit den Symptomen eines endolymphatischen Hydrops (ELH) verglichen wird [26]. Hauptcharakteristikum des ELH ist ein unangemessenes Volumen oder eine unangemessene Zusammensetzung der Endolymphe im Innenohr, die zum Hörverlust und nachfolgend zum neuronalen und Haarzellverlust führt. Die Änderung der chemischen Zusammensetzung der Endolymphe bei XLH könnte durch eine fehlgesteuerte aurale Expression von Ionenkanälen, durch metabolische Interaktionen mit dem umgebenden phosphatarmen Knochen oder auch mit auralen Präzipitaten zusammenhängen, die in verschiedenen Tiermodellen von XLH beobachtet wurden [25]. Die Bildung von perilymphatischen Präzipitaten und einer inadäquaten Knochenbildung im membranösen Labyrinth können zusätzlich zu Entzündungen (Otitis media und seröse Labyrinthitis) führen, die im Tiermodell mit Hörverlust bei XLH in Verbindung gebracht werden. Otitis media wurde bei XLH-Patienten bisher jedoch nicht beobachtet, und ob FGF23 direkte oder indirekte Effekte auf den Hörverlust dieser Patienten ausübt, ist nicht bekannt.

3.5. **Rolle von FGF23 bei kardiovaskulären Erkrankungen und Hypertonie**

Assoziationsstudien und experimentelle Daten deuten darauf hin, dass FGF23 ein direkter Auslöser von Herzerkrankungen bei Patienten mit chronischer Nierenerkrankung (*chronic kidney disease*, CKD) und Herzinsuffizienz ist [27]. Dabei induziert FGF23 direkt eine linksventrikuläre Hypertrophie (LVH) über die Aktivierung von FGFR4 und nachfolgender Stimulation der Calcineurin/

NFAT-Signalkaskade und Erhöhung prohypertropher Gene wie u.a. *TRPC6 (Transient receptor potential cation channel, subfamily C, member 6)* [28]. TRPC6 ist ein spezifischer Ca^{2+}-Kanal, der über einen vesikulären Transport per Exozytose in die Membran eingebaut wird und zu einem zusätzlichen extrazellulären Kalziumeinstrom in die Zelle führt. Die Induktion von TRPC6 wird mit der Pathogenese kardialer Hypertrophie und renaler Glomerulosklerose in Verbindung gebracht und reguliert u.a. den Blutdruck über den Einfluss auf die Funktion glatter Gefäßmuskelzellen. Darüber hinaus induziert FGF23 die Membranhäufigkeit des Na(+):Cl(-)-Kotransporters NCC im distalen Nierentubulus [29] und ist ein wichtiger Regulator der renalen Natriumreabsorption. Die daraus entstehende Erhöhung des Plasmavolumens könnte die Assoziation von FGF23 mit Bluthochdruck und dem erhöhten kardiovaskulären Risiko bei CKD-Patienten erklären.

Neben der LVH und Hypertonie werden hohe FGF23-Spiegel mit Gefäßverkalkung, Endotheldysfunktion und Schlaganfall bei CKD assoziiert. Berichte über kardiovaskuläre Veränderungen bei Patienten mit XLH sind jedoch selten, inkonsistent und werden meist als Nebenwirkungen der konventionellen Therapie und/oder der FGF23-bedingten erhöhten renalen Natriumrückresorption angesehen. Eine aktuelle Studie mit XLH-Patienten beschreibt einen Hypertonus, der mit einer reduzierten geschätzten glomerulären Filtrationsrate (*estimated glomerular filtration rate*, eGFR) bei knapp 30% der Patienten korreliert, von denen die meisten auch einen sekundären Hyperparathyreoidismus hatten [30]. Ein kausaler Zusammenhang zwischen Hypertonie und XLH konnte nicht hergestellt werden. Insgesamt können die Konzentrationen von FGF23 bei CKD toxische Werte erreichen, die deutlich höher sind als bei XLH. Weiterhin wird diskutiert, dass FGF23 Phosphat als Kofaktor benötigt, um pathologische Veränderungen des kardiovaskulären Systems hervorzurufen. Die Hypophosphatämie und nur mäßig erhöhten FGF23-Spiegel könnten bei XLH vor der Ausbildung kardiovaskulärer Erkrankungen schützen.

Literatur

1. ADHR Consortium. Autosomal dominant hypophosphataemic rickets is associated with mutations in FGF23. Nat Genet. 2000;26:345–8.

2. Martin A, David V, Quarles LD. Regulation and function of the FGF23/klotho endocrine pathways. Physiol Rev. 2012;92:131-55.

3. Tagliabracci VS, Engel JL, Wiley SE, Xiao J, Gonzalez DJ, Nidumanda Appaiah H, et al. Dynamic regulation of FGF23 by Fam20C phosphorylation, GalNAc-T3 glycosylation, and furin proteolysis. Proc Natl Acad Sci U S A. 2014;111:5520-5.

4. Bergwitz C, Banerjee S, Abu-Zahra H, Kaji H, Miyauchi A, Sugimoto T, et al. Defective O-glycosylation due to a novel homozygous S129P mutation is associated with lack of fibroblast growth factor 23 secretion and tumoral calcinosis. J Clin Endocrinol Metab. 2009;94:4267–74.

5. Feng JQ, Ward LM, Liu S, Lu Y, Xie Y, Yuan B, et al. Loss of DMP1 causes rickets and osteomalacia and identifies a role for osteocytes in mineral metabolism. Nat Genet. 2006;38:1310–5.

6. Rowe PSN. Regulation of bone-renal mineral and energy metabolism: the PHEX, FGF23, DMP1, MEPE ASARM pathway. Crit Rev Eukaryot Gene Expr. 2012;22:61–86.

7. Lecoq AL, Brandi ML, Linglart A, Kamenický P. Management of X-linked hypophosphatemia in adults. Metabolism. 2020;103S:154049.

8. Urakawa I, Yamazaki Y, Shimada T, Iijima K, Hasegawa H, Okawa K, et al. Klotho converts canonical FGF receptor into a specific receptor for FGF23. Nature. 2006;444:770–4.

9. Goetz R, Mohammadi M. Exploring mechanisms of FGF signalling through the lens of structural biology. Nat Rev Mol Cell Biol. 2013;14:166–80.

10. Beck-Nielsen SS, Mughal Z, Haffner D, Nilsson O, Levtchenko E, Ariceta G, et al. FGF23 and its role in X-linked hypophosphatemia-related morbidity. Orphanet J Rare Dis. 2019;14:58.

11. Sabbagh Y, Carpenter TO, Demay MB. Hypophosphatemia leads to rickets by impairing caspase-mediated apoptosis of hypertrophic chondrocytes. Proc Natl Acad Sci U A. 2005;102:9637–42.

12. Alon U, Donaldson DL, Hellerstein S, Warady BA, Harris DJ. Metabolic and histologic investigation of the nature of nephrocalcinosis in children with hypophosphatemic rickets and in the Hyp mouse. J Pediatr. 1992;120:899–905.

13. Taylor A, Sherman NH, Norman ME. Nephrocalcinosis in X-linked hypophosphatemia: effect of treatment versus disease. Pediatr Nephrol. 1995;9:173–5.

14. Andrukhova O, Smorodchenko A, Egerbacher M, Streicher C, Zeitz U, Goetz R, et al. FGF23 promotes renal calcium reabsorption through the TRPV5 channel. EMBO J. 2014;33:229–46.

15. Karava V, Dotis J, Christoforidis A, Kondou A, Printza N. Muscle-bone axis in children with chronic kidney disease: current knowledge and future perspectives. Pediatr Nephrol. 2021 Feb 2. doi: 10.10007/s00467-021-04936-w.

16. Minisola S, Peacock M, Fukumoto S, Cipriani C, Pepe J, Tella SH, et al. Tumour-induced osteomalacia. Nat Rev Primer. 2017;3:17044.

17. Hoshino C, Satoh N, Sugawara S, Kuriyama C, Kikuchi A, Ohta M. Sporadic adult-onset hypophosphatemic osteomalacia caused by excessive action of fibroblast growth factor 23. Intern Med. 2008;47:453–7.

18. Zoller H, Schaefer B, Glodny B. Iron-induced hypophosphatemia: an emerging complication. Curr Opin Nephrol Hypertens. 2017;26:266–75.

19. Gjorup H, Kjaer I, Sonnesen L, Beck-Nielsen SS, Haubek D. Morphological characteristics of frontal sinus and nasal bone focusing on bone resorption and apposition in hypophosphatemic rickets. Orthod Craniofac Res. 2013;16:246–55.

20. Murthy AS. X-linked hypophosphatemic rickets and craniosynostosis. J Craniofac Surg. 2009;20:439–42.

21. Baroncelli GI, Angiolini M, Ninni E, Galli V, Saggese R, Giuca MR. Prevalence and pathogenesis of dental and periodontal lesions in children with Xlinked hypophosphatemic rickets. Eur J Paediatr Dent. 2006;7:61–6.

22. Biosse Duplan M, Coyac BR, Bardet C, Zadikian C, Rothenbuhler A, Kamenicky P, et al. Phosphate and Vitamin D Prevent Periodontitis in X-Linked Hypophosphatemia. J Dent Res. 2017;96:388–95.

23. Chen L, Liu H, Sun W, Bai X, Karaplis AC, Goltzman D, et al. Fibroblast growth factor 23 overexpression impacts negatively on dentin mineralization and dentinogenesis in mice. Clin Exp Pharmacol Physiol. 2011;38:395–402.

24. Chu EY, Fong H, Blethen FA, Tompkins KA, Foster BL, Yeh KD, et al. Ablation of systemic phosphate-regulating gene fibroblast growth factor 23 (Fgf23) compromises the dentoalveolar complex. Anat Rec Hoboken. 2010;293:1214–26.

25. Lorenz-Depiereux B, Guido VE, Johnson KR, Zheng QY, Gagnon LH, Bauschatz JD, et al. New intragenic deletions in the Phex gene clarify X-linked hypophosphatemia-related abnormalities in mice. Mamm Genome. 2004;15:151–61.

26. Pantel G, Probst R, Podvinec M, Gurtler N. Hearing loss and fluctuating hearing levels in X-linked hypophosphataemic osteomalacia. J Laryngol Otol. 2009;123:136–40.

27. Scialla JJ, Wolf M. Roles of phosphate and fibroblast growth factor 23 in cardiovascular disease. Nat Rev Nephrol. 2014;10:268-78.

28. Grabner A, Amaral AP, Schramm K, Singh S, Sloan A, Yanucil C, et al. Activation of Cardiac Fibroblast Growth Factor Receptor 4 Causes Left Ventricular Hypertrophy. Cell Metab. 2015;22:1020-32.

29. Andrukhova O, Slavic S, Smorodchenko A, Zeitz U, Shalhoub V, Lanske B, et al. FGF23 regulates renal sodium handling and blood pressure. EMBO Mol Med. 2014;6:744–59.

30. Nakamura Y, Takagi M, Takeda R, Miyai K, Hasegawa Y. Hypertension is a characteristic complication of X-linked hypophosphatemia. Endocr J. 2017; 64:283–9.

4. Knochenstruktur und -biologie bei XLH

4.1. Regulation der Wachstumsfuge: Extrinsische und Intrinsische Einflüsse

Die Einflüsse auf das Zellwachstum und die nachfolgenden Umbauprozesse innerhalb der Wachstumsfuge sind komplex und vielfältig. Dies erklärt auch die ganzheitliche und umfassende Diagnostik im Falle der Abklärung einer Wachstumsstörung. Die Abb. 4.1 beschreibt die Strukturelemente der Wachstumsfuge am Beispiel eines Röhrenknochens. Die Knorpelzellen durchlaufen definierte Reifungsstadien von der Ruhezone bis in den Hypertrophiebereich.

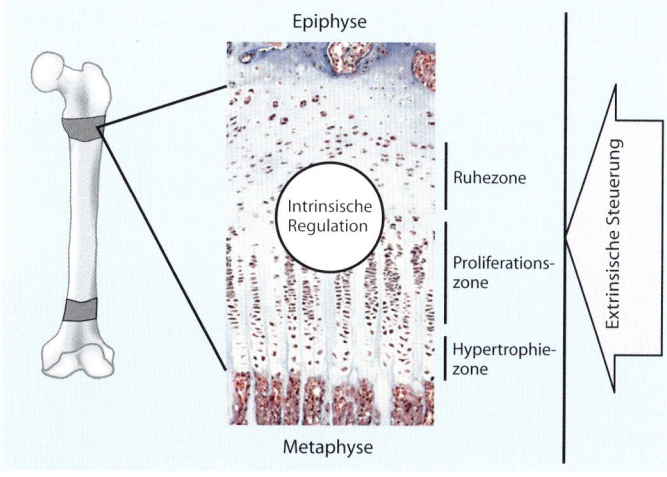

Abb. 4.1: Struktur an der Wachstumsfuge (Röhrenknochen).

Während dieser Reifung werden unterschiedliche Matrixproteine wie zum Beispiel Kollagen Typ 2 und Typ 10 gebildet. Am Ende des Reifungsprozesses der Knorpelzelle steht der Zelltod durch Apoptose. Parallel dazu erfolgt die Matrixmineralisation.

Die erste Matrix wird von Osteoblasten aus dem Perichondrium „besiedelt" und primäre Ossifikationszentren (primäre Spongiosa) entstehen. Danach erfolgt das Remodeling zur sekundären Spongiosa. Für diese Prozesse der Mineralisation der Knorpelmatrix und der späteren Synthese von primärer und sekundärer Spongiosa, aber auch für die Entwicklung der kortikalen Strukturen, ist ein ausreichendes Angebot an Kalzium und Phosphat notwendig.

Die ineinandergreifenden Entwicklungsschritte werden durch intrinsische Faktoren und durch noch nicht vollständig im Detail geklärte Regelmechanismen beeinflusst. Die Tab. 4.1 beschreibt diese überwiegend parakrinen und autokrinen Signale. Hervorzuheben ist das *Indian hedgehog-PTHrP*, ein negatives Rückkopplungssystem zwischen der Hypertrophie- und der Proliferationszone der Knorpelzellen. Hierbei spielt auch das Perichondrium eine Rolle. Ein wichtiges Ziel dieser Regulation muss es sein, eine ausreichende Festigkeit und Stabilität in der Wachstumsfuge, insbesondere während der Phasen mit hoher Wachstumsrate, zu gewährleisten. Ein Versagen kann z.B. zur Ephiphysiolysis capitis femoris führen. Genetische Defekte der in Tab. 4.1 aufgeführten Faktoren führen in hohem Maße zu Skelettdysplasien, Arthrosen, Frakturen und Mineralisationsstörungen.

- *Indian hedgehog/PTH-related Peptide*
- *Fibroblast growth factors/receptors*
- *Bone morphogenetic proteins/TGFβ*
- *Wingless-Int (WNT) cysteine-rich glycoproteins*
- *IGFs*
- *Retinoic acid receptors*
- *C-Type natriuretic peptide (CNP)*
- *Epidermal growth factor*

Tab. 4.1: Intrinsische/para- und autokrine Einflüsse.

Die intrinsischen Regelmechanismen sind auch verantwortlich für die Ausrichtung der Knorpelsäulen und damit für die dreidimensionale Entwicklung des entsprechenden Skelettabschnitts. Dies spielt eine besondere Rolle in der Entstehung von Gelenkfehlstellungen und in deren Behandlungen wie Umstellungsosteotomien, Schienenbehandlungen, Einlagen und in der Physiotherapie.

Neben den intrinsischen Faktoren spielen die extrinsischen, häufig endokrinen, Faktoren eine wichtige Rolle. Die Tab. 4.2 zeigt die wichtigsten Parameter. Diese wirken im Sinne eines „Gaspedals" oder einer „Bremse" auf den Reifungsprozess der Knorpelzellen. Störungen dieser Einflüsse als Ursache einer Wachstumsstörung sind in der Regel deutlich besser zu behandeln als die genetischen Störungen der intrinsischen Faktoren. Als Beispiel genannt sei die Behandlung mit Wachstumshormon, die Therapie der Hypothyreose oder die Therapie des Phosphatmangels bei XLH mit Burosumab.

- GH/IGF-1-Achse
- T4/T3
- Glukokortikoide/ACTH
- Östrogene/Testosteron
- Leptin/Ernährung
- Vitamin D
- Insulin
- FGF23
- Inflammation
- Mineral
- Mechanische Kräfte

Tab. 4.2: Extrinsische/endokrine Einflüsse.

4.1.1. Biomechanik der Wachstumsfuge: Knochenlänge und -festigkeit

Die Abb. 4.2 zeigt eine schematische Darstellung der besonderen Einflüsse der mechanischen Kräfte auf die Entwicklung des Skelettsystems am Beispiel einer neurologischen Störung bei Poliomyelitis. Deutlich ist die aus der Lähmung resultierende verminderte Krafteinwirkung auf die Wachstumsfuge und auf die Längenentwicklung des Knochens zu erkennen. Die zugrundeliegenden Pathomechanismen sind nicht bekannt. Hypothesen über einen Mechanostaten der Wachstumsfuge werden bisher nur wenig formuliert und diskutiert.

Völlig anders verhält es sich bei den Erkenntnissen über die Anpassung der Knochenfestigkeit, Knochendichte und Knochenmasse an die mechanischen Kräfte, die im Alltag durch die Muskelaktivität induziert werden. Dies ist auch am schematischen Beispiel der Abb. 4.2 zu erkennen. Im Vergleich zur nichtgelähmten Seite zeigt sich ein deutlich reduzierter Knochendurchmesser mit angepasster reduzierter Knochenfestigkeit.

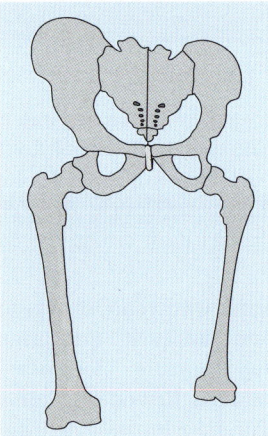

Abb. 4.2: Schematische Darstellung einer halbseitigen Hypoplasie von Becken und Femur nach Poliomyelitis mit Halbseitensymptomatik.

Die biomechanische Regulation der kortikalen Skelettanpassung wurde in den letzten Jahrzehnten sehr intensiv untersucht. Beispielhaft seien hier die Erkenntnisse über die Funktion der Osteozyten zur Steuerung von Osteoblasten und Osteoklasten genannt. Das Netzwerksystem der Osteozyten wird von der intraossären Verformung aktiviert und steuert über Sklerostin/Osteoprotegerin/RANKL die Zellaktivitäten der Osteoklasten und Osteoblasten und damit die Knochenprozesse Modeling und Remodeling.

4.1.2. Biomechanik der Wachstumsfuge: Ausrichtung

Harold Frost hat den Zusammenhang von mechanischen Kräften und der Wachstumsaktivität der Wachstumsfuge beschrieben. Die Abb. 4.3 zeigt die Beziehung „Druck-Wachstumsrate". Bei achsengerechter Gelenkstellung und normalen körperlichen Aktivitäten liegt eine gleichmäßige Kraft- und Druckverteilung der Wachstumsfugenfläche vor. Entsprechend liegen identische Wachstumsraten im aufsteigenden Kurvenverlauf (→ Abb. 4.3a) vor. Dieser Kurvenverlauf zeigt auch, dass unter normalen Kräfteverhältnissen das maximale Wachstum noch nicht erreicht wurde. Bei leichten Fehlstellungen (→ Abb. 4.3b) erhöht sich, je nach Art der Fehlstellung (Valgus/Varus), der Druck und damit lokalisiert die Wachstumsrate. Auf der Gegenseite nimmt der Druck und das Wachstum ab. Dieser Anpassungsprozess ermöglicht die Selbstkorrektur einer Fehlstellung (→ Abb. 4.3c).

Bei einer schweren Fehlstellung erhöht sich der Druck der belasteten Seite deutlich. Diese „überschießenden" Kräfte führen zu einer Reduktion der Wachstumsrate (→ Abb. 4.3d). Dadurch verstärkt sich die Fehlstellung im Sinne eines Teufelskreises mit weiter steigenden pathologischen Kräften und weiter abnehmenden Wachstumsraten (→ Abb. 4.3e). Somit kann man einen Winkel „of no return" der Achsenfehlstellung postulieren.

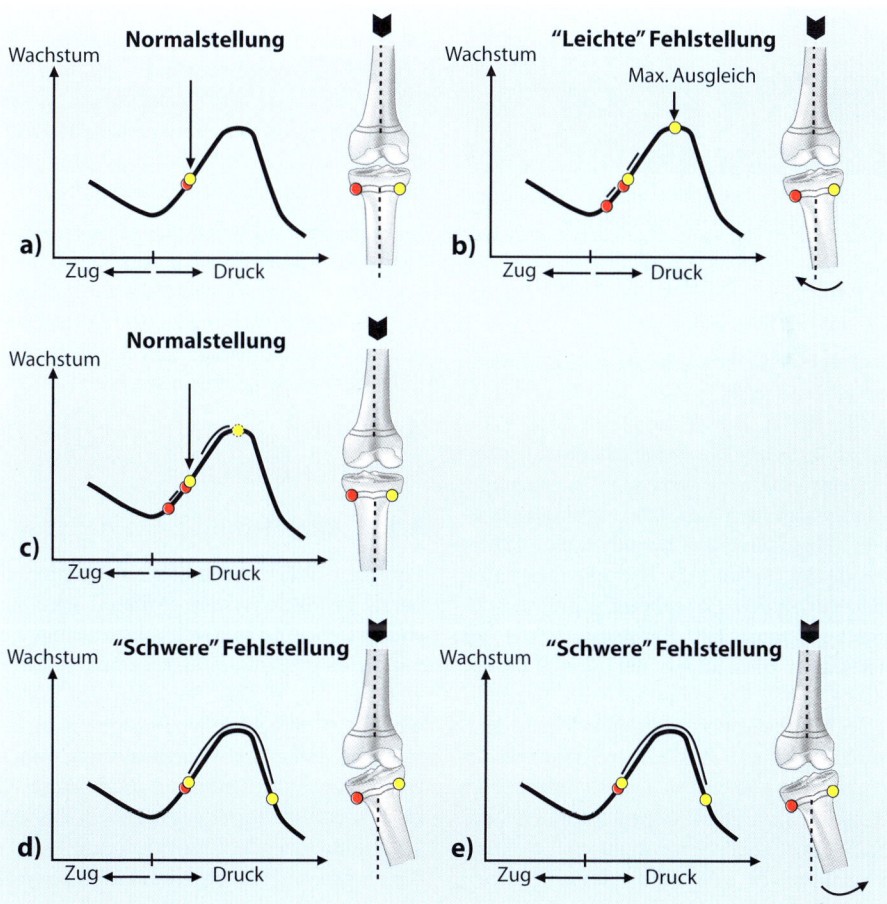

Abb. 4.3: Biomechanik an der Wachstumsfuge: Einfluss verschiedener Fehlstellungen.

Die Abb. 4.4 zeigt ein klinisches Beispiel der Entwicklung einer Hüftluxation bei einem Kind mit spinaler Muskelatrophie. Die Steh- und Gehfähigkeit mit Unterstützung blieb erhalten. Der Verlauf der Röntgenbilder zeigt, wie die Wachstumsfuge sich „herausdreht" und senkrecht zu der pathologischen Kraft, resultierend aus dem starken Rumpfpendel, steht. Beim „normalen" Gehen entstehen die höchsten Kräfte aus der Aktvierung des Musculus gluteus maximus und dem Tractus iliotibialis. Diese Muskelfunktionen sind bei der spinalen Muskelatrophie erheblich eingeschränkt.

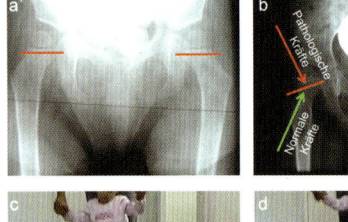
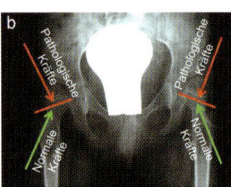
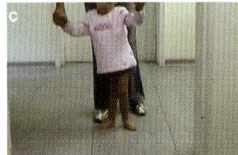
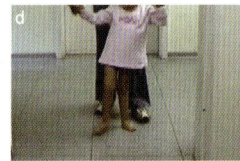

Abb. 4.4: Klinische und radiologische Veränderungen bei der Entwicklung einer Hüftluxation.

4.1.3. Klinische Bedeutung der biomechanischen Aspekte

Aufgrund der oben beschriebenen Zusammenhänge spielt die sorgfältige klinische Beurteilung eine große Rolle. Die Entwicklung der Fehlstellung ist insbesondere unter therapeutischen Maßnahmen exakt zu erfassen. Ausgeprägte Fehlstellungen können sich, trotz optimaler konservativer Maßnahmen (Physiotherapie, Schienenbehandlung, Vitamin-D-Therapie bei kalzipenischen Rachitiden, Phosphatsubstitution oder Burosumab-Therapie bei Phosphatmangel) als therapieresistent hinsichtlich der Korrektur der Fehlstellung zeigen. Dabei kann z.B. die Normalisierung der Mineralisation völlig ausreichend sein. Zur Beurteilung dieser Zusammenhänge und für die Entscheidung von ggf. weiterführenden Maßnahmen, wie z.B. Umstellungsosteotomien oder eine Wachstumsfugensteuerung durch Verödung oder Klammern, ist eine enge Zusammenarbeit zwischen pädiatrischen Endokrinologen, Kinderradiologen und Kinderorthopäden notwendig.

Eine Zunahme der Fehlstellungen unter konservativer Therapie sollte nicht zu lange beobachtet werden. Zu beachten ist, dass durch die Fehlstellungen auch das Längenwachstum mit beeinflusst wird. Wünschenswert wären bessere Kenntnisse über die durch Physiotherapie induzierten inneren Kräfte. Dadurch ließen sich möglicherweise zukünftig spezifische Übungen zur Steuerung der Wachstumsfugenaktivität ableiten.

■ Zusammenfassung

Die Prozesse der Wachstumsfuge sind von vielen intrinsischen und extrinsischen Einflüssen abhängig. Die Kenntnis dieser Faktoren und ihrer Wirkmechanismen ist eine wichtige Voraussetzung für eine zielgerichtete Diagnostik und Therapie bei Störungen der Längenentwicklung, der Knochenfestigkeit, der Knochenmineralisation und der Gelenkentwicklung.

Insbesondere bei Gelenkfehlstellungen wie z.B. bei der X-chromosomalen Hypophosphatämie (XLH) ist die exakte Quantifizierung und Verlaufsbeurteilung der Achsenfehlstellung grundlegend für die Therapiesteuerung unter Einbeziehung der orthopädischen Maßnahmen.

In Ergänzung zu den Erkenntnissen der biomechanischen Beeinflussung von Knochenfestigkeit und Knochenmasse sollte die Grundlagen- und die klinische Forschung zukünftig die Biomechanik der Wachstumsfuge und der Gelenkentwicklung mehr in den Fokus nehmen.

4.2. Knochenstoffwechsel und Knochenmasse

4.2.1. Skelettmineraliserung bei XLH

Phosphat ist ein wesentlicher Bestandteil des Minerals im Skelettsystem. Mineral wird im Knochengewebe und in der Wachstumsfuge benötigt, um die extrazelluläre Matrix mit der Festigkeit zu versehen, die für die Funktion des Skeletts notwendig ist. Systemischer Phosphatmangel beeinträchtigt daher die Mineralisierung von Wachstumsfugen und Knochen, und diese Gewebe bleiben zu weich. Bei wachsenden Kindern führt die unzureichende Mineralisierung von Wachstumsfugen und Knochen zum klinischen Bild der Rachitis, mit verlangsamtem Wachstum und Deformierung der unteren Extremitäten [1, 2]. Bei

Erwachsenen sind die Wachstumsfugen geschlossen, so dass die unzureichende Mineralisierung nur noch das Knochengewebe betrifft, was zur Osteomalazie führt.

■ Wachstumsfuge

Im Wachstumsknorpel unterscheidet man drei Zonen – Ruhezone, Proliferationszone und hypertrophe Zone. Die Chondrozyten im unteren Teil der hypertrophen Zone mineralisieren normalerweise die sie umgebende Knorpelmatrix und sterben dann großenteils durch Apoptose ab. Der Knorpel wird durch einsprießende Blutgefäße, Resorption und nachfolgende Knochenbildung zur primären Spongiosa umgewandelt. Die Mineralisierung des Knorpelgewebes ist eine Vorbedingung für das Einwachsen der Blutgefäße aus der Knochenmetaphyse [1]. Mausexperimente zeigen, dass bei XLH die Proliferation der Chondrozyten in der Wachstumsfuge verlangsamt ist. Die hypertrophe Zone ist verbreitert, da die Apoptose der Chondrozyten verzögert eintritt, die metaphysären Blutgefäße nicht normal einwachsen und der Knorpel nicht resorbiert wird. Die Grenze zwischen Wachstumsknorpel und Knochen wird dadurch unregelmäßig. Dieser Vorgang lässt sich klinisch im Röntgenbild und einer Verbreiterung der Wachstumsfuge erkennen. Zudem verschwindet die normalerweise klare Grenze zwischen Wachstumsfuge und metaphysärem Knochen [1].

Das histologische Bild der Wachtumsfuge bei XLH-Mäusen mit erhöhten FGF23-Spiegeln und Modellen hypophosphatämischer Rachitis mit normalen FGF23-Konzentrationen unterscheiden sich kaum. Es scheint daher, dass erhöhtes FGF23 keinen größeren direkten Einfluss auf die Wachstumsfuge hat. Diese Sicht wird auch durch die Beobachtung unterstützt, dass Behandlung mit Calcitriol die Phosphatspiegel von XLH-Mäusen erhöht und das Wachstum normalisiert, obwohl die Konzentration von zirkulierendem FGF23 weiter ansteigt.

■ Knochen

Die Mineralisierung des Knochens ist die Aufgabe der Osteoblasten. Diese sezernieren die organische Knochenmatrix und mineralisieren diese, indem sie Kalzium, Phosphat und andere Mineralstoffe in die Matrix einfügen. Im Knochen gesunder Kinder beginnt die Mineralisation etwa zwei Wochen nach der Sekretion der Knochen-

matrix. Wenn nicht genügend Phosphat für die Mineralisierung verfügbar ist, verzögert sich der Beginn der Mineralisation, und unmineralisierte Knochenmatrix, auch als Osteoid bezeichnet, häuft sich an (→ Abb. 4.5A-C). Ein verzögerter Mineralisationsbeginn und eine erhöhte Menge an Osteoid sind die kennzeichnenden Merkmale der Osteomalazie in der histomorphometrischen Diagnostik.

Eine Besonderheit der XLH ist, dass die Mineralisationsstörung nicht nur die Oberflächen von Knochentrabekeln und kortikalem Knochen betrifft, sondern auch den Knochen in der unmittelbaren Umgebung von Osteozyten ('periosteozytäre Läsionen') (→ Abb. 4.5D+E). Osteozyten sind die von mineralisiertem Knochen ummauerten Zellen in der Tiefe des trabekulären oder kortikalen Knochens. Diese periosteozytäre Läsionen bei der XLH weisen auf die Rolle der Osteozyten im Knochenumbau und in der Mineralisierung des sie umgebenden Knochens hin, wenn auch nicht ganz geklärt ist, wie diese Läsionen zustande kommen. Eine Hypothese ist, dass periosteozytäre Läsionen entstehen, wenn sich Inhibitoren der Mineralisierung wie Pyrophosphat und Osteopontin in den osteozytären Lakunen anhäufen. Studien im XLH-Mausmodell haben gezeigt, dass erhöhte FGF23-Sekretion der Osteozyten die Expression alkalischer Phosphatase in diesen Zellen hemmt. Alkalische Phosphatase wird benötigt, um den Mineralisationsinhibitor Pyrophosphat abzubauen. Daher könnte der lokale Mangel an alkalischer Phosphatase zur Akkumulierung von Pyrophosphat in den osteozytären Lakunen führen, was wiederum zur Hemmung der Mineralisierung führen könnte.

Insgesamt scheint es also wahrscheinlich, dass die periosteozytäre Läsionen mehr eine direkte Folge der erhöhten FGF23-Bildung in Osteozyten sind als eine Folge der Hypophosphatämie. Diese Sichtweise wird auch durch Beobachtungen bei der hypophosphatämischen Rachitis mit Hyperkalziurie unterstützt. Bei dieser Art der Hypophosphatämie sind die FGF23-Spiegel normal, und es treten keine periosteozytäre Läsionen auf, obwohl auf trabekulären Knochenoberflächen Osteoid akkumuliert [2].

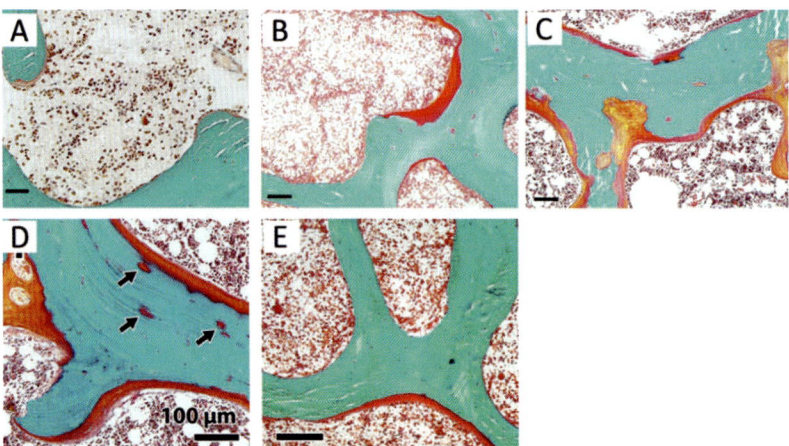

Abb. 4.5: Histologische Schnitte von trabekulärem Knochen im Ilium (Goldner-Färbung). Mineralisierter Knochen ist grün gefärbt, unmineralisiertes Osteoid ist rot/orange gefärbt. **A:** 14-jähriges Mädchen mit normaler Knochenmineralisierung. Die Osteoiddicke beträgt 7 µm (Norm: 3 bis 9 µm). **B:** 14-jähriges Mädchen mit XLH. Trotz Behandlung mit Phosphat und Calcitriol seit dem Alter von 4 Jahren ist die Mineralisationsstörung nicht vollständig behoben. Die Osteoiddicke ist 10 µm und damit leicht erhöht. **C:** Gleiche Patientin wie in B, aber im Alter von 16 Jahren, nach zwei therapiefreien Jahren. Die Osteoiddicke beträgt 42 µm. **D:** Periosteozytäre unmineralisierte Läsionen (Pfeile) bei einem 13-jährigen Mädchen mit unbehandelter XLH. **E:** Im Knochen eines 13-jährigen Mädchens mit normaler Mineralisierung finden sich keine periosteozytären Läsionen. (Modifiziert aus [2]).

Die periosteozytären Läsionen könnten Auswirkungen auf die Knochenhomöostase haben. Osteozyten wirken als Mechanosensoren, die kontinuierlich die mechanische Belastung des Knochens messen und dadurch bei der Regulierung der Knochenmasse eine wichtige Rolle spielen. Die fehlende Mineralisierung der osteozytären Lakunen macht den Knochen weicher und könnte daher zu vermehrter Knochendeformierung unter mechanischer Belastung führen, was wiederum die Perzeption mechanischer Signale in den Osteozyten stören sollte. Erhöhte Deformierung des Knochens sollte als Gegenregulation zur Erhöhung der Knochenmasse führen. Dieser Mechanismus könnte erklären, warum bei XLH die trabekuläre Knochendichte oft erhöht ist (→ Abb. 4.6).

4.2.2. Knochendichte

Wie im vorherigen Abschnitt besprochen, bleibt bei der XLH durch die Mineralisationsstörung ein erhöhter Anteil der Knochenmatrix unmineralisiert. Die am weitesten verbreitete Methode zur Messung der Knochendichte ist die *Dual-Energy X-ray Absorptiometry* (DXA), die die Menge an Knochenmineral bestimmt. Da DXA also nur den Mineralgehalt im Knochen erkennt, könnte man annehmen, dass DXA bei einer Mineralisationsstörung wie XLH niedrige Knochendichtewerte anzeigen sollte. Die publizierten Ergebnisse von DXA-Studien bei XLH zeigen aber nur niedrige Werte am Radiusschaft, während die Knochendichte an der Lendenwirbelsäule oft tendenziell erhöht ist.

Diese auf den ersten Blick widersprüchlichen Ergebnisse spiegeln wahrscheinlich die unterschiedlichen Auswirkungen von XLH auf den trabekulären und kortikalen Knochen wider. Die Lendenwirbelsäule enthält einen beträchtlichen Anteil von trabekulärem Knochen, während der Radius-Schaft fast ausschließlich aus kortikalem Knochen besteht. Beide Arten von Knochengewebe enthalten bei XLH zu viel unmineralisiertes Osteoid. Allerdings ist im trabekulären Knochen auch die Masse an mineralisiertem Knochen erhöht, weil XLH-Knochen wie oben diskutiert mehr Trabekel und dickere Trabekel enthält als normaler Knochen, so dass der für das Knochenmark zur Verfügung stehende Raum verringert ist [2]. Die erhöhte Masse an mineralisiertem Knochen spiegelt sich in hohen Werten für trabekuläre Knochendichte wider, wie man mit peripherer

Computertomographie erkennen kann (→ Abb. 4.6). Im Gegensatz zum trabekulären Knochen besteht die Kortikalis fast vollständig aus 'solidem' Knochen, so dass ein erhöhter Anteil von unmineralisiertem Osteoid zwangsläufig zu einer verringerten Menge an mineralisiertem Knochen führt. Die kortikale Knochendichte ist daher bei XLH oft stark erniedrigt (→ Abb. 4.6) [3, 4].

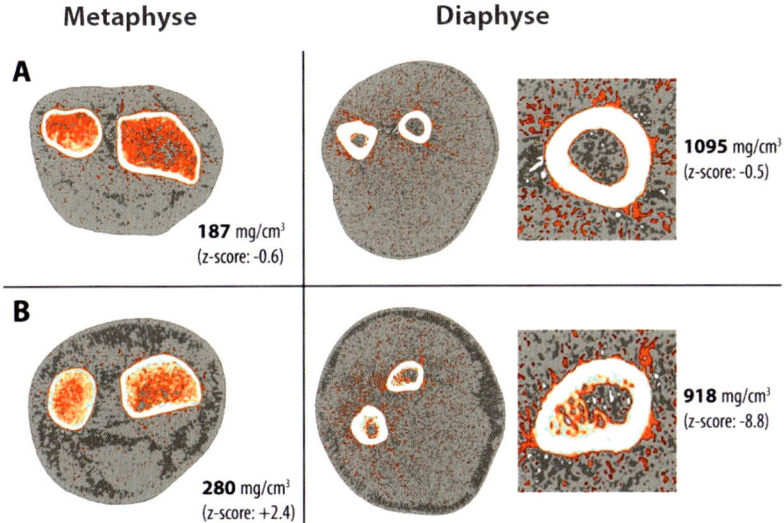

Abb. 4.6: Periphere quantitative Computertomographie (pQCT) am Unterarm, mit Messungen an Metaphyse und Diaphyse des Radiusknochens. Die Abbildungen auf der rechten Bildseite zeigen den Radius in Vergrößerung. **A:** 26-jähriger Mann mit normalen Messergebnissen. **B:** 24-jähriger Mann mit XLH. Die trabekuläre Knochendichte ist bei XLH erhöht, während gleichzeitig die kortikale Knochendichte zu niedrig ist. (Modifiziert nach [2]).

4.2.3. Auswirkungen medikamentöser Therapie auf den Knochen

■ Konventionelle Therapie

In der konventionellen Therapie wird versucht, mit Phosphat und Calcitriol die Phosphat-Serumspiegel anzuheben und so die Mineralisierung der Wachstumsfuge und des Knochens zu verbessern. Knochenhistologische Untersuchungen haben gezeigt, dass konventionelle Therapie zwar die Menge an Osteoid stark reduziert, jedoch die Mineralisierung nicht vollständig normalisiert [2]. Dementsprechend erhöht konventionelle Therapie die Knochendichte am Radius, ein gewisses Defizit an mineralisierter Knochenmasse bleibt aber bestehen [3]. Es scheint außerdem, dass konventionelle Therapie nur wenig Einfluss auf die periosteozytären Läsionen hat, was nicht überrascht, da diese Läsionen durch FGF23-Überschuss und nicht durch Hypophosphatämie bedingt sind.

An der Wachstumsfuge kann die Behandlung mit Phosphat und Calcitriol zur Abheilung des Mineralisationsdefekts und zur Verbesserung des Längenwachstums führen. Allerdings sind nicht alle in der klinischen Praxis eingesetzten Therapieprotokolle gleichermaßen erfolgreich. Dementsprechend konnten pharmazeutische Studien Kinder mit XLH rekrutieren, die trotz konventioneller Therapie Zeichen aktiver Rachitis aufwiesen [5].

■ FGF23-Antikörper

Da Phosphat nach oraler Gabe schnell über die Nieren ausgeschieden wird, schwankt der Serum-Phosphatspiegel unter konventioneller Therapie erheblich. Hingegen erhöhen Injektionen mit FGF23-Antikörpern die Serum-Phosphatkonzentrationen für einige Wochen. Daher ist zu erwarten, dass Behandlung mit FGF23-Antikörpern zu einer besseren Kontrolle der Skelettmineralisation führt als konventionelle Therapie. Tatsächlich konnte in Studien gezeigt werden, dass FGF23-Antikörper auch in solchen Fällen zur Ausheilung der Rachitis führen können, in denen konventionelle Therapie unzureichend erfolgreich war [5, 6]. Knochenhistologische Untersuchungen bei Erwachsenen mit XLH konnten wie erwartet zeigen, dass die Behandlung mit FGF23-Antikörpern zur Verbesserung der Knochenmineralisierung führt [7]. Bei Kindern mit XLH liegen solche Daten bisher nicht vor. Es ist außerdem nicht bekannt, ob die Therapie mit Anti-FGF23-Antikörpern zur vollständigen Ausheilung der Osteomalazie führt oder welchen Effekt diese Therapie auf die periosteozytären Läsionen hat. Da diese Therapieform erst seit wenigen Jahren verfügbar ist, sind ihre Langzeitwirkungen noch weitgehend unbekannt.

Literatur

1. Carpenter TO, Shaw NJ, Portale AA, Ward LM, Abrams SA, Pettifor JM. Rickets. Nat Rev Dis Primers. 2017;3:17101.

2. Robinson ME, AlQuorain H, Murshed M, Rauch F. Mineralized tissues in hypophosphatemic rickets. Pediatr Nephrol. 2020;35:1843-54.

3. Cheung M, Roschger P, Klaushofer K, Veilleux LN, Roughley P, Glorieux FH, Rauch F. Cortical and trabecular bone density in x-linked hypophosphatemic rickets. J Clin Endocrinol Metab. 2013;98:E954-61.

4. Shanbhogue VV, Hansen S, Folkestad L, Brixen K, Beck-Nielsen SS. Bone geometry, volumetric density, microarchitecture, and estimated bone strength assessed by HR-pQCT in adult patients with hypophosphatemic rickets. J Bone Miner Res. 2015;30:176-83.

5. Carpenter TO, Whyte MP, Imel EA, Boot AM, Hogler W, Linglart A, Padidela R, Van't Hoff W, Mao M, Chen CY, Skrinar A, Kakkis E, San Martin J, Portale AA. Burosumab therapy in children with X-linked hypophosphatemia. N Engl J Med. 2018;378:1987-98.

6. Whyte MP, Carpenter TO, Gottesman GS, Mao M, Skrinar A, San Martin J, Imel EA. Efficacy and safety of burosumab in children aged 1-4 years with X-linked hypophosphataemia: a multicentre, open-label, phase 2 trial. Lancet Diabetes Endocrinol. 2019;7:189-99.

7. Insogna KL, Rauch F, Kamenicky P, Ito N, Kubota T, Nakamura A, Zhang L, Mealiffe M, San Martin J, Portale AA. Burosumab improved histomorphometric measures of osteomalacia in adults with X-linked hypophosphatemia: a phase 3, single-arm, international trial. J Bone Miner Res. 2019;34:2183-91.

Weiterführende Literatur

Forst HM, Jee ES. Perspectives: application of a biomechanical model of the endochondral ossification mechanism. Anat Rec. 1994;240:447-55.

Forst HM, Jee ES. Perspectives: a vita biomechanical model of the endochondral ossification mechanism. Anat Rec. 1994;240:435-46.

Forst HM. Joint anatomy, design, and arthroses: insights of the Utal paradigm. Anat Rec. 1999;225:162-74.

Schoenau E, Forst HM. The „muscle-bone unit" in children and adolescents. Calcif Tissue Int. 2002;70:405-7.

Roselló-Diez A, Joyner A.L. Regulation of Long Bone growth in Vertebrates; It is Time to Catch Up. Endocr Rev. 2015;36:646-680.

Bonewald L. Use lt or Lose lt to Age: A Review of Bone and Muscle Communication. Bone. 2019;120:212-218.

Rauch F. The brains of the bones: how osteocytes use WNT1 to control bone formation. J Clin Invest. 2017;127:2539-2540.

5. Extraskelettale Organmanifestationen

5.1. Niere

Wesentliche pathophysiologische Aspekte der X-chromosomalen Hypophosphatämie (XLH) auf zellulärer Ebene finden sich in der Regulationsstörung der Phosphattransporter SLC34A1 (NaPi-2a) und SLC34A3 (NaPi-2c) in den proximalen Tubuluszellen der Niere. Es ist deshalb naheliegend, nach Manifestationen der Erkrankung an der Niere zu fragen.

Ausführliche Untersuchungen zum nephrologischen Langzeitverlauf der glomerulären und tubulären Nierenfunktion bei unbehandelten XLH-Patienten existieren nicht.

Im Gegensatz zu mehreren anderen Tubulopathien, bei denen der renale Phosphatverlust häufig sekundär und nur Teilaspekt der tubulären Funktionsstörung ist, sind die renalen Funktionsstörungen bei der **unbehandelten** XLH offenbar nur sehr gering ausgeprägt. In Studien, die die Krankheitslast der Erkrankung bei Erwachsenen quantifizieren, wird kaum über Nierenfunktionsstörungen berichtet [1].

Jedoch führt die bisher etablierte und jahrelang durchgeführte Therapie mit Phosphat und Vitamin D bei vielen Patienten zu einer Nephrokalzinose.

◼ Nephrokalzinose

◼ Häufigkeit

Seit 1983 ist die sonographische Diagnose einer Nephrokalzinose (NC) bei behandelten Patienten mit XLH beschrieben [2].

Sie ist nicht Folge der Grunderkrankung, sondern eine Nebenwirkung der Therapie mit hochdosiertem Phosphat und Vitamin D [3].

Häufigkeit, Pathophysiologie und eventuelle Risikofaktoren sind vielfach beschrieben worden. Die Häufigkeit einer Nephrokalzinose bei behandelten Patienten wird zwischen 30 und 80% angegeben. Beetz hat 2004 elf Publikationen bis 1999 dazu zusammengetragen [4]. Dabei fand sich nur eine Studie mit 139 Patienten, die durchschnittliche Zahl der untersuchten Patienten in den weiteren Studien lag bei n= 19. Sowohl Alter, Dauer und Dosis der Behandlung mit Phosphat und Vit-

amin D waren sehr unterschiedlich. Skrinar berichtet 2015 in einem Web-basierten Fragebogen von betroffenen Erwachsenen mit XLH von einer Inzidenz von 25% [5].

Neto fand 2019 bei 9/16 Kindern und bei 6/23 erwachsenen Patienten sonographisch eine Nephrokalzinose und bei 4/23 Patienten eine Nephrolithiasis – nachgewiesen nur im CT [6].

Kato fand bei 72% der erwachsenen Patienten (mittleres Alter 43 Jahre) eine Nephrokalzinose [7].

Emma et al. (2019) fanden bei 175 italienischen Patienten in 34% der Fälle eine Nephrokalzinose [8].

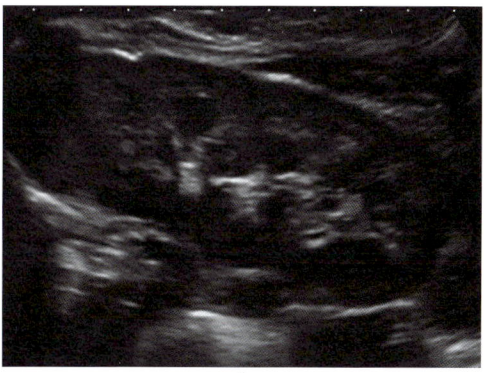

a

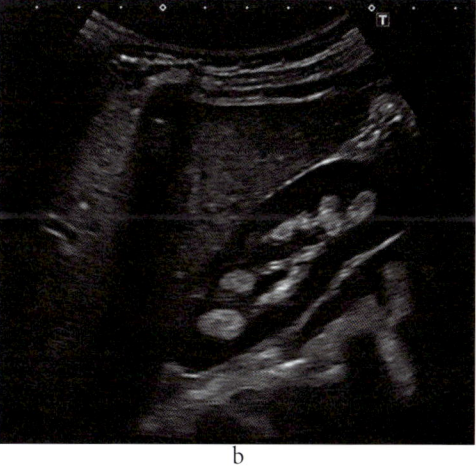

b

Abb. 5.1a+b: Medulläre Nephrokalzinose. **a:** Typ 2a nach Hoyer [9]. **b:** Typ 2b nach Hoyer [9].

CT-Untersuchungen zur Abschätzung der Nephrokalzinose sind heute obsolet, die sonographische Untersuchung erlaubt eine exakte Abschätzung der Ausprägung; in den allermeisten Fällen wird eine Nephrokalzinose Grad 1 oder 2 (→ Abb. 5.1) nach Hoyer beobachtet [9].

Es ist anzunehmen, dass die sich der sonographischen Sichtbarkeit entziehenden „mikroskopischen" und „molekularen" Formen der Nephrokalzinose nach Wrong [10] noch deutlich häufiger auftreten.

■ Ätiologie und Pathophysiologie

Die Genese und die entsprechenden Risikofaktoren sind nach wie vor nicht vollständig verstanden. Im Gegensatz zu mehreren monogenetischen Ursachen einer Nephrokalzinose [11] handelt es sich nicht um eine direkte Folge der Erkrankung, sondern um eine unerwünschte Nebenwirkung der Therapie mit Phosphat- und aktiviertem Vitamin D.

Sowohl eine Hyperkalzämie/Hyperkalziurie als auch Hyperphosphaturie und Hyperoxalurie wurden als pathogenetisch bedeutsam beschrieben. Mit in die (theoretische) Betrachtung einbezogen werden müssen ebenfalls die inhibitorischen Substanzen (z.B. Citrat), die die individuelle Übersättigung des Urins beeinflussen.

Histologisch wurden bei der Hyp-Maus intratubuläre Kalzium-Phosphat-Ablagerungen gefunden, die mit hohen Phosphatdosen assoziiert waren; auch bei Patienten mit behandelter XLH fanden sich histologisch intratubuläre Kalzium-Phosphat-Ablagerungen [12]. Allerdings wurden kasuistisch auch „Kalziumablagerungen" im Interstitium und nicht im Tubulus beschrieben [13].

Insofern scheint der Höhe der Phosphatsubstitution eine wesentliche pathophysiologische Bedeutung zuzukommen.

Seit der Arbeit von Reusz [14] ist eine sekundäre Hyperoxalurie als Teil der Pathogenese der NC wahrscheinlich. Er konnte eine Korrelation zwischen der Höhe der Phosphatsubstitution und der Oxalatausscheidung nachweisen. Diese sekundäre Hyperoxalurie entsteht durch enterale Bildung von Kalzium-Phosphat an Stelle von nicht resorbierbarem Kalziumoxalat, so dass enteral vermehrt freie Oxalsäure resorbiert wird. Auch wir fanden höhere Oxalat- und Phosphat-

ausscheidung bei XLH-Patienten im Vergleich zu gesunden Kontrollen und bei XLH-Patienten mit NC verglichen zu XLH-Patienten ohne NC [15].

Bisher wurden jedoch histologisch keine Kalzium-Oxalat-Ablagerungen bei XLH-Patienten mit NC nachgewiesen und auch eine Übersättigung des Urins mit XLH fanden wir nicht, so dass die Hyperoxalurie in ihrer Bedeutung für die NC nicht sehr prominent bewertet wurde.

Es wäre ein interessanter Aspekt, diese metabolischen Untersuchungen bei Patienten mit einer Therapie mit Burosumab zu wiederholen.

■ Hyperkalzämie

Seit den Untersuchungen von Goodyer et al. wird einer (intermittierenden) Hyperkalzämie und/oder Hyperkalziurie eine pathogenetische Bedeutung für die Entstehung einer NC beigemessen [16]. Ob dies eine systematische Ursache in der Pathogenese ist oder nur kasuistische Bedeutung hat, ist nicht geklärt. Wir selbst fanden keinen statistisch signifikanten Unterschied in der 24-h-Kalziumausscheidung zwischen Patienten und gesunden Kontrollen, auch gab es keinen Unterschied zwischen XLH-Patienten mit und ohne NC [15]. Einzelfälle mit Hyperkalzämie/und oder Hyperkalziurie sind jedoch gut dokumentiert [4, 17].

Harada hat beschrieben, dass eine Umstellung der Therapie von der klassischen Therapie mit Phosphat und Vitamin D auf Burosumab zu einer deutlichen Reduzierung der renalen Kalziumausscheidung führt [18].

■ Hypocitraturie

Intratubuläre Salzausfällungen bedürfen einer Übersättigung des Urins, die einerseits von lithogenen Substanzen (Kalzium, Phosphat, Oxalat) als auch von Inhibitoren der Kristallbildung (Citrat, Magnesium, Tamm-Horsfall-Protein, Osteopontin) als auch von pH und Urinosmolarität abhängt [19, 20]. Wir fanden bei Patienten mit XLH eine signifikant höhere Citratausscheidung im Urin und postulieren neben den oben erwähnten lithogenen Substanzen auch eine Bedeutung der inhibitorischen Substanzen für das Risiko einer Nephrokalzinose beim individuellen Patienten [15]. Ob die Wahl des individuellen Präparates der Phosphatsubstitution auf Grund der Menge des anionischen Puffers bedeutsam ist, kann nicht bewiesen werden. Es muss bedacht werden, dass die Alkalisierung des Urins durch Citrat das Risiko von Phosphatablagerungen erhöht.

■ Nephrolithiasis

Eine Nephrolithiasis wurde bei erwachsenen Patienten in 11% beschrieben, wobei diese Therapienebenwirkung bei Kindern nicht aufzutreten scheint [21].

■ Nierenfunktion in Folge der Nephrokalzinose

In älteren Arbeiten wird anekdotisch über erwachsene Patienten mit XLH und terminaler Niereninsuffizienz berichtet [22]; Beetz [4] listet insgesamt 7 Studien auf, die die Nierenfunktion bei Patienten mit XLH untersucht haben, dabei fanden sich 4/63 Patienten mit einer „Nierenfunktionseinschränkung".

Chesher berichtet bei 59 erwachsenen Patienten im mittleren Alter von 37 Jahren (Spannbreite: 17-79) eine GFR von 110 ml/min/1,73 m² (90-124), 16 Patienten (42%) hatten eine Nephrokalzinose, drei Patienten hatten eine chronische Niereninsuffizienz [23].

Alon et al. berichtet über 8/41 jugendlichen Patienten, die in der 2. Lebensdekade eine arterielle Hypertonie entwickelten. Dies war assoziiert mit einem sekundären/tertiären Hyperparathyreoidismus [24].

Nakamura berichtet in einer retrospektiven Studie bei 6/22 erwachsenen Patienten eine arterielle Hypertonie [25].

Eigene Beobachtungen zeigen eine Glukosurie und eine gelegentlich etwas erhöhte Proteinurie im Verlauf der Erkrankung. Diskrete tubulären Funktionsstörungen sind kasuistisch in der Literatur beschrieben [26, 27].

■ Prophylaxe, Therapieüberwachung und Therapie der Nephrokalzinose

Zuverlässige Empfehlungen zur Vermeidung einer Nephrokalzinose bei der bisherigen leitliniengerechten Therapie mit Phosphat und aktiviertem Vitamin D konnten und können nicht gegeben werden. Das wesentliche Element ist die konsequente Überwachung und Begleitung der Therapie, um eine Hyperkalziurie (Urin Ca/Krea < 0,2 mg/mg – cave altersabhängige Normwerte bei kleineren Kindern) zu vermeiden. Die Verteilung der Phosphatdosis auf 5 Einzeldosen und eine hohe Trinkmenge werden empfohlen. Eine osmotische Diurese bei XLH-Patienten konnte gezeigt werden [15]. Ob eine Therapie mit Hydrochlorothiazid und/oder Amilorid langfristig sicher und prophylaktisch sinnvoll ist, ist trotz anekdotischer Berichte [28, 29] nicht gesichert. Hydrochlorothiazid kann die Hyperkalziurie vermindern. Für Hydrochlorothiazid wurde jedoch in epidemiologischen Studien ein kumulativer dosisabhängiger Zusammenhang zwischen Hydrochlorothiazid und nichtmelanozytärem Hautkrebs beschrieben. Kaliumcitrat kann eventuell die Kalziumpräzipitation besonders bei Patienten mit niedriger Citratausscheidung verhindern. Bedacht werden muss hierbei jedoch, dass eine Alkalisierung des Urins wiederum die Phosphatausfällung begünstigt. Wegen fehlender eindeutiger Daten wird in den Konsensusempfehlungen die Gabe von Kaliumcitrat nur sehr eingeschränkt empfohlen [30].

■ Zusammenfassung

Die Entwicklung einer Nephrokalzinose ist die relevanteste Nebenwirkung einer Therapie der XLH mit Phosphat und aktiviertem Vitamin D. Sie tritt in 25-80% aller behandelten Patienten auf. Risikofaktoren und pathophysiologische Mechanismen sind nicht genau definiert. Die Langzeitfolgen einer Nephrokalzinose scheinen jedoch nur gering ausgeprägt zu sein. Es bleibt zu hoffen und abzuwarten, ob und wie mit der Einführung der Therapie mit Burosumab die Nephrokalzinose als Therapienebenwirkung bei der XLH verschwinden wird.

5.2. Zähne

5.2.1. Physiologische Mineralisation der Zahnhartsubstanzen

Die Hartsubstanzen der Zähne – Schmelz, Dentin und Zement – bestehen wie der Knochen aus einem kollagenreichen organischen Grundgerüst und einer anorganischen, mineralischen Komponente, Hydroxylapatit, deren Hauptbestandteile Kalzium und Phosphat sind (→ Abb. 5.2).

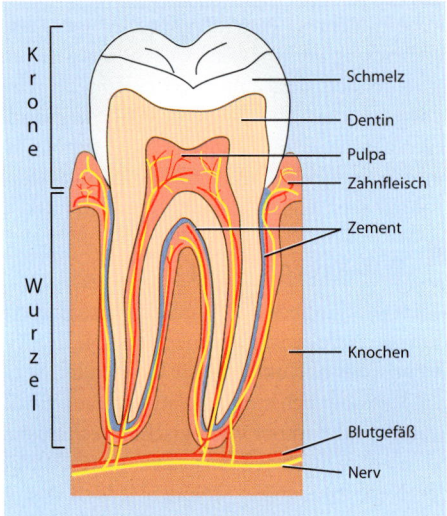

Abb. 5.2: Aufbau eines Zahnes.

Dentin bildet den größten Anteil des Zahnes. Es ist im Kronenbereich von Schmelz und im Wurzelbereich von einer dünnen Schicht Zement bedeckt. Wesentlicher Unterschied zwischen Knochen und Schmelz bzw. Dentin ist, dass Knochen einem permanenten Stoffwechsel und Umbau unterliegt, während dies bei Schmelz und Dentin nicht der Fall ist. Zahnschmelz ist ein zellfreies und zu 96% anorganisches Mineralgefüge aus Hydroxylapatit. Schmelzbildende Ameloblasten sind nach dem Zahndurchbruch nicht mehr vorhanden. Dentin besteht zu ca. 70% aus Hydroxylapatitkristallen, die in ein dreidimensionales Kollagennetzwerk eingebettet sind. Die dentinbildenden Odontoblasten bedecken nach dem Zahndurchbruch als dünne Zellschicht lediglich die pulpanahe Dentinfläche im Inneren des Zahnes und führen dort und an den Wänden der Dentinkanälchen zu einer lebenslangen, aber sehr langsamen Apposition von Dentin. Störungen im Kalzium- und

Phosphatstoffwechsel während der Odontogenese manifestieren sich daher im Schmelz und Dentin als Mineralisationsstörungen, die persistieren und nach erfolgter Mineralisierung nicht mehr durch eine therapeutische Regulierung des Stoffwechsels zu beeinflussen sind. Zement ist hinsichtlich seiner Struktur die knochenähnlichste Zahnhartsubstanz. 60-90% der Wurzeloberfläche sind mit azellulärem Fremdfaserzement bedeckt, das im Wesentlichen der Verankerung des Zahnes in der knöchernen Alveole dient. Zementoblasten tragen auf der oberflächlichen Zementschicht zu einem lebenslangen, sehr langsamen Aufbau dieser Schicht bei und füllen Resorptionen im Dentin oder Zement mit azellulärem Eigenfaserzement auf. Zementozyten sind auf etwa 10-40% der Wurzeloberfläche vorhanden, sodass dort ein Umbau der Zementschicht erfolgen kann [31].

Die Mineralisierung der Zähne erfolgt in der Reihenfolge ihres Durchbruchs in die Mundhöhle. Sie wird durch reziproke Induktion von Odonto- und Ameloblasten entlang der Basallamina der Dentalpapille ausgelöst, die dabei abgebaut wird. Die Mineralisation startet in der Region der späteren Inzisalkante bei Schneidezähnen bzw. den Höckerspitzen bei Prämolaren und Molaren. Von dort ausgehend nehmen die Dentin- und Schmelzschicht allmählich zu. Die schmelznahe Dentinschicht, die als Manteldentin bezeichnet wird, wird von noch nicht vollausgereiften Odontoblasten gebildet. Sie ist weniger dicht mineralisiert und daher weniger fest, und hat eine Stärke von 10 bis zu 500 µm. Den größten Dentinanteil bildet das zirkumpulpale Dentin (→ Abb. 5.3). Dessen Mineralisation geht von kleinen kugelförmigen Mineralisationszentren, den sogenannten Kalkosphäriten oder Kalkglobuli aus, die durch Apposition an Größe zunehmen und schließlich miteinander verschmelzen. Zwischen den Kalkosphäriten liegt eine zunächst nicht mineralisierte Dentinmatrix, die allmählich mineralisiert. Diese nicht oder stark hypomineralisierten Bereiche zwischen den Kalkglobuli werden als Interglobulardentin bezeichnet. Pulpawärts liegt zwischen der Mineralisationsfront des zirkumpulpalen Dentins und der Odontoblastenschicht eine noch nicht vollständig mineralisierte, etwa 10-40 µm breite Dentinschicht, das sogenannte Prädentin. Während der Dentinogenese bilden die Odontoblasten einen Zellfortsatz aus, der zunehmend länger wird und von der Schmelz-Dentin- bzw. Zement-Dentin-Grenze bis zur Peripherie der Pulpa verläuft. Diese mehrere Millimeter langen Fortsätze werden von einem schmalen Saum stark mineralisierten Dentins, dem peritubulären Dentin, umgeben, dass im Unterschied zum intertubulären Dentin stark mineralisiert ist (Volumenanteil an Apatit ca. 90 gegenüber ca. 50%). Im Bereich von Interglobulardentin werden Dentinkanälchen nicht von peritubulären Dentin ummantelt [31]. Interglobulardentin findet sich im peripheren zirkumpulpalen Dentin fast aller Zähne. In einer Studie konnte Interglobulardentin bei 90% der untersuchten Zähne der 2. Dentition (Frontzähne und Prämolaren) in schmalen abgegrenzten Bereichen des Kronendentins und in etwa 40% des Wurzeldentins nachgewiesen werden. Im zervikalen und mittleren Drittel der Kronen dieser Zähne wurde Interglobulardentin signifikant häufiger gefunden als im koronalen Drittel (90-100% zu 19-23%). In Wurzeln wird es regelmäßig im zervikalen Drittel (100%), seltener im mittleren (25-86%) und apikalen Drittel (0-25%) gefunden.

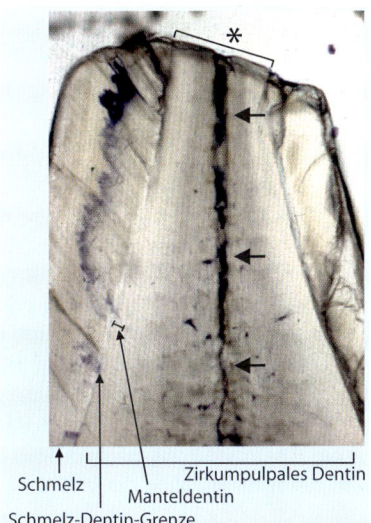

Abb. 5.3: Unentkalkter Dünnschliff eines Frontzahns eines 8-jährigen Jungen mit XLH. Die Schmelzbedeckung der Inzisalkante des Zahnes ist abradiert, so dass Dentin exponiert ist (*). In dem Spalt, der von dem exponierten Dentinareal bis zur Pulpa verläuft, sind Bakterien blau angefärbt (Vergrößerung: 10 x).

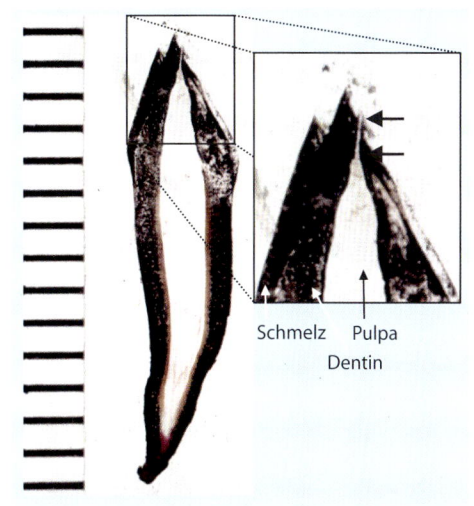

Abb. 5.4: Unentkalkter Längsschliff des Zahnes 53 eines 8-jährigen Jungen mit XLH. Das Pulpakavum ist extrem in den Inzisalbereich des Zahnes ausdehnt. Im Ausschnitt ist erkennbar, dass von dem Pulpaausläufer aus über einen Spalt (Pfeile) Kontakt zur Mundhöhle besteht (Vergrößerung: 2,5 x).

Die Zahnhartsubstanzbildung der 1. Dentition beginnt bereits in der 13.-16. fetalen Woche bei den mittleren Schneidezähnen und erstreckt sich bis zur 17.-19,5. Woche bei den 2. Molaren. Die Mineralisation der Zahnkronen dieser Dentition ist etwa zwischen dem 1,5. und 2,5. Lebensmonat bei den mittleren Schneidezähnen und 8. bis 11. Lebensmonat bei den 2. Molaren abgeschlossen. Die Wurzelbildung verläuft von etwa 2 Jahren und 9 Monaten (mittlere Schneidezähne) bis zu 3 Jahren und 11 Monaten (2. Molaren). Die Mineralisation der 1. Molaren der 2. Dentition beginnt bereits in der 25.-32. Schwangerschaftswoche, während diese bei den anderen Zähnen der 2. Dentition erst nach der Geburt einsetzt (→ Tab. 5.1).

Bei einer positiven XLH-Familienanamnese weist in den ersten Lebensmonaten die erhöhte Aktivität der alkalischen Phosphatase auf die Erkrankung hin. Bei etwa einem Drittel der XLH-Patienten liegt jedoch eine negative Familienanamnese vor [30]. Laborchemische Veränderungen der XLH lassen sich oft schon in den ersten Lebensmonaten, nie aber unmittelbar nach der Geburt nachweisen. In dem meisten Fällen wird die Diagnostik zwischen dem 12. und 24. Lebensmonat oder sogar noch später in die Wege geleitet.

Aus Tab. 5.1 kann entnommen werden, welche Zähne bis zu diesem Zeitpunkt bereits mit ihrer Mineralisation begonnen haben und wie weit diese vorangeschritten ist: Bis zum 11. Lebensmonat sind die Zahnkronen aller Zähne der 1. Dentition mineralisiert. Bis zum 24. Lebensmonat hat die Mineralisation aller Zahnkronen bis auf die 2. Prämolaren und 2. Molaren begonnen oder ist bereits weit fortgeschritten. Daraus kann ge-schlossen werden, dass Mineralisationsdefekte an den meisten Zähnen der 1. Dentition auch durch eine früh einsetzende systemische Therapie mit Phosphat und aktiviertem Vitamin D oder einem FGF23-bindenden, rekombinanten menschlichen monoklonalen IgG1-Antikörper (Burosumab) nicht beeinflusst werden können, während die Mineralisation der meisten Zähnen der 2. Dentition positiv beeinflusst werden kann [32-34].

	1. Dentition		2. Dentition		
	mittlere Schneide-zähne	2. Molaren	1. Molaren	mittlere Schneide-zähne	2. Molaren
Mineralisations-beginn	13.-16. SSW	17.-19,5. SSW	25.-32. SSW	3.-4. LM	30.-36. LM
Kronenbildung abgeschlossen	1,5.-2,5. LM	8.-11. LM	2,1.-3,6. LJ	3,3.-5,4. LJ	6,2.-7,4. LJ
Wurzelbildung abgeschlossen	33. LM	47. LM	7,8.-10,8. LJ	7,7.-9,8. LJ	11,0.-16,2. LJ

Tab. 5.1: Zeitlicher Ablauf der Zahnmineralisation. Angegeben sind jeweils die ersten und die letzten in die Mundhöhle durchbrechenden Zähne beider Dentitionen; Weisheitszähne sind nicht berücksichtigt (nach [31]). SSW = Schwangerschaftswoche, LM = Lebensmonat, LJ = Lebensjahr; pränatal, postnatal.

5.2.2. Auswirkungen von XLH auf die Mineralisation der Zahnhartsubstanzen

XLH beeinflusst die Mineralisation aller drei Zahnhartgewebe. Für die über 300 beschriebenen Mutationen im *PHEX*-Gen (Phosphat-regulierendes Gen mit Homologien zu Endopeptidasen auf dem X-Chromosom) konnten keine Genotyp-Phänotyp-Korrelationen für die dentalen Manifestationen gefunden werden. Allerdings korreliert der Zahnphänotyp gut mit dem gesamten Knochenphänotyp sowie einem niedrigen Serum-Calcitriol-Spiegel [35] und kann daher in die Bewertung der Vorteile einer systemischen XLH-Behandlung für die Mineralisierung herangezogen werden [36].

■ Veränderungen des Dentins

Für die gravierenden zahnbezogenen Erkran-kungssymptome sind hauptsächlich Mineralisati-onsstörungen des Dentins verantwortlich. In der 1. Dentition betreffen sie alle drei Dentinschich-ten (Manteldentin, zirkumpulpales Dentin und Prädentin) [37, 38]. In der 2. Dentition führen sie bei Kindern, die nicht oder nicht ausreichend sys-temisch mit Phosphat und aktiviertem Vitamin D behandelt wurden, zu schweren Hypomineralisationen und einer Hypoplasie insbesondere des zirkumpulpalen Dentins, zu vergrößerten Pulpa-lumina und extrem extendierten Pulpaausläufern [30, 38, 39]. Die poröse Dentinstruktur reduziert die mechanischen Eigenschaften und erleichtert die bakterielle Besiedlung.

Die Knoop´sche Mikrohärte eines XLH-Molaren der 1. Dentition war im Vergleich zu einem ent-sprechenden Zahn eines nicht an XLH erkrank-ten Patienten im Bereich des Manteldentins und des zirkumpulpalen interglobulären Dentins etwa 25% geringer, während sich die Schmelzhärte nicht unterschied. In den interglobulären Räumen konnte kein Hydroxylapatit nachgewiesen wer-den. Diese geringere Stabilität des Dentins könnte ein Grund dafür sein, dass der Schmelz, der bei Zähnen der 1. Dentition nur etwa halb so dick ist wie derjenige von Zähnen der 2. Dentition, bei XLH unter funktioneller Belastung nachgibt und die Bildung von Mikrorissen induziert [36] (→ Abb. 5.3-5.5). In solchen Mikrorissen oder -spal-ten können Mikroorganismen einwandern und wurden in tiefen, dentinnahen Schmelzschichten nachgewiesen.

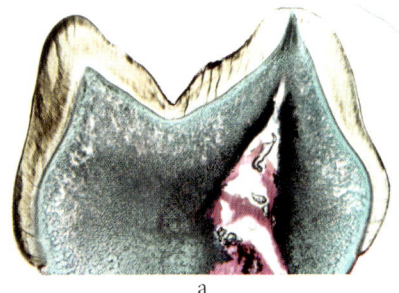

a

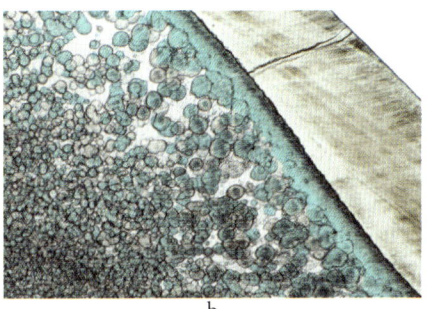

b

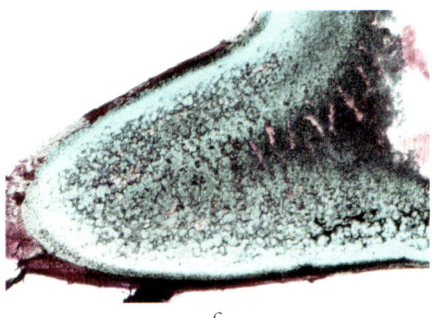

c

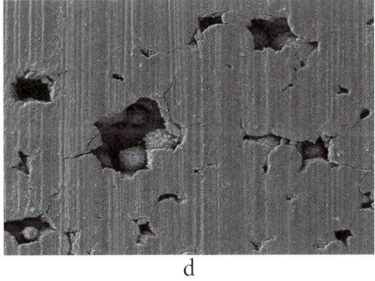

d

Abb. 5.5a-d: a: Unentkalkter Dünnschliff eines Molaren der 1. Dentition dessen Extraktion aufgrund einer akuten Entzündung der Pulpa erfolgte. Das weit in den Höcker extendierte Dentin sowie die Risse im zentralen Schmelzanteil der Kaufläche sind gut erkennbar (Vergrößerung: 3,2 x). **b+c**: Im Bereich der Zahnkrone

(**b**) als auch der Zahnwurzel (**c**) liegt ein wenig kompaktes bzw. permeables Dentin vor. Lediglich einige Dentinglobuli sind mineralisiert, während weite Anteile für Bakterien durchlässig sind. Mit zunehmender Dentinexposition erfolgt dadurch eine mehr oder weniger direkte Verbindung zwischen der Mundhöhle und dem Pulpasystem (Vergrößerung: 6,4 x). **d**: Die rasterelektronenmikroskopische Aufnahme bestätigt die irreguläre Dentinstruktur (Vergrößerung: 250 x).

Rasterelektronen- und lichtmikroskopische Untersuchungen von XLH-Zähnen lassen erkennen, dass das Anwachsen und Fusionieren der Kalkosphärite gestört ist und große interglobuläre Räume verbleiben, die untereinander in Verbindung stehen (→ Abb. 5.4 und 5.5). In Untersuchungen am XLH-Mausmodell (Hyp-Maus) konnte ein hoch signifikant reduziertes Dentinvolumen und eine reduzierte Dentindichte bei einer relativ breiten Prädentinschicht nachgewiesen werden [40]. Eine dreidimensionale Quantifizierung mittels μCT zeigte bei Zähnen der 1. Dentition im Vergleich zu Zähnen von gesunden Probanden eine durchschnittlich 585-fache Zunahme des interglobulären Dentinvolumens, wobei es große inter- und intraindividuelle Schwankungen geben kann [38]. Die zweidimensionale, histologische Analyse zeigte bei diesen Zähnen eine 45-fach erhöhte Fläche des Interglobulärdentins und eine 8-fach erhöhte Prädentindicke [38]. In diesem Zusammenhang wird der Terminus „Dentinomalazie" verwendet. Diese negativen Auswirkungen von XLH auf die Dentindichte erstrecken sich sowohl auf das Manteldentin als auch auf das zirkumpulpale Dentin [37]. Die Mineralisierung des Manteldentins wird durch Matrixvesikel initiiert, während das zirkumpulpale Dentin durch Phosphoproteine wie DSP (Dentinsialoprotein) und DPP (Dentinphosphoprotein) gesteuert wird. Bei XLH scheinen beide Dentinregionen ungünstig beeinträchtigt zu sein. Dieses deutet auf Gemeinsamkeiten in den Mineralisierungsmechanismen für Mantel- und zirkumpulpales Dentin hin, die bei dieser Störung ähnlich reagieren [37].

In der Literatur werden drei Komponenten diskutiert, auf die die Mindermineralisation des Dentins zurückzuführen ist. Es liegt nahe, dass das geringe Phosphatangebot direkt Einfluss auf die Dentinogenese hat. Dieses wird dadurch unterstützt, dass eine möglichst früh begonnene, ausreichend dosierte und kontinuierlich durchgeführte Gabe von Phosphat und aktiviertem Vitamin D die Dentinmineralisation wesentlich verbessert und sich die Größe der Pulpalumina normalisiert [30, 35, 36, 41]. Eine konventionelle systemische XLH-Therapie wäre daher unmittelbar ab der Geburt wünschenswert, da in diesem Zeitraum die Mineralisation der Zähne der 2. Dentition einsetzt [35].

Derzeit liegen wenig Daten vor, ob ein früher Behandlungsbeginn mit einem rekombinanten humanen monoklonalen FGF23-bindenden Antikörper (Burosumab) die Mineralisationsstörungen der Zähne der 2. Dentition reduziert oder sogar verhindert und durch das ausgeglichene stöchiometrische Kalzium-Phosphat-Verhältnis zu einer altersgerechten Mineralisation von Knochen und Zähnen führt [42]. Erste Hinweise gibt eine Studie, in der an Hyp-Mäusen die Effekte einer Behandlung mit Calcitriol vergleichend zu der Gabe von FGF23-Antikörper auf Dentin, Zement und Alveolarknochen untersucht wurde. Wildtyp- und nicht behandelte Hyp-Mäuse bildeten die Kontrollen. Die Studie zeigte, dass sich die Auswirkungen beider Behandlungen auf die verschiedenen Gewebe teilweise unterschieden. Beide Behandlungen erhöhten den Serum-Phosphatspiegel, erhöhten die dentoalveoläre Mineralisation, reduzierten die Dicke des Prädentins und verbesserten die Organisation des parodontalen Ligaments im Vergleich zu unbehandelten Hyp-Mäusen. Während die Calcitriol-Behandlung das Volumen und die Dicke des Kronendentins und das Volumen des Wurzeldentins und Zements steigerte, wurde bei Burosumab-Gabe lediglich eine Erhöhung des Kronendentinvolumens registriert. Calcitriol erhöhte die Knochenvolumenfraktion, die Mineraldichte des Knochens und die Gewebemineraldichte. Hingegen beeinflusste Burosumab diese alveolären Knochenparameter nicht signifikant. Das Pulpavolumen blieb bei beiden Therapien erhöht. Ebenso wurde die Verteilung von Knochensialoprotein und Osteopontin im Alveolarknochen durch keine der beiden Behandlungen normalisiert. Keine der beiden Behandlungen normalisierte die Dentin- und Knochenveränderungen vollständig auf das Niveau der Wildtyp-Mäuse [34].

Das relative Fehlen von Pulpaentzündungen bei FGF23- und PHEX-normalen hypophosphatä-

mischen Mausmodellen und bei Patienten mit hereditärer hypophosphatämischer Rachitis mit Hyperkalziurie lässt annehmen, dass auch phosphatunabhängige Einflüsse zu der Mindermineralisation des Dentins beitragen [39]. Es konnte gezeigt werden, dass durch die Mutationen des PHEX-Gens die odontogene Differenzierung, die Odontoblastenaktivität und damit die extrazelluläre Matrixmineralisation beeinträchtigt werden. PHEX-mRNA wird von Osteozyten und Odontoblasten stark exprimiert, während nur eine geringe Expression durch Zementozyten gefunden wurde [40]. PHEX spaltet und inaktiviert ASARM (acidic serine- and aspartate-rich motif)-Peptide, die von MEPE (matrix extracellular phosphogylcoprotein), Osteopontin und vielleicht weiteren SIBLING (small integrin binding ligand N-linked glycoprotein)-Proteinen abgeleitet sind, die allesamt die Mineralisation inhibieren [32, 35, 40, 42]. Die fehlende PHEX-Funktion führt zu einer Akkumulation dieser Proteine in der extrazellulären Matrix, wobei die ASARM-Anreicherung die weitere Expression von MEPE fördert. Osteopontin reichert sich bei XLH in fehlgebildeten Kalkosphäriten des Interglobulardentins an.

FGF23-mRNA wird in Odontoblasten und Ameloblasten exprimiert. In Osteozyten, Osteoblasten und Odontoblasten führen inaktivierende Mutationen im PHEX-Gen zu einer vermehrten Sekretion von FGF23 [39]. Im Hyp-Mausmodell konnte gezeigt werden, dass in Osteozyten durch die erhöhte Sekretion von FGF23 die Expression von alkalischer Phosphatase unterdrückt wird, was zu einer Anreicherung von Pyrophosphat führt, das ebenfalls ein starker Mineralisationsinhibitor ist. In transgenen FGF23-Mäusen wurde eine verminderte Mineraldichte in allen Zähnen beobachtet. Das Zahnvolumen, die reparative Dentinfläche, die Expression von Dentinsialoprotein im Dentin, die Ausscheidung von Kollagen Typ I und von Osteocalcin in der organischen Dentinmatrix waren signifikant vermindert. Dieses deutet darauf hin, dass FGF23 direkt in die Dentinmineralisation involviert ist [39].

Zahnanalysen von XLH-Patienten zeigten, dass das Hydroxylapatit des Dentins permanenter Zähne einen hochsignifikant höheren Anteil an Karbonat enthält als bei gesunden Patienten. Die Substitution von Phosphat durch Karbonat führt zu einer Erhöhung von kristallinen Defekten und infolge dessen zu einer Steigerung der Mikroverformbarkeit und der Säurelöslichkeit. Weiterhin wird ein erhöhter Karbonatgehalt des Hydroxylapatits mit einer erhöhten RANKL-Sekretion und damit mit einer gesteigerten Bildung von (Osteo-)Klasten in Verbindung gebracht.

■ Veränderungen des Schmelzes

Der genaue Mechanismus für die bei XLH beobachteten Schmelzdefekte ist unklar, da in Ameloblasten keine PHEX-mRNA gefunden wurde [40] oder nur geringe Mengen an PHEX-Protein nachgewiesen wurden.

Während bei Hyp-Mäusen die Schmelzdichte im Vergleich zu Kontrollen nicht beeinflusst, aber das Volumen des Schmelzes signifikant reduziert war [40], konnte bei einem Drittel menschlicher XLH-Zähne der 1. Dentition eine verminderte Schmelzdichte bei nicht reduzierten Schmelzdicken gefunden werden [38]. Eine reduzierte Dichte aller drei Zahnhartgewebe (Schmelz, Dentin und Zement) von Zähnen der 1. Dentition wurde in anderen Studien beschrieben [37]. In vergleichenden Messungen der Mikrohärte konnte kein Unterschied zwischen Schmelz von XLH- und Kontrollzähnen gefunden werden. Im Vergleich zur hypokalzämischen Vitamin-D-abhängigen Rachitis Typ 1A ist eine Schmelzhypoplasie bei XLH seltener.

Zu den beobachteten Schmelzdefekten gehören Mikrospalten mit bis zu 4 μm Breite, durch die Bakterien in den Zahn eindringen und zu Pulpaentzündungen führen können, sowie eine unregelmäßige Oberflächenstruktur, die eine Anlagerung von bakterieller Plaque begünstigt. Es ist nicht auszuschließen, dass diese Risse unter funktioneller Belastung entstehen und auf die weniger stabile Dentinschicht unterhalb des Schmelzes zurückzuführen sein könnten [32, 36]. Da der Schmelz von Zähnen der 1. Dentition physiologisch geringer mineralisiert ist als derjenige von Zähnen der 2. Dentition und somit eine geringe Härte aufweist, ist ein Schmelzverlust durch Abnutzung (Nahrungsabrieb, antagonistische Zahnkontakte), aber auch durch Nahrung verursachte Säureeinwirkung (Erosion) bei diesen Zähnen in einem höheren Maß physiologisch als bei Zähnen der 2. Dentition. Hierdurch kann bereits früh eine Dentinexposition erfolgen.

Untersuchungen mit Hyp-Mäusen deuten darauf hin, dass die Schmelz-Phänotypen bei XLH unabhängig vom Phosphatspiegel sein können und durch Calcitriol über Osteocalcin vermittelt werden. Allerdings variieren die Berichte über die dentalen Osteocalcin-Spiegel zwischen Hyp- und transgenen FGF23-Mausmodellen, die Osteocalcin im Vergleich zu Wildtyp-Mäusen hoch- bzw. herunterregulieren. Möglicherweise weist dies auf eine FGF23- und Calcitriol-unabhängige Rolle von PHEX bei der Vermittlung der Osteocalcin-Ablagerung hin [34].

■ Veränderungen des Zements und des Zahnhalteapparates

PHEX wird in Osteoblasten und Osteozyten sowie in Zementoblasten und Zementozyten exprimiert [43]. Im Alveolarknochen von Hyp-Mäusen wird FGF23 überexprimiert, während in Zementozyten die Expression besonders gering ist [40]. Auf eine Rolle von FGF23 bei der Regulation der Zementbildung weisen auch verminderte Spiegel von Knochensialoprotein und die erhöhten Spiegel von DMP1 (Dentin Matrix Phosphoprotein 1) im Zement von FGF23$^{-/-}$-Mäusen hin.

Die mittlere Dicke der azellulären Zementschicht war bei Zähnen der 1. Dentition von XLH-Patienten um etwa 50% verringert. Bei besonders schwer erkrankten Patienten wurden ungünstig ausgerichtete oder sogar das Fehlen von Sharpey´schen Fasern beobachtet [38]. Auch Zähne der 2. Dentition zeigten bei einem späten Therapiebeginn mit Phosphat und aktiviertem Vitamin D oder einer unzureichenden Supplementierung eine reduzierte Dicke azellulären Zements [41]. Bei einem während der Kindheit gut eingestellten, konventionell behandelten XLH-Patienten wurde keine Zementhypoplasie gesehen. Daher wird angenommen, dass – ähnlich dem Dentin – auch die Zementbildung durch die Phosphat- und Vitamin-D-Supplementierung verbessert wird [36]. Bei Hyp-Mäusen konnten eine verminderte Dicke der azellulären Zementschicht und ähnliche Veränderungen des parodontalen Ligaments bestätigt werden [40, 41, 43].

Dort zeigte sich auch eine deutliche Reduktion der parodontalen Verankerungsfläche im Vergleich zu Wildtyp-Mäusen sowohl auf der Wurzeloberfläche (59% vs. 94%) als auch auf der knöchernen Fläche (41% vs. 74%) des Parodontiums [43]. Der

Alveolarknochen wies bei XLH-Patienten und bei Hyp-Mäusen ein geringeres Knochenvolumen und weniger Trabekel auf [43]. Azellulärer und zellulärer Zement sowie Alveolarknochen von XLH-Patienten und Hyp-Mäusen zeigten eine signifikant reduzierte Mineralisation und Kristallinität sowie einen signifikant erhöhten Karbonatgehalt des Apatits [43]. Die Autoren verwendeten in diesem Zusammenhang den Begriff „Zementomalazie", um die Gemeinsamkeiten zu den knöchernen Veränderungen („Osteomalazie") zu unterstreichen [43]. Die ständige Belastung beim Kauen, Schlucken und Aufeinanderpressen der Zähne führt zu einer relativ hohen Umsatzrate des Unterkiefers und des Alveolarknochens, auf die der hypomineralisierte Knochen von Hyp-Mäusen mit einem verstärkten Wachstum und Ansammlung von Osteoid reagiert [40]. Auf Röntgenaufnahmen der Zähne kann die Lamina dura der Alveole fehlen [41]. Mikro-CT-Untersuchungen zeigten bei Hyp-Mäusen eine verringerte Knochenvolumenfraktion und Dichte des Alveolarknochens [40].

Im Hyp-Mausmodell waren sowohl die Zement- als auch die Knochenbildung und -apposition gestört, wobei die Zemento- genauso wie die Osteozyten eine hypomineralisierte perizelluläre Matrix umgibt, in der das mineralisationsinhibierende Osteopontin angereichert war [40, 43]. Im Vergleich zu Wildtyp-Mäusen war die Fläche zellulären Zements bei Hyp-Mäusen signifikant erhöht, was auf die Anhäufung von hypomineralisiertem Zementoid zurückzuführen war [34, 40]. Mikro-CT-Analysen bestätigen größere Osteo- und Zementozyten-Lakunen mit einer signifikant reduzierten Mineraldichte [40].

Diese Gesamtheit der Veränderungen von Zement und Alveolarknochen führen im Hyp-Mausmodell zu einer hoch signifikant reduzierten statischen und dynamischen Stabilität des Parodonts [40].

5.2.3. Zahnärztliche Prävention und Therapie von Zahnerkrankungen bei XLH

■ Untersuchungen in einer Zahnarztpraxis

Die erste zahnärztliche Untersuchung wird nach dem Durchbruch des ersten Zahnes der 1. Dentition empfohlen. Dieser erfolgt bei den meisten Kindern zwischen dem 6. und 8. Lebensmonat. Ziele dieser ersten zahnärztlichen Untersuchungen sind die Früherkennung initialer Läsionen und die Einleitung prophylaktischer Maßnahmen (Hinweise zur Zahnpflege, zur Ernährung, zur Anwendung von Fluoriden und zu einem späteren Zeitpunkt zum Absetzen des Schnullers). Es wird empfohlen, zwischen dem 6. und dem 33. Lebensmonat drei zahnärztliche Untersuchungen und zwischen dem 34. bis zum vollendeten 72. Lebensmonat weitere drei Untersuchungen durchzuführen.

Bei XLH sollten zahnärztliche Untersuchungen ab dem 3. Lebensjahr regelmäßig in mindestens halbjährlichen Abständen, also etwa doppelt so häufig wie bei systemisch gesunden Kindern, durchgeführt werden [30, 32, 42]. Eine radiologische Diagnostik sollte indikationsgerecht veranlasst werden, um bei periapikalen oder interradikulären Osteolysen eine endodontische Behandlung oder eine Entfernung des betreffenden Zahnes durchführen zu können (→ Abb. 5.6 und 5.7). Nicht selten werden Infektionen der Pulpa, die sich radiologisch als periapikale Osteolysen und klinisch als Schwellungen oder Fisteln darstellen, übersehen, was zu einem frühen Zahnverlust führen kann [42]. Daher sollten, sobald der Patient altersbedingt zu einer entsprechenden Mitarbeit fähig ist, regelmäßig an allen Zähnen Sensibilitätstests durchgeführt werden [33]. Es darf nicht davon ausgegangen werden, dass auf Röntgenaufnahmen feine Ausläufer der Pulpa, die bei XLH im Bereich der Höckerspitzen oder Inzisalkanten bis zur Schmelz-Dentin-Grenze reichen können (→ Abb. 5.4), immer erkannt werden können.

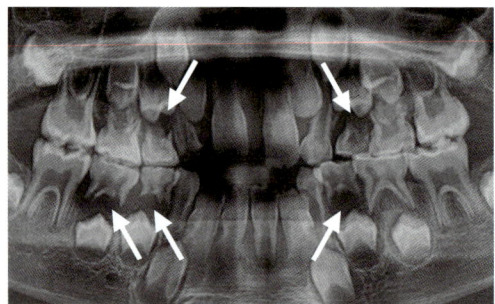

Abb. 5.6: Ausschnitt einer Röntgenübersichtsaufnahme eines 6 Jahre 11 Monate alten Jungen mit XLH, die Pfeile kennzeichnen peri- und interradikuläre Radioluzenzen, die Ausdruck einer Pulpagangrän sind.

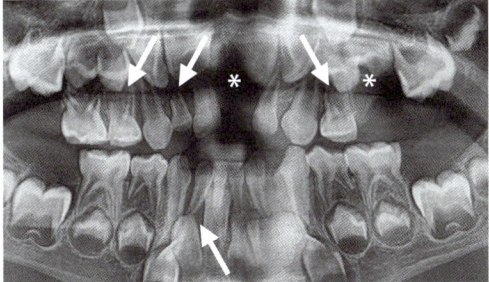

a

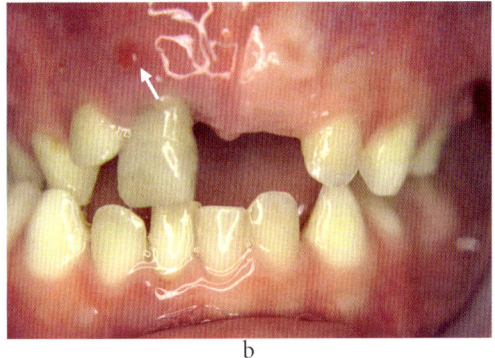

b

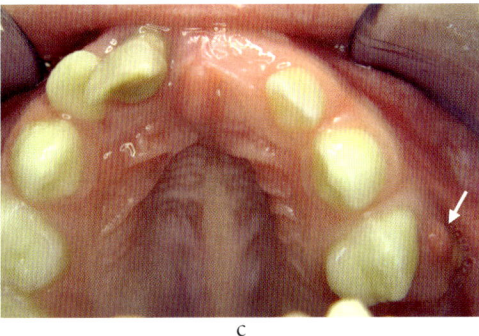

c

Abb. 5.7a-c: 5 Jahre alter Junge mit XLH (Bruder des Patienten aus Abb. 5.6). **a:** Ausschnitt einer Röntgen-übersichtsaufnahme, die Pfeile kennzeichnen peri- und interradikuläre Radioluzenzen, die Sternchen markieren einen bereits erfolgten vorzeitigen Verlust der Zähne 61 und 65. **b:** Ansicht der Frontzähne, der Pfeil deutet auf eine Fistel in der Gingiva hin. Diese korrespondiert mit der in der Röntgenaufnahme sichtbaren Radioluzenz um die Wurzel des Zahnes 52. **c:** Aufsicht auf die Oberkieferzähne, der Pfeil zeigt auf eine Schwellung an der vestibulären Gingiva des Zahnes 64. Die entsprechende Entzündung ist in der Röntgenaufnahme erkennbar.

Ob XLH das Kariesrisiko erhöht, wird in der Literatur kontrovers beurteilt. Während einige Autorengruppen keine erhöhte Kariesanfälligkeit erkennen konnten, insbesondere wenn die Patienten seit ihrer frühen Kindheit mit einer konventionellen Therapie behandelt worden waren, beschreiben andere eine signifikant höhere Anzahl von kariösen, wegen Karies entfernten oder mit Füllungen oder Kronen versorgten Zähnen. Zähne der 1. Dentition und Zähne der 2. Dentition, die unter nicht optimaler medikamentöser Einstellung mineralisierten, wiesen einen hohen Anteil Interglobulardentin auf. Es ist davon auszugehen, dass Dentinkaries bei XLH-Zähnen schneller zu einer Infektion der Pulpa führt. Enthält lediglich die periphere Schicht des zirkumpulpalen Dentins viel Interglobulardentin während der zentrale Anteil unter einer guten konventionellen Therapie besser mineralisiert ist, ist zu erwarten, dass sich kariogene Bakterien in den hypo- oder nicht mineralisierten Bereichen des Interglobulardentin rasch ausbreiten und damit die Kariesprogredienz in tiefer liegende, pulpanahe Dentinschichten fördern.

■ Prophylaktische Maßnahmen

Wie bei nicht von XLH betroffenen Patienten sollten alle prophylaktischen Maßnahmen ergriffen werden, die die Entwicklung kariöser und erosiver Läsionen vermeidet. Hierzu zählen Ernährungsberatung, die regelmäßige Motivation und Instruktion für die Durchführung einer effektiven häuslichen Mundhygiene unter Verwendung altersangepasster Fluoriddosierungen sowie die regelmäßige Applikation von Fluoridlack bei zahnärztlichen Kontrollen [33, 35, 42]. Die Zufuhr von säure- und zuckerhaltigen Nahrungsmitteln und Getränken, insbesondere als Zwischenmahlzeiten, sollte auf wenige Impulse am Tag reduziert werden. Dabei ist zu beachten, dass die zwischen 4- und 6-mal tägliche orale Einnahme saurer Phosphatpräparate, die bei der konventionellen systemischen XLH-Therapie üblich ist, bereits zu Erosion des Zahnschmelzes führen kann [37].

Da der XLH-Schmelz Grübchen und Mikrorisse aufweisen kann, wird eine präventive Versiegelung aller Okklusalflächen und insbesondere der Fissuren und Grübchen der Zähne beider Dentitionen mit einem fließfähigen Kompositmaterial empfohlen, sobald eine akzeptable Trockenlegung der Flächen möglich ist [30]. Diese prophylaktische Füllungsapplikation muss bei den regelmäßigen Untersuchungen auf Randständigkeit kontrolliert und gegebenenfalls ergänzt werden. Werden kaubelastete Flächen mit einem fließfähigen Material abgedeckt, müssen diese Füllungen mehrmals, z.B. in jährlichen Abständen, bis zur physiologischen Exfoliation des Zahnes wiederholt werden, da fließfähige Füllungswerkstoffe relativ rasch abradieren oder partiell verloren gehen können [35]. Durch diese Maßnahme konnten bei einem Patienten in einer Nachbeobachtungszeit von mehr als einem Jahr keine weiteren Pulpaentzündungen beobachtet werden [30].

■ Restaurative Therapie

Wird das Dentin durch Karies, Erosion, Abrasion, Attrition oder durch eine Kombination der genannten Prozesse exponiert, sollte eine ausgedehnte Infektion des bei XLH weniger kompakten Dentins verhindert werden, indem es durch ein Füllungsmaterial abgedeckt wird [32, 33]. In den letzten Jahrzehnten haben sich Restaurationen etabliert, deren Verbund zu den Zahnhartsubstanzen durch Adhäsive vermittelt wird. Die Haftung zu Dentin beruht zu einem großen Teil auf einer Interaktion des Adhäsivs mit dem intertubulären Dentin. Dieses liegt bei XLH in weiten Bereichen als Interglobulardentin vor, das sich durch einen deutlich geringeren Mineralisierungsgrad auszeichnet. Angaben zu Dentinhaftwerten von adhäsiven Füllungsmaterialien bei einem hohen Anteil Interglobulardentin liegen in der Literatur nicht vor. Es darf jedoch davon ausgegangen werden, dass diese geringer sein dürften als bei einer physiologischen Dentinmineralisation [33]. Ob dieses klinisch relevant ist, kann nicht beurteilt werden. Unter den gegebenen Bedingungen ist die adhäsiv verankerte Restauration bei kleineren Kavitäten die anzustrebende Füllungsart. Primäres Ziel ist ein über den Schmelz vermittelter adhäsiver Verbund zwischen Zahnhartsubstanz und Füllungsmaterial und damit eine hermetische Abdeckung des Dentins. Verlängerte Konditionierungszeiten oder die Verwendung von Total-Etch-Systemen sollten vermieden werden, um dadurch die Pulpa und deren extendierte Ausläufer nicht zu tangieren [33]. Empfohlen wird eine Vorbehandlung der Zahnhartsubstanzen mit einem selbstkonditionierenden Adhäsivsystem [30].

Lange Zeit wurde eine präventive systematische Versorgung mit konfektionierten Kronen empfohlen, um eine Pulpaentzündung bei Molaren der 1. Dentition zu vermeiden. Dafür wurde bis vor einigen Jahren die Zahnkrone durch Substanzabtrag auf das Einsetzen dieser konfektionierten Krone vorbereitet. Die Präparation erfordert die Kooperation des Kindes und birgt das Risiko, dass iatrogen die weit extendierten Pulpaausläufer tangiert werden. In den letzten Jahren zeigen sich zunehmend Erfolge bei Kindern ohne XLH, wenn konfektionierte Stahlkronen ohne vorherige Präparation des Zahnes eingesetzt werden (sogenannte Hall-Technik). Diese Technik dürfte in gleicher Weise bei XLH anzuwenden sein. Allerdings sollten dabei antagonistische Zähne entweder in der gleichen Behandlungssitzung oder nach einem kurzen Zeitabstand ebenfalls mit Kronen versorgt werden, da andernfalls das Risiko besteht, dass durch die stabilen Stahlkronen weitere Schmelzrisse oder -verluste am antagonistischen Zahn provoziert werden.

Schmelzverlust durch funktionelle Beanspruchung ist physiologisch und wird im Gebiss der 2. Dentition mit bis zu 40 µm pro Jahr angegeben. In der Literatur wird kontrovers diskutiert, welche restaurativen Materialien den antagonistischen Zahnschmelz am wenigsten schädigen. Während früher hauptsächlich die Härte des Restaurationsmaterials für einen beschleunigten Schmelzverlust am antagonistischen Zahn verantwortlich gemacht wurde, deuten neuere Studien daraufhin, dass diese allein kein zuverlässiger Prädiktor ist. Ein übermäßiger Schmelzverlust scheint vielmehr mit weiteren Eigenschaften der Restauration (Material, Mikrostruktur und Rauigkeit), aber auch mit dessen funktioneller Beanspruchung (Okklusion und Artikulation) in Verbindung zu stehen.

Metallische Werkstoffe sind weniger hart und duktiler als keramische Materialien. Keramiken, insbesondere Verblendkeramiken, sind besonders hart. Bei Kompositen haben die Kohäsion der organischen Matrix, die Form, Härte und Menge der Füllstoffpartikel einen großen Einfluss auf den Zahnverschleiß. Okklusale Anpassungen einer Restauration führen zu einer rauen Oberfläche (→ Abb. 5.8). Bei keramischen Werkstoffen wird durch das Einschleifen die Glasurschicht entfernt. Eine gute Politur glättet die Restaurationsoberfläche und trägt wesentlich zu einem geringeren Verschleiß am gegenüberliegenden Zahnschmelz bei. So führen sehr harte Materialien, wie z. B. Zirkonoxid, im Vergleich zu einer Schmelzoberfläche zu keinem erhöhten Verschleiß am antagonistischen Zahn, wenn die Restaurationsoberfläche glasiert oder glatt poliert ist. Mehrere, über die Okklusalfläche verteilte Kontaktpunkte nehmen die einwirkenden funktionellen Kräfte besser auf als ein einzelner Kontakt oder wenige Kontaktpunkte.

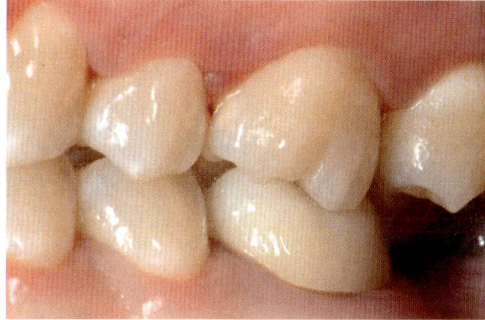

a

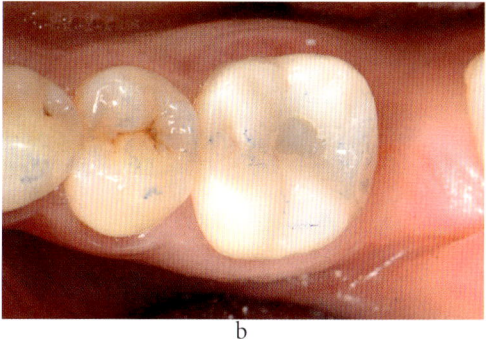

b

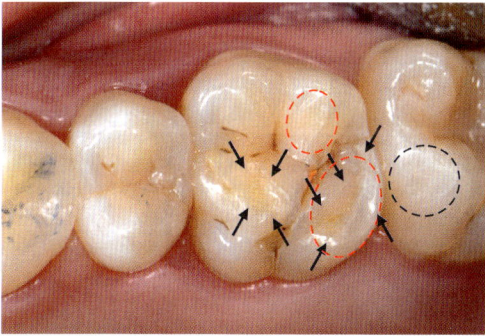

c

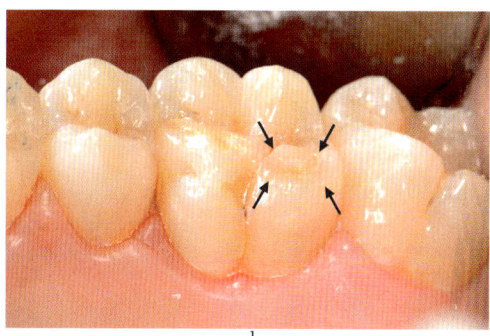

d

Abb. 5.8a-d: Der Zahn 36 wurde vor 1¼ Jahren mit einer monolithischen Zirkonoxidkrone versorgt. Im Laufe der folgenden Monate beobachtete die Patientin, dass Schmelzanteile des antagonistischen Zahnes 26 verloren gingen und dessen Oberfläche zunehmend rauer wurde. **a**: Lateralansicht der linken Seitenzähne. Der mesiopalatinale Höcker des Zahnes 27 ist in die Lücke des fehlenden Zahnes 27 elongiert. **b**: Okklusalansicht der Zirkonkrone des Zahnes 36. Es ist deutlich erkennbar, dass die Krone stark eingeschliffen wurde. **c**: Okklusalansicht des Zahnes 26. Der Zahnschmelz an beiden palatinalen Höckerspitzen ist nicht mehr vorhanden, dort liegt das gelbliche Dentin frei. Die Pfeile deuten auf die Übergänge zwischen den nicht in Mitleidenschaft gezogenen Höckerabhängen und den Kontaktflächen zu der Zirkonkrone. Die roten Ovale kennzeichnen weitere Abrasionsfacetten. An der Mesialfläche des mesiopalatinalen Höckers des Zahnes 27 ist eine weitere Abrasionsfacette erkennbar, deren Oberfläche weißlich verändert ist. Dieses deutet auf eine Craquelierung des Schmelzes hin. Es ist zu erwarten, dass in diesem Bereich ein weiterer Schmelzverlust droht (schwarzer Kreis). **d**: Palatinalansicht des Zahnes 16. Die palatinalen Höckerspitzen sind planen Flächen gewichen, die zentral exponiertes Dentin zeigen. Die Pfeile kennzeichnen den Rand der Abrasionsfacette.

Es gibt Hinweise, dass dicker Zahnschmelz widerstandsfähiger gegenüber Abrasion ist als dünner. Sobald der Zahnschmelz abradiert und das Dentin exponiert ist, kommt es zu einer beschleunigten Progredienz des Hartgewebsverlustes, da Dentin im Drei-Körper-Abrasionstest eine höhere Abnutzungsrate als Schmelz zeigt. Es ist daher bei XLH-Patienten wichtig, die Dentinwunde durch Füllungsmaterial abzudecken, um dem Verlust entgegenzuwirken, aber insbesondere, um eine Infektion der Pulpa zu vermeiden.

Sind bei jüngeren Patienten ausgedehnte restaurative Maßnahmen bei vitalen Zähnen erforderlich, wird empfohlen, von vollkeramischen Kronen oder Verbund-Metall-Keramikkronen zugunsten von Metallkronen, die einen geringeren Substanzabtrag erfordern, abzusehen. Durch vollkeramische okklusale Verblendschalen, die eine minimale Schichtstärke von 1 mm benötigen und adhäsiv über den Schmelz befestigt werden können, kann eine Rekonstruktion der Bisshöhe erreicht werden [33].

■ Endodontische Therapie

Endodontische Infektionen an scheinbar intakten, kariesfreien Zähnen ohne vorangegangenes Trauma sind das primäre dentale Kennzeichnen von XLH [30] (→ Abb. 5.9). Sie sind als indirekte Zeichen einer Mineralisationsstörung der Zähne zu werten und stellen sich klinisch als Fisteln im Bereich der Gingiva sowie intra- oder extraorale Schwellungen dar [30]. Radiologisch imponieren sie durch mehr oder weniger ausgedehnte periapikale oder interradikuläre Radioluzenzen (→ Abb. 5.6, 5.7a und 5.9a). Je jünger die Patienten beim Auftreten erster Pulpaentzündungen sind, umso gravierender sind in der Regel die dentalen und damit auch die skelettalen Manifestationen [33]. Bei XLH-Patienten, die früh und bis in das Erwachsenenalter mit Calcitriol und Phosphat behandelt wurden, konnten deutlich weniger Zahnabszesse gefunden werden als bei einem späten Behandlungsbeginn oder einer frühen Beendigung der Supplementierung.

Bei Nachuntersuchungen von Patientenkollektiven mit hypophosphatämischer Rachitis waren endodontische Behandlungen deutlich häufiger als bei altersentsprechenden, nicht an XLH leidenden Kontrollen. Die Anzahl betroffener Zähne nimmt mit zunehmendem Alter der Patienten zu. Einige Arbeitsgruppen beobachteten keine signifikanten Geschlechtsunterschiede bei der Anzahl betroffener Zähne, während andere häufiger Zahnabszesse bei männlichen Patienten fanden und dieses durch die hemizygote Vererbung erklären. Bei Patienten < 18 Jahren scheinen häufig Frontzähne (Schneide- und Eckzähne) betroffen zu sein, während bei älteren der relative Anteil von Prämolaren und Molaren zunimmt [33, 42].

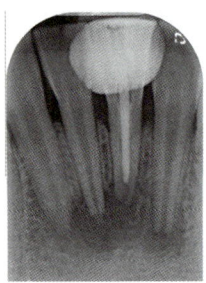

a

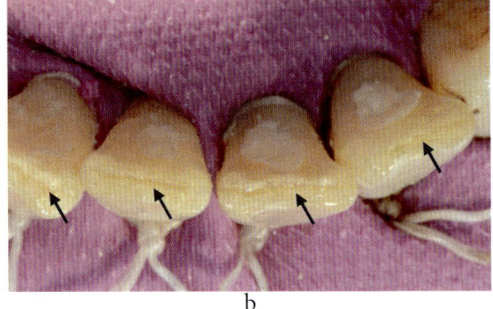

b

Abb. 5.9a+b: Unterkiefer-Schneidezähne einer 35-jährigen Patientin mit XLH. Die Patientin wurde in ihrer Jugend nicht systemisch mit Phosphat und aktiviertem Vitamin D behandelt. Es handelt sich um dieselbe Patientin wie in Abb. 5.8. **a**: Intraorale Zahnfilm-Röntgenaufnahme der Unterkiefer-Schneidezähne. Der Zahn 31 wurde vor mehreren Jahren endodontisch behandelt und die Wurzelspitze reseziert. Seit etwa 4 Jahren liegt im Vestibulum im Bereich der Wurzelspitze des Zahnes eine Fistel vor. Im Rahmen einer Revision der Wurzelkanalbehandlung wurde die Wurzelkanalfüllung entfernt und eine Masterpointaufnahme zur Ermittlung der Aufbereitungslänge angefertigt. Dabei stellten sich als Zufallsbefund periapikale Aufhellungen an den karies- und füllungsfreien Zähnen 32 und 41 dar. Im koronalen Anteil des Zahnes 31 ist das provisorische Verschlussmaterial der Trepanationsöffnung erkennbar. **b**: Anamnestisch lag weder ein Trauma im Unterkiefer-Frontzahnbereich vor noch bestanden Schmerzen. Die Zähne 32, 41, aber auch der ebenfalls karies- und füllungsfreie Zahn 42 reagierten stark verzögert oder nicht auf einen Kältereiz und zeigten eine unauffällige Perkussionsprobe. Alle drei, bislang noch nicht endodontisch behandelten Unterkiefer-Schneidezähne waren bei der Trepanation devital. Dargestellt ist der Befund nach temporärem Verschluss der Trepanationsöffnungen bei Kofferdamanlage. Die Pfeile deuten auf das linienförmig exponierte Dentin im Bereich der abradierten Schneidekanten, über das eine Infektion der Pulpa erfolgte.

Wie bei anderen Erkrankungen variiert auch bei XLH die Ausprägung der Symptomschwere zwischen verschiedenen Patienten, selbst innerhalb einer Familie. Da eine Genotyp-Phänotyp-Korrelation derzeit nicht erkennbar ist, ist es nicht möglich vorherzusagen, welche Zähne bei welchem Patienten klinisch von derart schweren Mineralisationsstörungen betroffen sein werden, dass es zu Entzündungen der Pulpa kommt [30].

Pulpaentzündungen können in der Regel durch Wurzelkanalbehandlungen erfolgreich therapiert werden. Im Rahmen einer solchen Behandlung werden das Pulpalumen und das Endodont mechanisch bearbeitet und chemisch desinfiziert. Unter physiologischen Bedingungen stellt das Prädentin und das sich daran anschließende zirkumpulpale Dentin eine weitgehend homogen mineralisierte, annähernd geschlossene Schicht dar, die lediglich durch im Durchmesser wenige μm große Dentinkanälchen durchzogen wird. Diese stehen untereinander nur in einem geringen Kontakt. Bei XLH kann der große Anteil von Interglobulardentin dazu beitragen, dass das Dentin bis in tiefe, pulpaferne Schichten infiziert wird. Der Erfolg einer Wurzelkanalbehandlung kann dadurch schwerer erreichbar sein [33]. Um eine Reinfektion des Endodonts aus dem angrenzenden Dentin zu vermeiden, sollte eine möglichst kompakte Wurzelkanalfüllung (z.B. mit thermoplastischen Fülltechniken) und unter Verwendung eines unlöslichen Sealers (z.B. eines Epoxidharzes) angestrebt werden [33]. Bioaktive Kalziumsilikatzemente können hier ebenfalls Anwendung finden.

Ziel einer Wurzelspitzenresektion ist die Abtragung derjenigen apikalen Wurzelanteile, die für die Persistenz einer orthograd nicht behandelbaren Infektion verantwortlich sind, sowie die Entfernung entzündlich veränderten periapikalen Gewebes. Ein bakteriendichter Abschluss des Wurzelkanals wird dabei häufig durch eine retrograde Füllung sichergestellt. Bei XLH kann auch im apikalen Wurzelbereich infiziertes Interglobulardentin vorliegen (→ Abb. 5.5c). Wenn dieses bis in tiefe zirkumpulpale Schichten infiziert ist und durch die Resektion freigelegt wird, ist es denkbar, dass durch eine Wurzelspitzenresektion das Ziel dieser Behandlung nicht mit gleichem Erfolg wie bei nicht an XLH erkrankten Patienten erreicht wird (→ Abb. 5.8a). Neben einem retrograden

Verschluss des Wurzelkanals könnte ein flächiges Abdecken der Resektionsfläche mit einem biokompatiblen Material ein probates Mittel sein, eine Reinfektion zu vermeiden. Hierfür scheinen bioaktive Kalziumsilikatzemente geeignet zu sein.

Während einige Autoren selbst bei Zähnen mit nicht abgeschlossenem Wurzelwachstum von einer erfolgreichen Wurzelkanalbehandlung berichten [33], beurteilen andere die Erfolgsaussichten bei XLH kontrovers. Dies dürfte auf zwei Faktoren zurückzuführen sein: dem Alter des Patienten sowie dem Ausmaß der Infektion des Endodonts und des umgebenden Dentins.

Die Behandlung von Zahnabszessen bei jungen hypophosphatämischen Patienten ist eine große Herausforderung für Zahnärzte [32]. Die physikalische Reinigung und chemische Desinfektion des Wurzelkanalsystems erfordert eine relativ lange Behandlungsdauer. Die Kooperationsfähigkeit von Kindern ist umso mehr limitiert je jünger das Kind ist. Hinzukommt, dass die Wurzeln von Zähnen der 1. Dentition sehr grazil sind und demzufolge nur eine geringfügige mechanische Bearbeitung erlauben. Zudem weisen die Wurzelkanäle oft zahlreiche Verbindungen untereinander auf, die mechanisch nicht zu erreichen sind. Etwa ab dem 5. Lebensjahr beginnt die Vertikalentwicklung der Ersatzzähne, so dass ab diesem Zeitraum die physiologische Resorption der Zähne der 1. Dentition einsetzt. Auch ohne Vorliegen einer XLH sind die Indikationen für eine Wurzelkanalbehandlung im Gebiss der 1. Dentition restriktiv, da apikale und interradikuläre Entzündungen sowie physiologische Resorptionen mit Eröffnung des radikulären Pulpakavums Kontraindikationen darstellen. Im Gebiss der 1. Dentition ist in den meisten Fällen eine Zahnentfernung die Therapie der Wahl [32]. Ob anschließend ein Lückenhalter erforderlich ist, ist wie bei anderen Patienten von dem individuellen Befund abhängig. Im Gebiss der 2. Dentition sollte dem Versuch des Zahnerhalts durch eine endodontische Behandlung der Vorzug gegenüber einer Zahnentfernung mit nachfolgendem prothetischen oder implantologischen Ersatz gegeben werden [30].

Um bei XLH einen Verlust von Zähnen der 1. Dentition durch endodontische Misserfolge zu vermeiden, wurde sogar diskutiert, präventiv Pulpotomien oder Pulpektomien an allen Zähnen durchzuführen. Ein solches Vorgehen, das mit einer hohen Belastung des jungen Patienten und seinerseits mit dem Risiko von Komplikationen verbunden ist, ist jedoch strikt abzulehnen.

■ Parodontitistherapie

Durch XLH bedingte Veränderungen des Wurzelzements und des (Alveolar-)Knochens legen nahe, dass diese Patienten eine erhöhte Parodontitisprävalenz aufweisen. Während in einigen Kohortenstudien kein parodontaler Knochenverlust gefunden werden konnte, konnte in anderen ein erhöhtes Risiko ermittelt werden [35, 41]. Wie bei allen Patienten nimmt die Häufigkeit und der Schweregrad von Parodontalerkrankungen auch bei XLH mit dem Alter zu. Eine früh beginnende kontinuierliche systemische Gabe von Phosphat und aktiviertem Vitamin D während der Kindheit scheint das Parodontitisrisiko bei XLH-Patienten zu senken, während ein später Beginn und eine unzureichende Supplementierung das Risiko erhöhen. Eine fortgesetzte systemische Behandlung im Erwachsenenalter verbessert die parodontale Gesundheit zusätzlich [30, 41]. Bei einer unregelmäßigen Einnahme von Vitamin-D-Analoga und Phosphat sprechen die Patienten schlechter auf eine Parodontitis-Therapie an [41]. Daher sollte zu Beginn einer Parodontitis-Therapie die Möglichkeit zu einer Wiederaufnahme oder zum Beginn einer konventionellen systemischen Therapie in Erwägung gezogen werden [30, 35].

Die Parodontitis-Therapie verfolgt die gleichen Ziele und kann nach den gleichen Konzepten wie bei anderen Patienten durchgeführt werden [30]. Untersuchungen, die eine chirurgische und eine nicht chirurgische Parodontitis-Therapie bei XLH miteinander vergleichen, liegen bislang nicht vor. Plastische parodontalchirurgische Eingriffe sind ebenfalls möglich.

Oszillierende Instrumente zur Präparation des Zahnes bei einer restaurativen Therapie oder bei einer Zahnsteinentfernung sollten zurückhaltend eingesetzt werden, damit Schmelzrisse nicht iatrogen provoziert werden.

■ Bruxismustherapie

Neben Karies und Erosion kann Bruxismus einen erheblichen nicht kariösen Zahnhartsubstanzverlust und damit eine Dentin- oder Pulpaexposition verursachen. Bruxismus wird definiert als eine wiederholte Kaumuskelaktivität, die durch Kieferpressen und Zähneknirschen und/oder Anspannen oder Verschieben des Unterkiefers mit Zahnkontakt charakterisiert ist. Als Hinweis auf chronischen Bruxismus können Schlifffacetten gewertet werden. Es bedarf einer individuellen Klärung, ob deren Entstehung als kumulative Lebenszeiterfahrung bereits Jahre zurückliegt oder aktuell eine Progredienz besteht. Kontrovers wird diskutiert, ob Bruxismus als prädisponierender, auslösender und/oder unterhaltender Faktor einer kraniomandibulären Dysfunktion wirkt. Symptome einer solchen Fehlfunktion, wie Schmerzen in der Kaumuskulatur oder den Kiefergelenken, Kopfschmerzen und Muskelverspannung, werden jedoch bei Bruxismus häufig beobachtet. Anamnestische Angaben des Patienten sind unzuverlässig, um Bruxismus zu diagnostizieren. Aufzeichnende tragbare EMG-Geräte sind eher geeignet, die Aktivitäten zu objektivieren.

Durch Selbstbeobachtung sollte dem Patienten bewusstgemacht werden, wie häufig und unter welchen Bedingungen er im Wachzustand die Kaumuskulatur anspannt und/oder die Kiefer mit oder ohne Zahnkontakt gegeneinander verschiebt. Nächtliche Bruxismusaktivitäten können mit eingefärbten Schienen durch das Abriebmuster im Schienenmaterial dargestellt werden. Allerdings wird ein statisches Zusammenpressen der Zahnreihen hiermit nicht erfasst. Tragbare Biofeedback-Geräte, die beim Auftreten einer Bruxismusaktivität den Patienten z.B. über ein akustisches Signal auf die dysfunktionale Kaumuskelaktivität hinweisen, können die Therapie unterstützen.

Harte, individuell angefertigte Okklusionsschienen sind non-invasive, herausnehmbare Behandlungsmittel, die im Ober- oder Unterkiefer eingesetzt werden können und die Okklusionsflächen der Zähne eines Kiefers ganz oder teilweise bedecken. Sie wirken auf zweierlei Arten: Zum einen haben sie das Potenzial, die Bruxismusaktivität und damit die Attrition zu reduzieren sowie Beschwerden im Sinne einer kraniomandibulären Dysfunktion zu verringern. Zum anderen sind sie ein direkter mechanischer Schutz der Zahnhartsubstanz. Die Vertikalisierung der Schiene sollte möglichst geringgehalten werden (≤ 3 mm). Progressive Muskelentspannung kann zur Behandlung des Bruxismus eingesetzt werden. Manuelle

Therapie und Kälte- oder Wärmeanwendung können unterstützend zur Behandlung von Schmerzen in der Kaumuskulatur oder den Kiefergelenken, Kopfschmerzen und Muskelverspannung verordnet werden.

Als nicht geeignet haben sich subtraktive okklusale Einschleifmaßnahmen ebenso wie additive Therapien für eine kausale Bruxismusbehandlung erwiesen und sind gerade bei XLH aufgrund des Risikos einer Dentin- oder Pulpaexposition kontraindiziert.

■ Kieferorthopädische Therapie

Bei einer orthodontischen Behandlung werden durch die Zahnbewegungen Umbauprozesse des Alveolarfortsatzes ausgelöst. Um den Knochenstoffwechsel zu unterstützen, sollte bei XLH eine ausreichende Supplementierung mit Phosphat und aktiviertem Vitamin D gewährleistet sein [32]. Ohne eine solche konventionelle systemische Behandlung sind die Ergebnisse einer kieferorthopädischen Behandlung nicht absehbar [30].

Über eine erfolgreiche kieferorthopädische Behandlung mit festsitzenden Apparaturen eines XLH-Patienten, der ausreichend medikamentös supplementiert wurde, wurde berichtet. Auf der anderen Seite liegt ein Fallbericht eines XLH-Patienten vor, der mit einer herausnehmbaren funktionskieferorthopädischen Apparatur behandelt wurde, die über Auflagen auf den Okklusalflächen der 1. Molaren abgestützt war. Im Laufe der Behandlung entwickelte der Patient an diesen Zähnen Pulpainfektionen. Die Autoren führten diese auf zu große, traumatische Kräfte zurück, die über die Apparatur auf die Zähne einwirkten. Durch die Metallauflagen der Apparatur könnten jedoch auch Schmelzrisse provoziert oder ein partieller Schmelzverlust abrasiv verursacht worden sein.

Grundsätzlich ist es bei XLH empfehlenswert, wenn die Zahnbewegungen mit möglichst geringen Kräften ausgelöst werden, um dadurch dem Umbauprozess des Alveolarfortsatzes mehr Zeit einzuräumen.

■ Zahnimplantate

Bei einem Zahnverlust in der 2. Dentition besteht neben einer konventionellen Versorgung mit festsitzendem oder herausnehmbarem Zahnersatz auch die Möglichkeit, den Zahn oder die Zähne durch dentale Implantate zu ersetzen. Bereits 1998 wurde von einer 3,5-jährigen erfolgreichen Nachbeobachtungsdauer nach Knochenaugmentation und Implantation bei einem Patienten mit XLH berichtet. Die Einheilungsdauer dieses Implantats wurde auf 6 Monate verlängert. Eine bis zu 5-jährige Nachbeobachtungsdauer von oralen Implantaten bei drei XLH-Patienten zeigte, dass eine solche Versorgung erfolgversprechend ist und daher empfohlen werden kann. Wegen der geringeren Knochenumsatzrate sollte eine längere Zeit von bis zu 13 Monaten zur Einheilung eingeplant werden. Die längste erfolgreiche Nachbeobachtungsdauer nach Implantation beträgt derzeit über 10 Jahre. Um die Knochenheilung zu unterstützen und einen Implantatverlust zu vermeiden, sollte die systemische Behandlung mit Phosphat und aktiviertem Vitamin D etwa drei Monate vor der Implantation begonnen, bis mindestens sechs Monate danach fortgeführt und während dieser Zeit die Kalzium- und Phosphatkonzentration im Blut überwacht werden [30]. Werden diese beiden Aspekte (längere Einheilungsphase und konventionelle systemische Therapie) nicht eingehalten, ist mit geringeren Erfolgsraten als bei Kontrollpatienten zu rechnen [30]. In einer im September 2019 gestarteten und bis Dezember 2022 laufenden klinischen Studie wird derzeit die Langzeitprognose von Implantaten bei XLH evaluiert.

5.2.4. Mundgesundheitsbezogene Lebensqualität bei XLH

Mehrere große Studien konnten eine reduzierte gesundheitsbezogene Lebensqualität bei Erwachsenen mit XLH zeigen (→ Kap. 10.1.). In der zurzeit größten Studie zur Lebensqualität von erwachsenen XLH-Patienten (232 Patienten, mittleres Alter: 45,6 Jahre, 76% weiblich) und Eltern betroffener Kinder (90 Kinder, mittleres Alter: 9,1 Jahre, 56% weiblich) berichteten 51% der Kinder und 82% der Erwachsenen von Zahnabszessen. Bei 24% der Kinder und 52% der Erwachsenen wurden übermäßig viele Kavitäten beschrieben. Bei 17% der Kinder und 72% der Erwachsenen erfolgten Wurzelkanalbehandlungen. 9% der Erwachsenen berichteten über einen Misserfolg von Zahnimplantaten.

Die mundgesundheitsbezogene Lebensqualität wird durch den *Oral Health Impact Profile* (OHIP)-14-Score ermittelt. Die OHIP-14-Scores von 43 XLH-Patienten ergaben deutlich schlechtere Werte als in der Allgemeinbevölkerung in Deutschland. Insgesamt beschrieben 77,5% der Teilnehmer orale Symptome, wie z.B. Zahnmineralisationsstörungen, Abszess- oder Fistelbildung, Dysgnathie und temporomandibuläre Dysfunktion. Der erhöhte Bedarf an endodontischen Behandlungen korrelierte mit dem steigenden Alter der von XLH betroffenen Patienten. Dieses deutet auf einen Zusammenhang zwischen Attrition und Pulpaentzündungen hin.

In einer weiteren Studie wurden die Angaben zur mundgesundheitsbezogenen Lebensqualität von 35 XHL-Patienten denen von 73 Patienten mit Osteogenesis imperfecta (OI, Typ I (56 Patienten), Typ III-IV (17 Patienten)) gegenübergestellt. Erwachsene mit XLH zeigten eine schlechtere mundgesundheitsbezogene Lebensqualität als Erwachsene mit OI. Auswirkungen zeigten sich insbesondere bei den Angaben zu funktioneller Einschränkung, psychischen Beschwerden und körperlicher Behinderung. Die reduzierte mundgesundheitsbezogene Lebensqualität wird auf die hohe Anzahl endodontisch behandelter Zähne zurückgeführt.

Die dentalen Auswirkungen von XLH machen einen nicht unwesentlichen Anteil an der beeinträchtigten Lebensqualität der betroffenen Patienten aus. Die reduzierte mundgesundheitsbezogene Lebensqualität resultiert aus mehreren Faktoren:

- den häufigen, mit Schmerzen einhergehenden Pulpaentzündungen, die durch die Dentinveränderungen bedingt sind,
- der großen Anzahl erforderlicher zahnärztlicher Behandlungen,
- den funktionellen und ästhetischen Folgen sowie aus
- den finanziellen Belastungen für Zahnersatz zur Wiederherstellung der Kaufunktion oder Rekonstruktion entfernter Zähne im Gebiss der 2. Dentition.

Zusammenfassung

Eine Genotyp-Phänotyp-Korrelation für die dentalen Manifestationen besteht nicht. Allerdings korreliert der Zahnphänotyp gut mit dem gesamten Knochenphänotyp und kann daher in die Bewertung der Vorteile einer systemischen XLH-Behandlung für die Mineralisierung heran-

gezogen werden. Dentale Auswirkungen von XLH sind auf hypoplastische Veränderungen aller drei Zahnhartsubstanzen (Schmelz, Dentin und Zement) zurückzuführen. Das Dentin zeigt eine gravierende Mindermineralisation. Das zirkumpulpale Dentin liegt als Interglobulardentin vor, das sich durch eine hohe Permeabilität für Bakterien auszeichnet. Bakterien erreichen rasch die vergrößerten Pulpalumina über Schmelzrisse oder freiliegendes Dentin und extrem extendierte Ausläufer der Pulpa und infizieren die Pulpa. Entsprechend der Situation am Knochen rechtfertigen die verringerten mechanischen Eigenschaften die Begriffe Dentinomalazie und Zementomalazie. Während die Zahnveränderungen im Gebiss der 1. Dentition nur symptomatisch behandelt werden können, besteht durch eine möglichst früh einsetzende, ausreichend dosierte, regelmäßige systemische Gabe von Phosphat und aktiviertem Vitamin D die Möglichkeit, die Mineralisation der Hartgewebe der 2. Dentition sowie die Umbauprozesse im Parodontium günstig zu beeinflussen. Erste tierexperimentelle Studien mit einem FGF23-bindenden, rekombinanten menschlichen monoklonalen IgG1-Antikörper zeigen, dass sich einige Parameter der Zahnhartgewebsmineralisation ebenfalls unter dieser Therapie verbessern.

Primäres Ziel einer zahnärztlichen Behandlung ist, eine Exposition und damit eine Infektion der Dentinwunde zu vermeiden. Zahnärztliche Untersuchungen sollten halbjährlich erfolgen, um frühzeitig reagieren zu können. Sämtliche zahnärztlichen Behandlungen sind auch bei XLH möglich. Deren Prognose verbessert sich jedoch, wenn frühzeitig eine regelmäßige Supplementierung durchgeführt wurde und auch nach der Mineralisierung der Zahnhartsubstanzen durchgeführt wird. Durch die dentalen Auswirkungen berichten die Patienten von einer reduzierten mundgesundheitsbezogenen Lebensqualität, die einen nicht unwesentlichen Anteil an der beeinträchtigten Lebensqualität der Patienten ausmacht.

5.3. Schwerhörigkeit bei der XLH – Prävalenz, Ausprägung und Pathogenese

5.3.1. Prävalenz und Ausprägung der Schwerhörigkeit

Hörstörungen bzw. eine Schwerhörigkeit können auch Organmanifestationen der XLH sein [44]. Die Berichte über einen Hörverlust bei XLH-Patienten sind je nach Alter und Auswahlkriterien der Kohorte unterschiedlich. In einer Studie von Davies et al. 1984 wurde das Gehör von 25 Patienten mit X-chromosomaler hypophosphatämischer Osteomalazie untersucht. 76% der Patienten berichteten über einen subjektiven Hörverlust und zwei über einen episodischen Tinnitus sowie Taubheit und Schwindel, ähnlich wie bei der Menière-Krankheit. In der Tonaudiometrie wurde dann bei 19 Patienten eine Schallempfindungsschwerhörigkeit festgestellt [45].

In einer weiteren Studie wurde bei Kindern und jungen erwachsenen Patienten keine Hörminderung festgestellt. Bei den älteren Patienten bestand jedoch eine Schallempfindungsschwerhörigkeit cochleären Ursprungs, wobei anzumerken ist, dass einige von diesen eine Lärmbelastung in der Anamnese hatten. Die Ergebnisse deuten darauf hin, dass, wenn ein Zusammenhang zwischen der hypophosphatämischen Knochenerkrankung und der Hörstörung bestünde, sich diese erst im höheren Erwachsenenalter manifestieren würde [46].

In mehreren Studien wurden unterschiedliche Formen der Schwerhörigkeit bei der XLH beschrieben. Darunter befanden sich die Schallleitungsschwerhörigkeit, die sensorineurale Schwerhörigkeit und die akute cochleäre Dysfunktion [39, 45-48].

5.3.2. Pathogenese

Der Pathogenese des Hörverlustes bei XLH liegen verschiedene Hypothesen zugrunde.

Einerseits könnte die Hypophosphatämie zu einer verminderten Mineralisation der Gehörknöchelchenkette mit einer daraus resultierenden Dysfunktion derselben, also einer Schallleitungsschwerhörigkeit führen. In bisherigen Arbeiten wurde die Auswirkung der Knochenqualität muriner Gehörknöchelchen auf die Hörfähigkeit untersucht. Das in Osteoblastenvorläuferzellen produzierte Signalprotein FGF23 stellt dabei einen wichtigen Regulator des Knochenstoffwechsels dar. In einer Studie von Lysaght et al. konnte gezeigt werden, dass eine FGF23-Defizienz mit einhergehender Hyperphosphatämie und Hyperkalziämie zu dysplastischen Veränderungen an den Ossikeln führt. Außerdem wurde eine signifikante Hörminderung bei FGF23-defizienten Mäusen festgestellt. Diese Hörminderung hatte sowohl eine sensorineurale als auch eine konduktive Genese. Erhöhte FGF23-Konzentrationen, wie man sie bei der XLH beziehungsweise in den untersuchten Mausmodellen findet, wurden von Lysaght et al. jedoch nicht berichtet [49]. Gleichwohl ist die Untersuchung der Gehörknöchelchen im Mausmodell mit Mineralisationsdefekt interessant, da dieser erstmals in den vergleichsweisen hoch mineralisierten Gehörknöchelchen gefunden wurde.

In einer Arbeit von Delsmann 2019 konnte durch die Analyse von *Phex*-defizienten Hyp-Mäusen gezeigt werden, dass die normalerweise sehr hohe Matrixmineralisation der Gehörknöchelchen durch erhöhte Spiegel des Signalproteins FGF23 im Sinne einer verringerten Mineralisation und erhöhten Porosität beeinflusst werden konnte. Außerdem waren signifikant vergrößerte Osteozytenlakunen zu beobachten. Es bleibt weiterhin zu untersuchen, ob die verringerte Mineralisation der Ossikel im Mausmodell folglich mit einem herabgesetzten Hörvermögen aufgrund einer verringerten konduktiven Schallleitung einhergeht [50].

Eine weitere Hypothese hat zur Grundlage, dass bei Patienten mit XLH häufig ein Hörverlust beobachtet wurde, der mit Tinnitus und Schwindel assoziiert ist. Diese Symptomtrias wird auch bei Patienten mit einem endolymphatischen Hydrops (ELH), zum Beispiel dem Morbus Menière, gefunden. Daher wurde vermutet, dass auch bei der XLH ein ELH vorliegen könnte, der zu einer Schädigung cochleärer Strukturen führen kann [46, 51, 52, 53]. Ein ELH wird allgemein durch ein unangemessenes Volumen oder eine ungeeignete Zusammensetzung von Endolymphe innerhalb des Innenohres verursacht. Daraus kann ein Verlust der Haarzellen und der auditorischen Neurone resultieren [46, 51, 52]. Dabei könnte die chemische Zusammensetzung der Endolymphe bei der XLH durch eine unterschiedliche Expression von Ionen-Kanälen im Ohr verändert oder durch metabolische Wechselwirkungen mit dem umgebenden Phosphat-entzogenem Knochen bedingt sein [48]. Eine gestörte chemische Zusammensetzung wurde auch mit den Hörverlusten in Verbindung gebracht, die in verschiedenen Tiermodellen von XLH beobachtet wurden [54, 55]. Das Hyp-Mausmodell wurde erstmals 1976 von Eicher et al. beschrieben [56]. Es beruht auf einer Spontanmutation im *Phex*-Gen, welches äquivalent zum Phosphatdiabetes zu einer vermehrten Expression von FGF23 in den Osteoblasten und Osteozyten und zu einer vermehrten Phosphaturie führt [57, 58]. Folge ist eine bedeutende Hypophosphatämie in den Mäusen des Hyp-Mausmodells. So kommt es, wie bei der XLH beim Menschen, in den Hyp-Mäusen zu einer signifikant verringerten Knochenmineralisation. Ein Hörverlust wurde erstmals mit einer Mutation im *Phex*-Gen in Verbindung gebracht, als die Hyp-Mäuse mit Gy-Mäusen verglichen wurden [59]. Es zeigte sich, dass die Gy-Mäuse im Vergleich zu den Hyp-Mäusen taub waren und der Phänotyp der Gy-Maus mehrere Pathologien des Innenohres beinhaltete. Dabei waren die cochleären und vestibulären Haarzellen degeneriert und die Tectorialmembran vom cortischen Sinnesepithel abgetrennt. In der Arbeit wurde diskutiert, dass der Einfluss einer *PHEX*-Mutation in Bezug auf die Schwerhörigkeit konfundiert sein könnte, weil beide Mutationen über die *PHEX*-Kodierungsregion hinausgingen und die Gy-Mutationen das nahegelegene *SmS*-Gen betrafen, das vorher schon mit Schwerhörigkeit in Verbindung gebracht worden war [60]. Eine genauere Evaluation ließ sich dann mit dem Hyp-Duk-Mausmodell erreichen. Dieses war *PHEX*-spezifischer, aber es fand sich trotzdem häufig ein Hörverlust. Dabei korrelierte der Schweregrad des ELH auch mit dem Schweregrad des Hörverlusts bei Hyp-Duk-Mäusen [61].

Eine weitere Theorie besagt, dass auch rezidivierende Otitiden, die in Tier-Modellen in Zusammenhang mit perilymphatischen Ausfallprodukten und dysplastischen Knochenformationen im membranösen Labyrinth in Zusammenhang gebracht worden sind, zu einer Schwerhörigkeit bei der XLH führen könnten [62]. Dagegen spricht, dass Mittelohrentzündungen bei XLH-Patienten jedoch nicht häufiger beobachtet wurden [62].

Des Weiteren besteht die Annahme, dass eine veränderte Mineralisation zu einer Versteifung der Basalmembran führen könnte. Dies würde dann als intracochleäre Schallleitungsschwerhörigkeit bezeichnet werden, bei der im Vergleich zur normalen Schallleitungsschwerhörigkeit des Mittelohres das Sprachverständnis besser sein müsste. Hierzu liegen aber nur wenig Daten vor [63].

5.3.3. Fallbericht

In unserer Klinik stellte sich 2017 eine damals 56-jährige Patientin mit einem bekannten Phosphatdiabetes und Schwerhörigkeit vor. Beklagt wurde ein neu aufgetretenes fluktuierendes Hörvermögen des linken Ohres. Eine mittelgradige Innenohrschwerhörigkeit rechts bestand seit 2012 und war mit Hörgeräten versorgt. Ein Schwindel wurde verneint. Die Patientin befand sich zum Vorstellungszeitpunkt in nephrologischer und orthopädischer Behandlung.

Bei der klinischen Untersuchung fanden sich in der Ohrmikroskopie beidseits Gehörgangsexostosen, das Trommelfell war beidseits reizlos und intakt. Tonaudiometrisch lag die Hörschwelle rechts zwischen 40-45 dB und links zwischen 30-45 dB. Im Sprachaudiogramm ohne Hörgerät rechts lag das Sprachverständnis bei 80 dB bei 70% und links bei 90 dB bei 100%.

In der durchgeführten Click-BERA fand sich eine auffällige Wellenmorphologie links. In Zusammenschau der Befunde und der Ergebnisse der BERA-Messung bestand differenzialdiagnostisch der Verdacht auf einen beidseitigen M. Meniére sowie eine cochleäre Dysfunktion links. Es erfolgte zunächst eine orale Kortison-Therapie nach Stennert.

Im Verlauf kam es weiterhin zu einer Verschlechterung des Hörens mit deutlich eingeschränktem Sprachverständnis auf beiden Ohren (→ Abb. 5.10). Es erfolgte die Hörgeräteversorgung nun auf beiden Ohren, die rechts kein zufriedenstellendes Ergebnis mehr erbrachte. Im Dezember 2020 wurde dann die Cochlea-Implantation auf der rechten Seite durchgeführt. Die Lage der Elektrode in der Cochlea wurde mittels Dyna-CT bestätigt (→ Abb. 5.12). Postoperativ konnte schon nach 3 Monaten ein sehr zufriedenstellendes Sprachverständnis auf dem mit dem Cochlea-Implantat versorgten Ohr erzielt werden (→ Abb. 5.11).

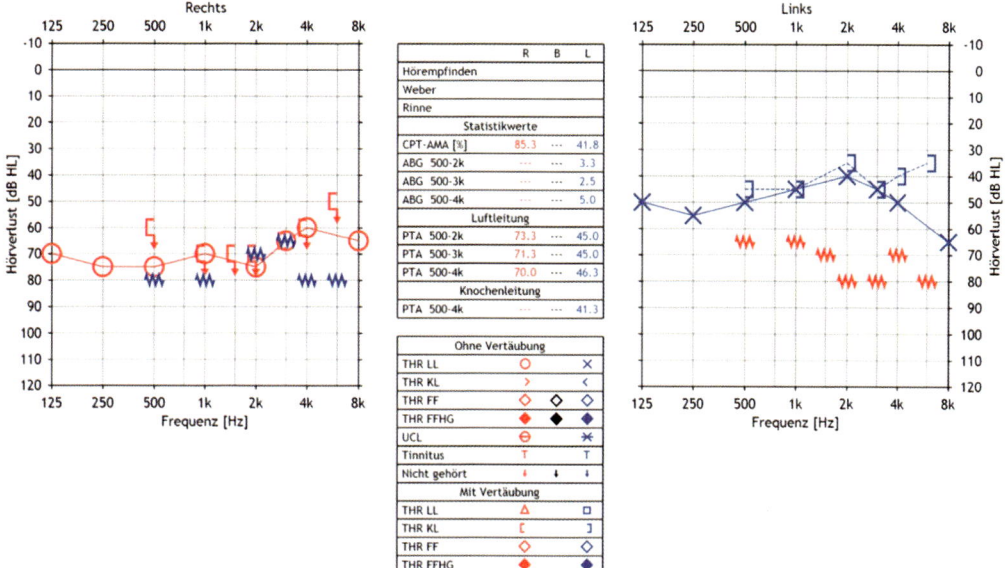

Abb. 5.10: Hochgradige sensorineuronale Schwerhörigkeit rechts, mittelgradige Schwerhörigkeit links im Tonaudiogramm 2020.

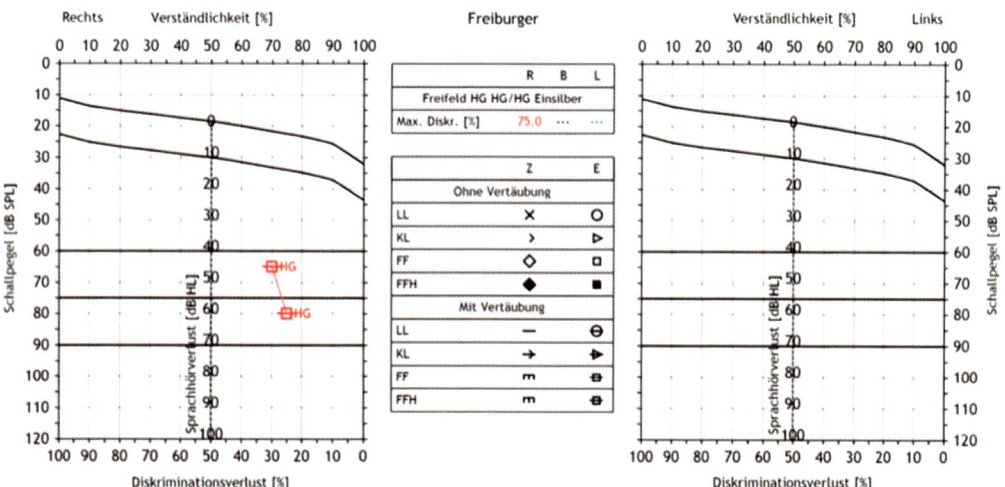

Abb. 5.11: Postoperatives Sprachaudiogramm rechtes Ohr: Einsilbenverständnis von 70% bei 65dB, 2021.

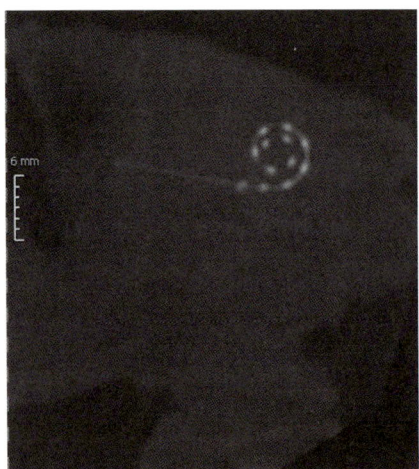

Abb. 5.12: Dyna-CT Felsenbein rechts. Einliegende Cochleaelektrode postoperativ, 2020.

5.4. XLH – neurochirurgische Aspekte (Kraniosynostosen, Chiari-Malformation Typ I)

Der Verdacht auf das Vorliegen einer XLH wird üblicherweise anhand des klinischen Erscheinungsbilds mit Gangunsicherheit, Deformitäten der unteren Extremitäten oder Kleinwuchs gestellt. Im weiteren Verlauf können Zahnabszesse entstehen, im Erwachsenenalter werden geringe Körpergröße, Osteomalazie oder arthritische Veränderungen sowie ein schlechter Zahnstatus auffällig [30].

Mit einer XLH können allerdings auch neurochirurgische Krankheitsbilder assoziiert sein:

5.4.1. Kraniosynostose

Der vorzeitige Verschluss einer Schädelnaht, eine sog. Kraniosynostose (→ Abb. 5.13), hat eine je nach verschlossener Naht typische Kopfform zur Folge. Im Zusammenhang mit einer XLH wurde insbesondere ein Skaphozephalus aufgrund einer vorzeitigen Fusion der Sagittalnaht in bis zu 60% der betroffenen Patienten beschrieben [64-66]. Das typische Erscheinungsbild eines langgestreckten Kopfes mit reduzierter biparietaler Breite, einer erhöhten Bregmaregion, einer unterschiedlich ausgeprägten Vorwölbung der Stirn (Balkonstirn) oder des Hinterkopfes entsteht. Operativ existieren unterschiedliche Strategien, um eine entsprechende Umformung der Kopf-

form zu erreichen. Dabei ist zu berücksichtigen, dass die Wahrscheinlichkeit, dass ein Missverhältnis zwischen dem Platzbedarf des im ersten Lebensjahrzehnt wachsenden Gehirns und einem begrenzten Platzangebot im Schädelinneren zu einer Erhöhung des intrakraniellen Druckes führt, unter 10% liegt. Zudem kann die operative Therapie der Entstehung eines erhöhten intrakraniellen Drucks nicht vorbeugen, da es sich um eine Wachstumsstörung mit entsprechender Dynamik innerhalb des ersten Lebensjahrzehnts handelt, d.h. eine vorzeitig verschlossene Naht wird auch kurzfristig nach einer operativen Therapie erneut fusionieren. Aufgrund der langsamen Entstehung einer solchen Situation und den Kompensationsmechanismen innerhalb des Schädels sind die typischen Hirndruckzeichen (Kopfschmerzen, Übelkeit, Erbrechen, veränderte Bewusstseinslage) nur selten zu beobachten. Daher gelten für die Diagnostik und insbesondere Verlaufskontrollen folgende Überlegungen:

- Mit entsprechender Erfahrung liefert das klinische Bild bereits den klaren Verdacht auf eine oder mehrere vorzeitig verschlossene Nähte.

- Bei einer verdächtigen Kopfform kann der Status der Schädelnähte mit einer Ultraschalluntersuchung innerhalb der ersten 13 Lebensmonate mit hoher Sensitivität und Spezifität dargestellt werden [67].

- Bei unklarem Ultraschallbefund liefert eine Röntgenuntersuchung des Schädels (a.p. und seitlich) klare Auskunft über offene und geschlossene Nähte [68].

- Röntgenuntersuchungen des Schädels im seitlichen Strahlengang dienen als Verlaufskontrolle zum Ausschluss einer sich entwickelnden Hirndruckproblematik.

- Ophthalmologische Verlaufskontrollen (Ausschluss einer Stauungspapille) dienen als wichtige Kontrolluntersuchung. Intervall: ab erstem Lebensjahr alle 6 Monate innerhalb der ersten 12 Lebensjahre.

- Eine CT-Untersuchung (auch als *low-dose*-CT) ist aufgrund der damit verbundenen Strahlenbelastung nicht indiziert [69, 70].

- Bei fraglich intrakranieller Pathologie bringt eine MRT-Untersuchung Aufschluss. Mit sog. *black-bone-* oder *ultra-fast*-Sequenzen gelingt inzwischen auch im MRT eine gute Knochendarstellung, auch wenn die Darstellung der

Nähte zum gegenwärtigen Zeitpunkt noch optimierbar ist.

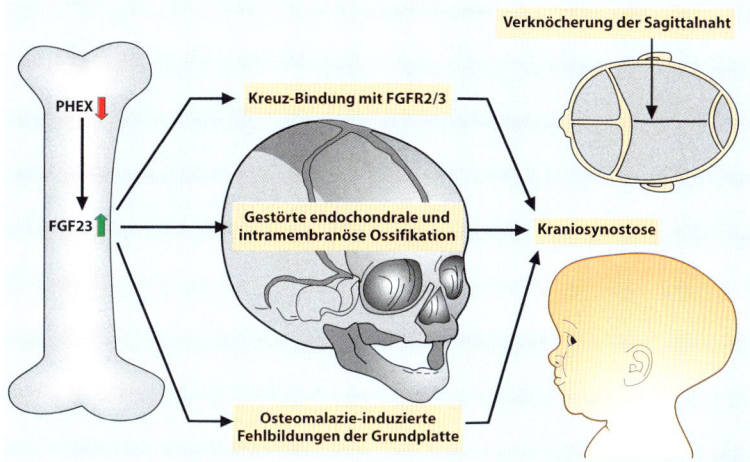

Abb. 5.13: FGF23 und kraniale Anomalien. Die Überexpression von FGF23 führt zu einer Hochregulierung der FGFR2/3-Signalweges. Kreuz-Bindung von FGF23 mit FGFR2/3 an den Schädelnähten, gestörte endochondrale Ossifikation des Schädels und Osteomalazie-induzierte Fehlbildungen der Grundplatte können zur Kraniosynostose führen (modifiziert nach [39]).

5.4.2. Chiari-Malformation

Neben dem vorzeitigen Verschluss der Sagittalnaht sind bei der XLH auch vorzeitige Fusionen der Koronar- und Lambdanähte, die wenn, dann meist zusätzlich vorliegen, beschrieben. Eine vorzeitige Fusion der Lambdanähte oder der deutlich dickere Knochen der Kalotte, der im Zusammenhang mit einer XLH auftreten kann, können zu einem eingeschränkten Platzangebot in der hinteren Schädelgrube führen. Das kann der Grund für eine Verlagerung der Kleinhirntonsillen in den Spinalkanal sein – bei einer Verlagerung über 4-5 mm eine sog. Chiari-Malformation, mit einer Inzidenz von ca. 20% bei XLH-Patienten [65].

Eine Chiari-Konstellation kann entweder bereits bei Geburt bestehen, kann sich aber auch während der ersten Lebensmonate bzw. -jahre entwickeln. Häufig ist die Chiari-Konstellation asymptomatisch und kann zunächst beobachtet werden. Symptomatische Chiari-Konstellationen bei der XLH sind häufig mit dem Vorliegen einer Sagittalnahtsynostose assoziiert [65]. Im Zusammenhang mit einer Chiari-Konstellation und einer daraus resultierenden Störung der Liquorzirkulation kann es zu einer Erweiterung des Zentralkanals im Rückenmark, einer sog. Syringomyelie mit vielfältigen Beschwerden kommen. Neben der Störung der Liquorzirkulation (Hydrozephalus) kommt es in $^2/_3$ der Fälle zu occipitalen Schmerzen. Daneben sind Hirnnervenstörungen (Doppelbilder, Schluckstörungen, Tinnitus etc.) oder eine Schwäche in den Extremitäten, eine Spastik oder Gangstörungen etc. beschrieben.

Für eine Chiari-Konstellation gelten folgende Überlegungen:

- Es ist sinnvoll, eine Chiari-Konstellation nicht nur einmalig auszuschließen – sie kann auch während der ersten Lebensjahre entstehen [71].

- Bei Nachweis einer Chiari-Konstellation in der Bildgebung ohne klinische Beeinträchtigungen muss nicht operiert werden.

- Eine operative Therapie sollte in einem bestimmten Stufenplan erfolgen:

  – zwischen den einzelnen Schritten erfolgen intraoperativ sonographische Kontrollen, ob bereits ausreichend Platz geschaffen wurde

  – knöcherne Dekompression des Foramen magnum und Atlasbogens

  – Duraeröffnung und -erweiterung mittels Patch

– Schrumpfung der ektopen Kleinhirntonsillen mit nachfolgender Duraerweiterung

- Bei einer operativen Chiari-Dekompression innerhalb der ersten Lebensmonate/-jahre ist ein Rezidiv durch neuerliches Knochenwachstum möglich – auch deswegen sind Verlaufskontrollen zu empfehlen.

Literatur

1. Seefried L, Smyth M, Keen R, Harvengt P. Burden of disease associated with X-linked hypophosphataemia in adults: a systematic literature review. Osteoporos Int. 2021;32:7-22.

2. Alon U, Brewer WH, Chan JC. Nephrocalcinosis: detection by ultrasonography. Pediatrics. 1983;71:970-3.

3. Verge CF, Lam A, Simpson JM, Cowell CT, Howard NJ, Silink M. Effects of therapy in X-linked hypophosphatemic rickets. N Engl J Med. 1991;325:1843-8.

4. Beetz, R in Mohnike, Klingbiel (eds.) Familiäre hypophosphatämische Rachitis, ABW Wissenschaftsverlag 2004, ISBN3-936072-39-6

5. Skrinar A, Ayla M, Javier San M, Melitta DE. X-linked hypophosphatemic rickets impairs skeletal health outcomes and physical functionin affected adults. Endocrine Society Annual Meetings 2015, San Diego, CA, USA PP 29-3

6. Colares Neto GP, Ide Yamauchi F, Hueb Baroni R, de Andrade Bianchi M, Cavalanti Gomes A, Chammas MC, Matsunaga Martin R. Nephrocalcinosis and Nephrolithiasis in X-Linked Hypophosphatemic Rickets: Diagnostic Imaging and Risk Factors. J Endocr Soc. 2019;3:1053-1061.

7. Kato H, Koga M, Kinoshita Y, Taniguchi Y, Kobayashi H, Fukumoto S, Nangaku M, Makita N, Ito N. Incidence of complications in 25 adult patients with X-linked hypophosphatemia. J Clin Endocrinol Metab. 2021 Apr 29:dgab282. doi: 10.1210/clinem/dgab282. Epub ahead of print.

8. Emma F, Cappa M, Antoniazzi F, Bianchi ML, Chiodini I, Eller Vainicher C, Di Iorgi N, Maghnie M, Cassio A, Balsamo A, Baronio F, de Sanctis L, Tessaris D, Baroncelli GI, Mora S, Brandi ML, Weber G, D'Ausilio A, Lanati EP. X-linked hypophosphatemic rickets: an Italian experts' opinion survey. Ital J Pediatr. 2019;45:67.

9. Hoyer PF, Reusz GS, Latta K, Feickert HJ, Brodehl J; Die Bedeutung der Sonographie für die Therapie der familiären hypophosphatämischen Vitamin D-resistenten Rachitis. In Gebhardt I, Hackeloer BJ, Klinggräff G, von Seitz K (Hrsg.), Ultraschalldiagnostik `89. New York, Berlin, Heidelberg: Springer, 1990; 439-441.

10. Wrong OM. Nephrokalzinosis. In: Oxford Textbook of Clinical Nephrology edited by Davison AM. Oxford, UK: Oxford University, 2005; 1257-1276.

11. Oliveira B, Kleta R, Bockenhauer D, Walsh SB. Genetic, pathophysiological, and clinical aspects of nephrocalcinosis. Am J Physiol Renal Physiol. 2016;311:F1243-F1252.

12. Alon U, Donaldson DL, Hellerstein S, Warady BA, Harris DJ. Metabolic and histologic investigation of the nature of nephrocalcinosis in children with hypophosphatemic rickets and in the Hyp mouse. J Pediatr. 1992;120:899-905.

13. Raeder H, Shaw N, Netelenbos C, Bjerknes R. A case of X-linked hypophosphatemic rickets: complications and the therapeutic use of cinacalcet. Eur J Endocrinol. 2008;159 Suppl 1:S101-5.

14. Reusz GS, Latta K, Hoyer PF, Byrd DJ, Ehrich JH, Brodehl J. Evidence suggesting hyperoxaluria as a cause of nephrocalcinosis in phosphate-treated hypophosphataemic rickets. Lancet. 1990;335:1240-3.

15. Patzer L, van't Hoff W, Shah V, Hallson P, Kasidas GP, Samuell C, de Bruyn R, Barratt TM, Dillon MJ. Urinary supersaturation of calcium oxalate and phosphate in patients with X-linked hypophosphatemic rickets and in healthy schoolchildren. J Pediatr. 1999;135:611-7.

16. Goodyer PR, Kronick JB, Jequier S, Reade TM, Scriver CR. Nephrocalcinosis and its relationship to treatment of hereditary rickets. J Pediatr. 1987;111:700-4.

17. Paunier L, Kooh SW, Conen PE, Gibson AA, Fraser D. Renal function and histology after long-term vitamin D therapy of vitamin D refractory rickets. J Pediatr. 1968;73:833-44.

18. Harada D, Ueyama K, Oriyama K, Ishiura Y, Kashiwagi H, Yamada H, Seino Y. Switching from conventional therapy to burosumab injection has the potential to prevent nephrocalcinosis in patients with X-linked hypophosphatemic rickets. J Pediatr Endocrinol Metab. 2021 Apr 12. doi: 10.1515/jpem-2020-0734. Epub ahead of print.

19. Gambaro G, Trinchieri A. Recent advances in managing and understanding nephrolithiasis/nephrocalcinosis. F1000Res. 2016;5:F1000 Faculty Rev-695.

20. Coe FL, Worcester EM, Evan AP. Idiopathic hypercalciuria and formation of calcium renal stones. Nat Rev Nephrol. 2016;12:519-33.

21. Colares Neto G, Yamamuchi FI, Baroni RH, et al. Nephrocalcinosis and nephrolithiasis in 36 X-linked hypophosphatemic rickets patients: diagnostic imaging and evaluation of risk factors in a single center study (poster 218-P2). In: 51st Annual Meeting European Society of Pediatric Endocrinology; 2015, Barcelona .

22. Stickler GB, Morgenstern BZ. Hypophosphataemic rickets: final height and clinical symptoms in adults. Lancet. 1989;2:902-5.

23. Chesher D, Oddy M, Darbar U, Sayal P, Casey A, Ryan A, Sechi A, Simister C, Waters A, Wedatilake Y, Lachmann RH, Murphy E. Outcome of adult patients with X-linked hypophosphatemia caused by PHEX gene mutations. J Inherit Metab Dis. 201;41:865-876.

24. Alon US, Monzavi R, Lilien M, Rasoulpour M, Geffner ME, Yadin O. Hypertension in hypophosphatemic rickets--role of secondary hyperparathyroidism. Pediatr Nephrol. 2003;18:155-8.

25. Nakamura Y, Takagi M, Takeda R, Miyai K, Hasegawa Y. Hypertension is a characteristic complication of X-linked hypophosphatemia. Endocr J. 2017;64:283-289.

26. Bökenkamp A, Latta K, Byrd D. Brodehl J. Tubuläre Partialfunktionen bei Patienten mit Vitamin-D resistenter Rachitis und Nephrokalzinose. Monatsschrift Kinderheilkunde. 1996:144 S.34

27. Minari M, Castellani A, Garella S. Renal tubular acidosis associated with vitamin D-resistant rickets. Role of phosphate depletion. Miner Electrolyte Metab. 1984;10:371-4.

28. Alon U, Chan JC. Effects of hydrochlorothiazide and amiloride in renal hypophosphatemic rickets. Pediatrics. 1985;75:754-63.

29. Mehls O, Manz F, Ritz E. Treatment of hypophosphatemic rickets with volume contraction. Mineral Elektrolyte Metab. 1981;6:253.

30. Haffner D, Emma F, Eastwood DM, Duplan MB, Bacchetta J, Schnabel D, Wicart P, Bockenhauer D, Santos F, Levtchenko E, Harvengt P, Kirchhoff M, Di Rocco F, Chaussain C, Brandi ML, Savendahl L, Briot K, Kamenicky P, Rejnmark L, Linglart A. Clinical practice recommendations for the diagnosis and management of X-linked hypophosphataemia. Nat Rev Nephrol. 2019;15:435-455.

31. Radlanski, RJ. Orale Struktur- und Entwicklungsbiologie. Quintessenz, Berlin, 2011.

32. Opsahl Vital S, Gaucher C, Bardet C, Rowe PS, George A, Linglart A, Chaussain C. Tooth dentin defects reflect genetic disorders affecting bone mineralization. Bone. 2012;50:989-97.

33. Sabandal MM, Robotta P, Bürklein S, Schäfer E. Review of the dental implications of X-linked hypophosphataemic rickets (XLHR). Clin Oral Investig. 2015;19:759-68.

34. Lira Dos Santos EJ, Chavez MB, Tan MH, Mohamed FF, Kolli TN, Foster BL, Liu ES. Effects of Active Vitamin D or FGF23 Antibody on Hyp Mice Dentoalveolar Tissues. J Dent Res. 2021;100:1482-91.

35. Linglart A, Biosse-Duplan M, Briot K, Chaussain C, Esterle L, Guillaume-Czitrom S, Kamenicky P, Nevoux J, Prié D, Rothenbuhler A, Wicart P, Harvengt P. Therapeutic management of hypophosphatemic rickets from infancy to adulthood. Endocr Connect. 2014;3:R13-30.

36. Chaussain-Miller C, Sinding C, Septier D, Wolikow M, Goldberg M, Garabedian M. Dentin structure in familial hypophosphatemic rickets: benefits of vitamin D and phosphate treatment. Oral Dis. 2007;13:482-9.

37. Chavez MB, Kramer K, Chu EY, Thumbigere-Math V, Foster BL. Insights into dental mineralization from three heritable mineralization disorders. J Struct Biol. 2020;212:107597.

38. Clayton D, Chavez MB, Tan MH, Kolli TN, Giovani PA, Hammersmith KJ, Bowden SA, Foster BL. Mineralization Defects in the Primary Dentition Associated With X-Linked Hypophosphatemic Rickets. JBMR Plus. 2021;5:e10463.

39. Beck-Nielsen SS, Mughal Z, Haffner D, Nilsson O, Levtchenko E, Ariceta G, de Lucas Collantes C, Schnabel D, Jandhyala R, Mäkitie O. FGF23 and its role in X-linked hypophosphatemia-related morbidity. Orphanet J Rare Dis. 2019;14:58.

40. Zhang H, Chavez MB, Kolli TN, Tan MH, Fong H, Chu EY, Li Y, Ren X, Watanabe K, Kim DG, Foster BL: Dentoalveolar Defects in the Hyp Mouse Model of X-linked Hypophosphatemia. J Dent Res. 2020;99:419-428.

41. Biosse Duplan M, Coyac BR, Bardet C, Zadikian C, Rothenbuhler A, Kamenicky P, Briot K, Linglart A, Chaussain C. Phosphate and Vitamin D Prevent Periodontitis in X-Linked Hypophosphatemia. J Dent Res. 2017;96:388-395.

42. Schnabel D. Biopsychosoziales Betreuungskonzept für Kinder mit X-chromosomaler Hypophosphatämie (XLH). Bundesgesundheitsblatt Gesundheitsforschung Gesundheitsschutz. 2020;63:813-820.

43. Coyac BR, Falgayrac G, Baroukh B, Slimani L, Sadoine J, Penel G, Biosse-Duplan M, Schinke T, Linglart A, McKee MD, Chaussain C, Bardet C. Tissue-specific mineralization defects in the periodontium of the Hyp mouse model of X-linked hypophosphatemia. Bone. 2017;103:334-346.

44. Chesher D, Oddy M, Darbar U, Sayal P, Casey A, Ryan A, Sechi A, Simster C, Waters A, Wedatilake Y, Lachmann RH, Murphy E. Outcome of adult patients with X-linked hypophosphatemia caused by PHEX gene mutations. J Inherit Metab Dis. 2018;41:865-8765.

45. Davies M, Kane R, Valentine J. Impaired hearing in X-linked hypophosphataemic (vitamin-D-resistant) osteomalacia. Ann Intern Med. 1984;100:230-2.

46. Meister M, Johnson A, Popelka GR, Kim GS, Whyte MP. Audiologic findings in young patients with hypo-

phosphatemic bone disease. Ann Otol Rhinol Laryngol. 1986;95(4 Pt 1):415-20.

47. Boneh A, Reade TM, Scriver CR, Rishikof E. Audiometric evidence for two forms of X-linked hypophosphatemia in humans, apparent counterparts of Hyp and Gy mutations in mouse. Am J Med Genet. 1987;27:997-1003.

48. Wick CC, Lin SJ, Yu H, Megerian CA, Zheng QY. Treatment of ear and bone disease in the Phex mouse mutant with dietary supplementation. Am J Otolaryngol. 2017;38:44-51.

49. Lysaght AC, Yuan Q, Fan Y, Kalwani N, Caruso P, Cunnane M, Lanske B, Stankowic KM. FGF23 deficiency leads to mixed hearing loss and middle ear malformation in mice. PLoS One. 2014;9:e107681.

50. Delsmann MM. Alters-und Phosphatstoffwechselabhängige Veränderungen der Knochenqualität muriner Gehörknöchelchen. Diss. Staats-und Universitätsbibliothek Hamburg Carl von Ossietzky, 2019.

51. Fishman G, Miller-Hansen D, Jacobsen C, Singhal VK, Alon US. Hearing impairment in familial X-linked hypophosphatemic rickets. Eur J Pediatr. 2004 ;163:622-3.

52. Pantel G, Probst R, Podvinec M, Gurtler N. Hearing loss and fluctuating hearing levels in X-linked hypophosphataemic osteomalacia. J Laryngol Otol. 2009;123:136-40.

53. O'Malley S, Ramsden RT, Latif A, Kane R, Davies M. Electrocochleographic changes in the hearing loss associated with X-linked hypophosphataemic osteomalacia. Acta Otolaryngol.1 1985;00:13-8.

54. Lorenz-Depiereux B, Guido VE, Johnson KR, Zheng QY, Gagnon LH, Bauschatz JD, et al. New intragenic deletions in the Phex gene clarify X- linked hypophosphatemia-related abnormalities in mice. Mamm Genome. 2004;15:151-61.

55. Gurkov R, Speierer G, Wittwer L, Kalla R. Effect of Elevated Intracranial Pressure on Amplitudes and Frequency Tuning of Ocular Vestibular Evoked Myogenic Potentials Elicited by Bone-Conducted Vibration. Ear Hear. 2016;37:e409-13.

56. Eicher EM, Southard JL, Scriver CR & Glorieux FH. Hypophosphatemia: mouse model for human familial hypophosphatemic (vitamin D-resistant) rickets. Proc Natl Acad Sci U S A. 1976;73:4667-71.

57. Seitz S, Rendenbach C, Barvencik F, Streichert T, Jeschke A, Schulze J, Amling M, Schinke T. Retinol deprivation partially rescues the skeletal mineralization defects of Phex-deficient Hyp mice. Bone. 2013;53:231-8.

58. Miyagawa K, Yamazaki M, Kawai M, Nishino J, Koshimizu T, Ohata Y, Tachikawa K, Mikuni-Takagaki Y, Kogo M, Ozono K, Michigami T. Dysregulated gene expression in the primary osteoblasts and osteocytes

isolated from hypophosphatemic Hyp mice. PLoS One. 2014;9,e93840.

59. Lyon MF, Scriver CR, Baker LR, Tenenhouse HS, Kronick J, Mandla S. he Gy mutation: another cause of X-linked hypophosphatemia in mouse. Proc Natl Acad Sci U S A. 1986;83:4899-903.

60. Wang X, Levic S, Gratton MA, Doyle KJ, Yamoah EN, Pegg AE. Spermine synthase deficiency leads to deafness and a profound sensitivity to alpha- difluoromethylornithine. J Biol Chem. 2009;284:930-7.

61. Melki SJ, Li Y, Semaan MT, Zheng QY, Megerian CA, Alagramam KN. A mouse model validates the utility of electrocochleography in verifying endolymphatic hydrops. J Assoc Res Otolaryngol. 2014;15:413-21.

62. Han F, Yu H, Li P, Zhang J, Tian C, Li H, et al. Mutation in Phex gene predisposes BALB/c-Phex(Hyp-Duk)/Y mice to otitis media. PLoS One. 2012;7:e43010.

63. Katz, Jack, et al., eds. Handbook of clinical audiology. Vol. 428. Baltimore: Williams & Wilkins, 1978.

64. Currarino G. Sagittal synostosis in X-linked hypophosphatemic rickets and related diseases. Pediatr Radiol. 2007;37:805-12.

65. Rothenbuhler A, et al. High Incidence of Cranial Synostosis and Chiari I Malformation in Children With X-Linked Hypophosphatemic Rickets (XLHR). J Bone Miner Res. 2019;34:490-496.

66. Jaszczuk P, et al. X-linked hypophosphatemic rickets and sagittal craniosynostosis: three patients requiring operative cranial expansion: case series and literature review. Childs Nerv Syst. 2016;32:887-91.

67. Regelsberger J, et al. Ultrasound in the diagnosis of craniosynostosis. J Craniofac Surg. 2006;17:623-5; discussion 626-8.

68. Schweitzer T. Diagnostic features of prematurely fused cranial sutures on plain skull X-rays. Childs Nerv Syst. 2016;32:15.

69. Berrington de Gonzalez A, et al. Relationship between paediatric CT scans and subsequent risk of leukaemia and brain tumours: assessment of the impact of underlying conditions. Br J Cancer. 2016;114:388-94.

70. Pearce MS, et al. Radiation exposure from CT scans in childhood and subsequent risk of leukaemia and brain tumours: a retrospective cohort study. Lancet. 2012;380:499-505.

71. Linz C, et al. Occipital plagiocephaly: unilateral lambdoid synostosis versus positional plagiocephaly. Arch Dis Child. 2015;100:152-7.

6. Klinik und Diagnostik – Pädiatrie

6.1. Differentialdiagnosen der Beinachsenfehlstellungen im Kindes- und Jugendalter

In der kinder-/hausärztlichen Praxis werden insbesondere Kleinkinder mit einem verspäteten Beginn des Laufalters, auffälligem Gangbild, aber auch mit Beinachsenfehlstellungen im Sinne einer Genua vara- bzw. Genua valga-Stellung vorstellig.

Dem Kinder- und Jugendarzt/Hausarzt obliegt die Lotsenfunktion, bei relativ kurzer zur Verfügung stehender Kontaktzeit mit dem Kind zu entscheiden, ob die klinischen Auffälligkeiten des Kindes noch in den physiologischen Rahmen fallen oder ob Abklärungsbedarf besteht.

Das standardisierte Vorgehen (→ Abb. 6.1) sollte rasch zu einer Diagnosestellung führen.

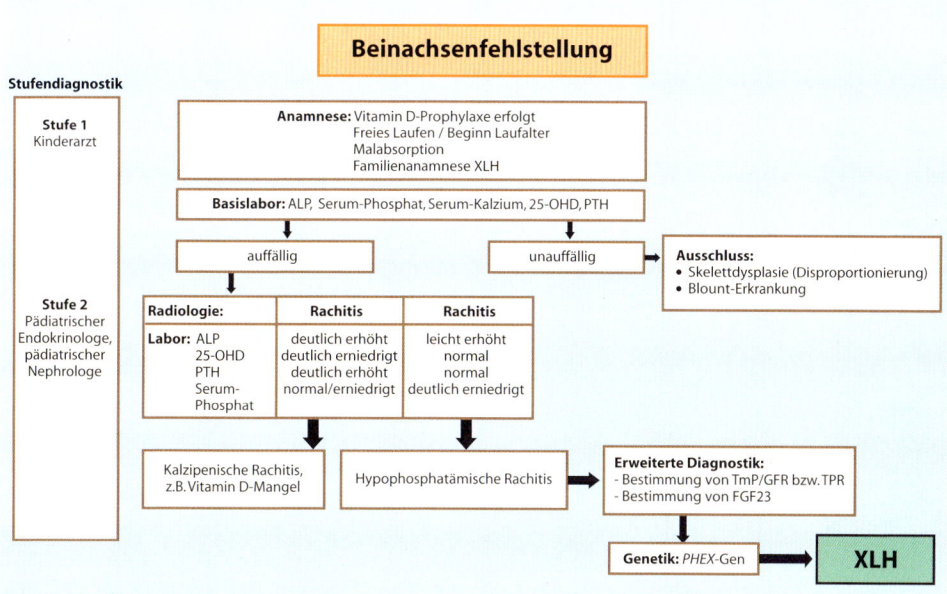

Abb. 6.1: Stufendiagnostisches Vorgehen bei Beinachsenfehlstellung (modifiziert nach [1]). ALP = Alkalische Phosphatase, 25-OHD = 25-Hydroxyvitamin D, PTH = Parathormon, TmP = Tubuläres Transportmaximum für Phosphat, GFR = Glomeruläre Filtrationsrate, TPR = Tubuläre Phosphatrückresorption, FGF23 = Fibroblasten-Wachstumsfaktor 23.

■ Abweichungen von der physiologischen Beinachsenstellung

Die Achsenfehlstellung am Kniegelenk beschreibt eine Achsabweichung zwischen Ober- und Unterschenkel. In der Frontalebene erscheint eine Achsfehlstellung bei gestreckten Beinen als O-Bein oder Genu varum, wenn der Unterschenkel im Vergleich zur Oberschenkelachse nach innen abweicht.

Ein X-Bein oder Genu valgum liegt vor, wenn der Unterschenkel im Vergleich zur Oberschenkelachse nach außen abweicht.

Zumeist sind Genu varum und Genu valgum Ausdruck eines Durchgangsstadiums der physiologischen Beinachsenentwicklung. Bei Geburt liegt zumeist eine Varusstellung vor, die sich während der ersten 2-3 Lebensjahre in eine überschießende Valgusstellung entwickelt, um im Anschluss wieder eine physiologische Valgusstellung einzunehmen.

Das Ausmaß der Achsenabweichung kann orientierend durch die Vermessung des Interkondylarbzw. des Intermalleolarabstandes erfasst werden. Befindet sich dieser außerhalb der doppelten Standardabweichung, so liegt ein pathologisches Genu valgum bzw. Genu varum vor.

Der Interkondylarabstand (ICD) gilt als Maß für die Genua vara (Knie) und beschreibt die Lücke zwischen den Kniegelenken. Der Intermalleolarabstand (IMD) ist das Maß für die Genua valga und wird an den Fußgelenken erfasst. Die Lücke zwischen den Innenknöchelchen beschreibt den Intermalleolarabstand.

Abbildung 6.2 zeigt die physiologischen Intermalleolar- und Interkondylarabstände.

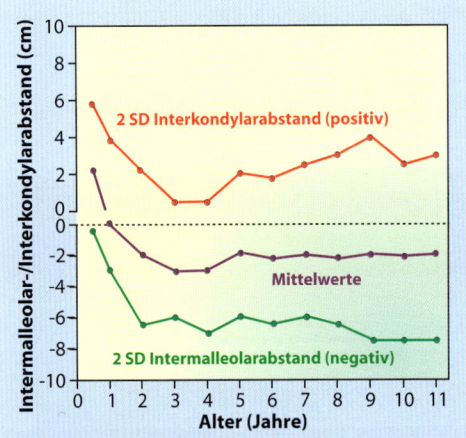

Abb. 6.2: Physiologische Intermalleolar- und Interkondylarabstände zur Beurteilung des Schweregrades der Beinachsenabweichung. Mean-Messwerte (violett) und der 2 SD-Bereich für den Interkondylarabstand (ICD) (oberer Kurvenverlauf) sowie den Intermalleolarabstand (IMD) (unterer Kurvenverlauf) (modifiziert nach [2]).

■ Blount-Erkrankung

Bei der Blount-Erkrankung liegt eine Wachstumsstörung an der medialen Wachstumsfuge der Tibia zugrunde.

Die Diagnose kann meist ab dem 2. Lebensjahr diagnostiziert werden. Es handelt sich um epiphysäre Wachstumsstörungen der proximalen Tibia, bei der sich radiologisch eine Abflachung der medialen Tibiaepiphyse mit benachbarten Ossifikationsdefekten zeigt. Die betroffenen Kinder haben zumeist keine Schmerzen und keine größeren Bewegungseinschränkungen.

Als Ursache wird oftmals Übergewicht und/oder recht frühes freies Laufen beschrieben.

Ein Genu varum bei Blount-Erkrankung bedarf nicht selten einer temporären Hemiepiphyseodese.

■ Skelettdysplasien

Bei den Skelettdysplasien handelt es sich um angeborene Störungen des Knochenknorpelgewebes, bei denen Epiphyse, Metaphyse, Diaphyse und/oder Wirbelkörper in unterschiedlicher Ausprägung betroffen sein können.

Leitsymptom ist zumeist der disproportionierte Kleinwuchs. Dieser ist über eine pathologische Armspannweite oder eine pathologische Sitzhöhe orientierend zu erfassen. Erfolgte früher die Eingrenzung der Skelettdysplasie-Formen über ein standardisiertes Röntgen (obere Extremität, untere Extremität, Beckenübersicht, Wirbelsäule), so wird heutzutage vermehrt eine genetische Panel-Untersuchung oder Exom-Sequenzierung durchgeführt. Als Beispiel für eine Skelettdysplasie mit Genua vara-Stellung sei die metaphysäre Dysplasie Typ Schmid angeführt.

■ Mineralisationsstörung des Knochens (Rachitis/Osteomalazie)

Für die altersgerechte Mineralisierung des Skelettsystems ist sowohl eine ausreichende Kalzium- als auch Phosphatkonzentration erforderlich. Schwerere Imbalancen in dem stöchiometrischen Verhältnis von Phosphat und Kalzium können dann zu einer Mineralisationsstörung an der Wachstumsfuge (Rachitis) und/oder an der Kompakta und Spongiosa (Osteomalazie) führen. Die Rachitis ist differentialdiagnostisch in Betracht zu ziehen, wenn sich u.a. folgende klinische Zeichen finden:

- Skelettveränderungen wie Kraniotabes
- zunehmende Genua valga oder vara
- verdickte Hand- und Fußgelenke
- rachitischer Rosenkranz
- Myopathie
- Tetanie
- epileptischer Krampfanfall.

Anamnestisch können Fragen zur regelmäßigen Vitamin-D-Prophylaxe und einer ausreichenden Kalziumzufuhr im Säuglings- und Kleinkindalter hilfreich sein, zudem Angaben zu familiären Knochenerkrankungen, möglichen Malabsorptionshinweisen und/oder Angaben zum Beginn des Laufens [3].

In der radiologischen Diagnostik setzt sich zunehmend ein standardisiertes Röntgen einer Hand und eines Knies durch. Mit der Verwendung des Thacher-Scores [4], mittlerweile validiert für den alimentären Vitamin-D-Mangel wie für die XLH, kann der Schweregrad der Rachitis gut beschrieben werden.

Bestätigt sich die Verdachtsdiagnose Rachitis, so ist eine Labordiagnostik erforderlich.

Die initiale Blutuntersuchung durch den Kinder- bzw. Hausarzt sollte die Bestimmung folgender Parameter beinhalten:

- Alkalische Phosphatase (ALP)
- Serum-Kalzium (S-Kalzium)
- Serum-Phosphat (S-Phosphat)
- 25-Hydroxyvitamin D (25-OHD)
- Parathormon (PTH).

Diese erlaubt dann eine Differenzierung zwischen den 2 in Frage kommenden Formen – kalzipenische und hypophosphatämische Rachitis (→ Tab. 6.1).

	ALP	S-Phosphat	S-Kalzium	25-OHD	PTH
XLH	↑	↓↓↓	normal	normal	normal
Vitamin-D-Mangel-Rachitis	↑↑↑	normal / ↓	normal / ↓	↓↓	↑↑

Tab. 6.1: Laborchemische Differenzierung zwischen Vitamin-D-Mangel-Rachitis und XLH.

Häufigste kalzipenische Rachitisform ist die Vitamin-D-Mangel-Rachitis, die vor allem in Phasen schnellen Wachstums, d.h. im 9.-36. Lebensmonat und später beim pubertären Wachstumsschub auftritt. Besonders gefährdet sind Säuglinge, die ausschließlich gestillt werden und keine Vitamin-D-Prophylaxe erhalten bzw. Säuglinge und Kleinkinder, die vegetarisch oder makrobiotisch, ohne die entsprechenden Kalzium-, Vitamin-D- und Fettzusätze ernährt werden. Außerhalb des Säuglings- und Kleinkindalters oder der Pubertät sind u.a. chronische Malabsorptionsstörungen wie z.B. die Zöliakie als Ursache auszuschließen.

Die häufigste hypophosphatämische Rachitis ist die XLH, bei der es durch den zugrunde liegenden Gendefekt (Mutation im *PHEX*) zu einer vermehrten Expression des FGF23 mit der Folge einer deutlich gesteigerten renalen Phosphatausscheidung kommt.

6.2. Diagnose der XLH

Die X-chromosomale Hypophosphatämie (XLH) ist die häufigste angeborene Rachitisform.

Ursache der Erkrankung sind inaktivierende Mutationen im *PHEX*-Gen. Das *PHEX*-Gen wird in Osteozyten, Osteoblasten und Odontoblasten exprimiert.

Mutationen im *PHEX*-Gen führen über eine vermehrte Expression des Fibroblasten-Wachstumsfaktors 23 (FGF23) zu einem erhöhten re-

nalen Phosphatverlust und einer verminderten Phosphatabsorption im Darm. Folge ist eine ausgeprägte Hypophosphatämie, über die es u.a. zu einer Störung der Knochenmineralisation (Rachitis/Osteomalazie) kommt. Laborchemischer Indikator der gestörten Knochenmineralisation bzw. des pathologischen stöchiometrischen Verhältnisses von Kalzium und Phosphat ist die erhöhte Alkalische Phosphatase-Aktivität.

Des Weiteren kommt es zu einer Akkumulation von Inhibitoren der Mineralisation, wie z.B. ASARM-Peptiden und Osteopontin (OPN) in bereits kalzifizierter Knochenmatrix [5, 6].

■ Diagnose von familiären Fällen von XLH

Die XLH resultiert aus genetischen Veränderungen im *PHEX*-Gen und folgt einem X-chromosomal dominanten Vererbungsmuster. Dies bedeutet, dass die von XLH betroffenen Väter die Erkrankung an all ihre Töchter, aber an keinen ihrer Söhne weitergeben.

XLH-betroffene Mütter haben ein 50-prozentiges Risiko, eine betroffene Tochter oder einen betroffenen Sohn zu haben. Etwa 85-90% der familiären Fälle von XLH sind mit Mutationen im *PHEX*-Gen assoziiert.

Bei Säuglingen, bei denen ein oder beide Elternteile an XLH erkrankt sind, sollte ein biochemisches Screening in den ersten 2-4 Lebensmonaten mit Bestimmung des Serum-Phosphats und der

Alkalischen Phosphatase erfolgen. Meist sind beide Parameter in den ersten 6 Lebensmonaten nicht verändert, dann ist es zumeist die Alkalische Phosphatase, die langsam in den oberen Normbereich bzw. in den pathologischen Bereich ansteigt. Grundsätzlich wichtig bei der Beurteilung von Laborwerten im Kindes- und Jugendalter ist die Berücksichtigung altersgerechter Normwerte. Bei betroffenen Eltern kann auch durch die postnatale Entnahme von Nabelschnurblut bzw. mittels einer bereits in der Neonatalphase abgenommenen Blutprobe, eine *PHEX*-Sequenzierung zur Diagnosesicherung initiiert werden [7].

Die frühzeitige molekulargenetische Bestätigung der Diagnose XLH könnte zu einer frühen gezielten medikamentösen Therapie mit dem FGF23-Antikörper (Burosumab) führen.

Aktuell (08/22) liegt für XLH-Patienten vor Vollendung des 1. Lebensjahres noch keine zugelassene Indikation für die Burosumab-Therapie vor.

■ Diagnose von *De-novo*-Fällen der XLH

Die XLH ist die häufigste angeborene Rachitisform (1:20.000) und damit auch die häufigste hereditäre hypophosphatämische Rachitis. Etwa 20-30% der XLH ist auf *De-novo*-Fälle zurückzuführen.

Die Erkrankung manifestiert sich klinisch meist am Ende des 1. Lebensjahres, häufiger im 2. Lebensjahr.

Es können verschiedene klinische Symptome auf die Verdachtsdiagnose XLH hinweisen:

- Entwicklung einer auffälligen Schädelform (Dolichozephalie), die Folge einer vorzeitigen Fusion der Sagittalnaht ist [8]

- Verzögertes Laufalter: breitbasiges, watschelndes Gangbild und zunehmende Beinachsenfehlstellung (zumeist Genua vara)

- Progredienter disproportionierter Kleinwuchs mit zum Teil schon bei Diagnosestellung vorhandener pathologischer Wachstumsgeschwindigkeit

- Ausbildung von Zahnfisteln, Zahnabszessen mit vorzeitigem Zahnverlust bei einem kariesfreien Gebiss

Zumeist haben diese Patienten eine längere diagnostische Odyssee hinter sich, wenn bei der klinischen Symptomatik einer Beinachsenstellung der Diagnostik-/Behandlungspfad falsch eingeschlagen wurde. Das mittlere Alter bei Diagnosestellung kann dann unter Umständen bis zu 4 Jahren betragen.

Radiologisch finden sich u.a.

- im Säuglingsalter Auftreibungen und Becherungen im Bereich der metaphysären Wachstumszone der langen Röhrenknochen

- Veränderungen im Bereich der Knie- und Sprunggelenke

- ein pathologischer Thacher-Score als Maß für die Schwere der rachitischen Veränderungen [9]

Charakteristisch ist eine mediale Verbreiterung der Epiphysen am distalen Femur und an der proximalen Tibia sowie eine O-Beinstellung der Unterschenkel mit einem keilförmigen Defekt der statisch überbelasteten medialen Tibiametaphyse. Mit zunehmendem Alter ist bei unbehandelten Patienten eine grobe Trabekelzeichnung der Röhrenknochen und paradoxerweise eine Erhöhung der Knochendichte (exzessive Anhäufung von intermittierend verkalktem Osteoid) erkennbar.

In der Laboranalytik sind folgende Parameter anzutreffen:

- deutlich erniedrigtes Serum-Phosphat

- eine nur leicht erhöhte Alkalische Phosphatase

- eine deutlich verminderte tubuläre Phosphatrückresorption, als Funktion der glomerulären Filtrationsrate (TmP/GRFR), wobei der Wert der fraktionellen tubulären Phosphatrückresorption (TRP) durchaus noch im Normbereich liegen kann

- Parathormon zumeist im normalen Referenzbereich

- $1,25\text{-}(OH)_2D_3$ im Normbereich, aber für das Ausmaß der Hypophosphatämie pathologisch zu niedrig.

- das intakte FGF23 findet sich hochnormal bzw. pathologisch erhöht

- ein 25-OHD-Mangel muss grundsätzlich vor der Diagnostik ausgeschlossen werden [10]

Die Diagnosesicherung XLH erfolgt dann mittels molekulargenetischer Untersuchung des *PHEX*-Gens.

Für die Kinder und Jugendlichen mit der Diagnose XLH steht eine gezielte medikamentöse Therapie mit einem FGF23-Antikörper (Burosumab) zur Verfügung.

Frühzeitige Diagnose und zielgerichteter Therapieansatz könnten der Entwicklung schwerer Beinachsenfehlstellungen vorbeugen, Schädeldeformierungen mit möglichen neurologischen Komplikationen verhindern, für eine gute Zahngesundheit sorgen, die Körperlängenentwicklung verbessern und den Patienten zu einer altersgerechten körperlichen Belastbarkeit verhelfen.

6.3. Differentialdiagnose der FGF23-vermittelten hypophosphatämischen Rachitiden (HR)

Die XLH ist in ca. 80% Ursache der hypophosphatämischen Rachitis. Die weiteren Formen einer FGF23-vermittelten hypophosphatämischen Rachitis haben ähnliche, aber nicht immer identische klinische und radiologische Merkmale. Sollte die *PHEX*-Genanalytik negativ sein, so ist eine erweiterte molekulargenetische Analyse mittels HR-Genpanel-Untersuchung hilfreich (→ Kap. 2.).

■ Autosomal dominante hypophosphatämische Rachitis (ADHR)

Die ADHR ist deutlich seltener als die X-chromosomale Hypophosphatämie. Ihre Prävalenz wird auf 1:100.000 geschätzt. Die autosomal dominant erbliche Rachitis unterscheidet sich laborchemisch und röntgenologisch nicht von der XLH. Die Penetranz ist oft unvollständig und der Schweregrad der Erkrankung kann erheblich variieren. Sie kann sich klinisch erst im Verlauf des Kindesalters oder im Erwachsenenalter manifestieren. Patienten mit ADHR weisen Mutationen im FGF23-Gen auf [11]. Normalerweise wird das sezernierte FGF23 über Endopeptidasen abgebaut. Bei Patienten mit ADHR führten Mutationen in zwei eng benachbarten Argininresten (Arg 176 und Arg 179) jedoch zu einer veränderten Proteinstruktur im Bereich der proteolytischen Spaltstellen des Proteins, sodass dessen Abbau gestört ist und biologisch aktives FGF23 im Körper akkumuliert. Der Eisenstatus ist ein wichtiger Regulator der FGF23-Stoffwechselwege. ADHR-Patienten sollten auf einen Serum-Eisenmangel untersucht werden, da dieser mit einer erhöhten FGF23-Expression assoziiert ist und somit für schwerere ADHR-Krankheitsverläufe verantwortlich sein kann [12].

Die Behandlung der ADHR erfolgt mit Calcitriol und Phosphat. Falls vorhanden, kann eine geeignete Eisentherapie die tubuläre PO4-Rückresorption normalisieren und ein Absetzen von Calcitriol und PO4-Ergänzung erlauben.

■ Autosomal rezessive hypophosphatämische Rachitis Typ 1 (ARHR1)

Bei der ARHR Typ 1 kommt es durch inaktivierende Mutationen im Dentin-Matrix-Protein (DMP) 1 zur erhöhten Expression von FGF23 in den Osteozyten und Osteoblasten. Die pathologisch erhöhten FGF23-Konzentrationen führen über die Hemmung des Na-Pi-Kotransportersystems zum renalen Phosphatverlust mit den Konsequenzen Störung des Kalzium-Phosphat-Produkts und nachfolgender Störung der Skelett- und Zahnmineralisation.

Im Gegensatz zu anderen HR-Formen kann eine Osteosklerose an der Schädelbasis und dem Schädeldach auftreten. Mäkitie fand eine Haploinsuffizienz bei heterozygoten Trägern [13]. Klinik, Labor- und radiologische Veränderungen waren bei ihnen nur mild ausgeprägt.

■ Autosomal rezessive hypophosphatämische Rachitis Typ 2 (ARHR2)

Lorenz-Depiereux et al. beschrieben erstmals in 4 Familien mit hypophosphatämischer Rachitis inaktivierende Mutationen im Ektonucleotid-Pyrophosphatase/Phosphodiesterase-1-Gen (*ENPP1*-Gen) [14]. Durch die Bildung von anorganischem Pyrophosphat (PPi) spielt das ENPP1-Protein eine wichtige Rolle bei der Regulierung des Pyrophosphatspiegels, der Knochenmineralisierung und der Weichteilverkalkung. Die Mineralanreicherung in den Knochen wird bestimmt durch das Verhältnis von Phosphat und PPi, das durch ENPP1 ausgeglichen wird. ENPP1-Knockout-Mäuse zeigen eine gestörte Knochenentwicklung und eine Zunahme der FGF23-Expression. *ENPP1*-Mutationen erhöhen die Serumspiegel von FGF23. Allerdings ist der dieser erhöhten Expression zugrunde liegende Mechanismus noch nicht vollständig verstanden. Bei der ENPP1-bedingten ARHR2 findet sich im Gegensatz zu der ENPP1-bedingten Generalisierten Verkalkung der Arterien im Kleinkindalter (GACI) eine deutlich stärkere Hypophosphatämie, die möglicherweise einen „Schutzmechanismus" vor der arteriellen Verkalkung darstellt.

Eine konventionelle Therapie der ARHR2 mit Phosphat und aktiviertem Vitamin D sollte nur unter strengen laborchemischen und sonographischen Kontrollen (Gefäße, Herz, Niere) erfolgen, um mögliche extrazelluläre kristalline Ablagerungen von Hydroxyapatit zu verhindern. Ziel der Therapieeinstellung sollte eine ALP im Normbereich sowie ein normales PTH sein.

ENPP1-Mutationen können aber auch zu dem von Rutsch beschriebenen schweren, nicht selten in den ersten Lebensjahren letal verlaufenden Krankheitsbild GACI (Generalisierte Verkalkung der Arterien im Kleinkindalter) führen [15]. Er fand ENPP1-Mutationen bei jungen Patienten mit der ursprünglichen Diagnose Idiopathische infantile Arterienverkalkung. Diese autosomal rezessiv vererbte Erkrankung ist gekennzeichnet durch Verkalkungen zahlreicher Arterien sowie einer ausgeprägten Myointimaproliferation, die zu Arterienstenosen führen. Patienten mit GACI haben zumeist nur eine milde Hypophosphatämie.

■ Autosomal rezessive hypophosphatämische Rachitis Typ 3 (ARHR3; Raine-Syndrom)

Raine beschrieb erstmals 1989 ein Krankheitsbild mit generalisierter Osteosklerose der periostalen Knochenbildung, ektopen Kalzifikationen im Gehirn, ausgeprägtem Zahnbefall sowie kraniofazialen Dysmorphien [16].

Die Krankheit wird durch Mutationen im family with sequence similarity 20, member C (FAM20C) verursacht. Der Vererbungsmodus ist autosomal rezessiv.

Zunächst wurden nur Fälle beschrieben, die in den ersten Lebenswochen verstarben, doch inzwischen wurden auch nicht-letale Fälle publiziert.

FAM20C wird hauptsächlich in Osteoblasten, Odontoblasten und Ameloblasten des Skelett- und Zahngewebes exprimiert und ist ein neuer FGF23-Regulator.

Mutationen im FAM20C führen zu einer Verminderung der Transkription von DMP1, aus der erhöhte FGF23-Konzentrationen mit den bekannten Beeinflussungen der Expression der Natrium-/Phosphat-Kotransporter an den Nieren resultieren.

Radiologisch findet sich eine generalisierte Osteosklerose sämtlicher Knochen einschließlich der Schädelbasis. In der Schädelsonographie lassen sich ausgedehnte Verkalkungen um die Ventrikel,

in den Basalganglien und dem Thalamus nachweisen.

Interessanterweise verbessert sich der Phosphatverlust mit der Zeit und die Serum-Phosphatwerte sind bis zum Ende der Pubertät im niedrigen Normalbereich [17].

■ Hypophosphatämische Rachitis mit Hyperparathyreoidismus

Diese Form der hereditären Hypophosphatämie wird durch eine De-novo-Translokation mit einem Bruchpunkt auf Chromosom 13q13.1, in der Nähe des Klotho-Gens, verursacht, die zu hohen Plasmaspiegeln von α-Klotho, dem FGFR-Ko-Rezeptor von FGF23, führt. Die erhöhten FGF23-Spiegel führen dann über einen vermehrten renalen Phosphatverlust zu einer Hypophosphatämie.

Die Translokation führt zu erhöhten α-Klotho- und FGF23-Serumspiegeln und einer β-Glucuronidase-Aktivität. Bei der Erkrankung liegen Hypophosphatämie, erhöhte Serum-PTH-Spiegel und vermehrte renale Phosphatausscheidung vor. Der Hyperparathyreoidismus wird auf eine diffuse Nebenschilddrüsenhyperplasie zurückgeführt, die möglicherweise Folge der erhöhten α-Klotho-Konzentrationen ist.

■ Fibröse Dysplasie (FD)/McCune-Albright-Syndrom (MAS)

Bei der fibrösen Dysplasie (FD)/dem McCune-Albright-Syndrom (MAS) wird der gesunde Knochen durch fibröses Gewebe ersetzt.

Die skelettale Läsion kann monostotisch (solitär) oder polyostotisch (multiple Läsionen) sein. Die FD kann allein auftreten oder Teil des McCune-Albright-Syndroms sein. Das Krankheitsbild wird verursacht durch somatische postzygotische gain-of-function-Mutationen im GNAS-Gen, das für Gsα kodiert und Aktionen zahlreicher G-Protein-gekoppelter Rezeptoren vermittelt, die den cAMP/PKA-Signalweg nutzen [18].

Diese für das McCune-Albright-Syndrom verantwortlichen Missense-Mutationen betreffen nur einen von zwei Aminosäureresten, nämlich Arg201 oder Gln227. Betroffene Patienten haben typischerweise Café-au-lait-Flecken und verschiedene Endokrinopathien, wie z.B. Wachstumshormonexzess, Hyperthyreose, Cushing-Syndrom oder Pseudo-Pubertas praecox [19].

Obwohl die fibrösen Knochenzellen FGF23 exprimieren, werden eine schwere Hypophosphatämie und klassische hypophosphatämische Rachitis nur selten beobachtet. Ursache dafür könnte eine veränderte FGF23-Spaltung aufgrund einer verminderten Glykosylierung und erhöhter Furin-Aktivität in den Knochenmarksstromazellen sein.

Die mit FD einhergehenden Knochenschmerzen können erfolgreich mit Bisphosphonaten behandelt werden. Hingegen wurde eine signifikante Beeinflussung der Größe der Knochenläsionen unter Bisphosphonaten nicht beobachtet.

Die Behandlung mit Bisphosphonaten senkt nachweislich auch die Serum-FGF23-Spiegel, wobei der Rückgang des Serum-FGF23 mit einem Anstieg der Serum-1,25$(OH)_2D_3$-Spiegel korreliert. Es gibt begrenzte Daten zur Wirksamkeit und Sicherheit von Denosumab (Anti-RANKL-Antikörper) in der Therapie bei FD.

■ Epidermal-Naevus-Syndrom (ENS)

Das Epidermal-Naevus-Syndrom (ENS) ist eine seltene angeborene Kombination von epidermalem Nävus und Mitbeteiligungen anderer Organsysteme infolge von Entwicklungsstörungen der Augen, des Skelettes, des Nerven-, des Herzkreislaufsystems oder des Urogenitaltraktes.

Das Schimmelpenning-Feuerstein-Mims-Syndrom gehört zur Gruppe der Epidermal-Naevus-Syndrome (ENS) und ist ein neuroektodermales Fehlbildungssyndrom mit Beteiligung von Haut, Nervensystem sowie häufig auch der Augen.

Bei dem Krankheitsbild wurden aktivierende somatische Mutationen mit Mosaikbildung in den folgenden Genen gefunden [20]:

- *NRAS*-Gen auf Chromosom 1p13.2
- *HRAS*-Gen auf Chromosom 11p15.5
- *KRAS*-Gen auf Chromosom 12p12.1

Bei Geburt finden sich Hautveränderungen mit zahlreichen linear angeordneten, den Blaschko-Linien folgenden Talgdrüsenaevi hauptsächlich an Kopf und Hals, auch an der Mundschleimhaut. Meist ist nur eine Körperhälfte betroffen. Im Weiteren können sich dann entwickeln: multiple Naevuszellnaevi mit Warzenbildungen, partielle Alopezie der Kopfhaut, eine Schädelasymmetrie mit knöchernen Vorwölbungen, schwere Entwicklungsstörung des Gehirns mit geistiger Behinderung, zentrale Lähmungen (spastische Hemiparesen), epileptische Anfälle. An Augenbeteiligung finden sich u.a. Mikroophthalmie, Kolobom,

Dermoidzyste, Hornhauttrübung, Symblepharon, Nystagmus, Ptosis.

Hinzu können Meningiom, Optikusgliom, Osteoklastom und Ameloblastom, Osteofibrom, Osteomalazie, Hämangiomatose, Kardiomyopathie, Aortenisthmusstenose, Inguinalhernie oder Klitorishypertrophie treten.

Die stark pathologischen FGF23-Serumkonzentrationen führen über eine ausgeprägte Hypophosphatämie neben einer schweren Mineralisationsstörung des Skeletts auch zu einer ausgeprägten Muskelschwäche mit dem Verlust motorischer Fähigkeiten bei den zumeist betroffenen Kleinkindern.

■ Cutanes skelettales Hypophosphatämie-Syndrom (CSHS)

Das lineare Naevus-sebaceus-Syndrom ist eine seltene, sporadisch auftretende und sehr variable Erkrankung, die durch eine papillomatöse epidermale Hyperplasie sowie Anomalien in mehreren Organsystemen einschließlich neurologischer, ophthalmologischer, kardiovaskulärer und urogenitaler Fehlbildungen gekennzeichnet ist. Ebenso finden sich skelettale Dysplasien und z.T. erhebliche Knochenmineralisationsstörungen aufgrund einer Hypophosphatämie. Postulierte man zunächst eine FGF23-mRNA- oder Proteinexpression in den Hautläsionen der Patienten, so werden nun mehr die dysplastischen Knochenläsionen als Quelle für den zirkulierendem FGF23-Exzess angenommen.

Die Penetranz ist oft unvollständig und der Schweregrad der Erkrankung kann stark variieren.

■ Osteoglophone Dysplasie

Osteoglophone Dysplasie ist eine sehr seltene autosomal dominante Störung, Prävalenz <1:1.000.000, verursacht durch heterozygote *Gain-of-Function*-Mutationen im *FGFR1*-Gen.

Bei der Erkrankung finden sich u.a. klinisch rhizomelischer Kleinwuchs, Zahnanomalien, ausgeprägte kraniofaziale Anomalien, radiologisch eine Kraniosynostose, Wirbelkörperanomalien, metaphysäre Veränderungen sowie eine fibröse Dysplasie und laborchemisch die bekannten Veränderungen der HR [21]. Es wird postuliert, dass die aktivierenden Mutationen im *FGFR1* die FGF23-Bildung im Knochengewebe stimulieren.

Krankheitsbild	Mutiertes Gen/Chromosom	Klinische Symptome	Mechanismus
X-chromosomale Hypophosphatämie (Phosphatdiabetes)	*PHEX* / Xp22.1	Beinachsenfehlstellung, disproportionierter Kleinwuchs, Zahnabszesse/-fisteln	Vermehrte Expression des FGF23/verminderte Inaktivierung des FGF23
Autosomal dominante hypophosphatämische Rachitis	*FGF23* / 12p13.3	Beinachsenfehlstellung, disproportionierter Kleinwuchs, Knochenschmerzen, Frakturen, Muskelschwäche	FGF23-Protein resistent gegenüber dem Abbau
Autosomal rezessive hypophosphatämische Rachitis Typ 1	*DMP1* / 4q22.1	Disproportionierter Kleinwuchs	Vermehrte Expression des FGF23
Autosomal rezessive hypophosphatämische Rachitis Typ 2	*ENPP1* / 6q23.2	Beinachsenfehlstellung, disproportionierter Kleinwuchs, Arterielles Verkalkungsrisiko	Vermehrte Expression des FGF23
Autosomal rezessive hypophosphatämische Rachitis Typ 3 (Raine-Syndrom)	*FAM20c* / 7q22.3	Osteokslerose, Dysmorphien, schwere Zahnveränderungen	Vermehrte Expression des FGF23
Hypophosphatämische Rachitis und Hyperparathyreoidismus	*KLOTHO* / 13q13.1	Nephrokalzinose, Nephrolithiasis	Vermehrte Transkription des FGF23, erhöhte α-KLOTHO- und β-Glukoronidase-Aktivität
McCune-Albright-Syndrom	*GNAS*	Mono-/polyostotische fibröse Dysplasie, Hyperpigmentation, Endokrinopathien	Vermehrte Expression des FGF23
Epidermale Naevus-Syndrome: Schimmelpenning-Feuerstein-Mims	*KRAS / HRAS / NRAS* / 1p13.2	Naevus sebaceus	Hypersekretion von FGF23 im Naevus
Osteoglophone Dysplasie	*FGFR1* / 8p12	Kraniosynostosis, Mittelgesichtshypoplasie, Rhizomele Chondrodysplasie	Vermehrte Expression des FGF23

Tab. 6.2: Genetik und Pathologie FGF23-vermittelter hereditärer hypophosphatämischer Rachitiden.

Krankheitsbild	S-Phosphat	S-Kalzium	ALP	TmP/GFR	$1,25(OH)_2D_3$	PTH	FGF23
X-chromosomale Hypophosphatämie (Phosphatdiabetes)	↓↓	N	↑	↓	↓ / N	↑ / N	↑ / N
Autosomal dominante hypophosphatämische Rachitis	↓↓	N	↑	↓	↓ / N	↑ / N	↑ / N
Autosomal rezessive hypophosphatämische Rachitis Typ 1	↓↓	N	↑	↓	↓ / N	↑ / N	↑ / N
Autosomal rezessive hypophosphatämische Rachitis Typ 2	↓↓	N	↑	↓	↓ / N	↑ / N	↑ / N
Autosomal rezessive hypophosphatämische Rachitis Typ 3 (Raine-Syndrom)	↓↓	N	↑ / N	↓ / N	↓ / N	↑ / N	↑ / N
Hypophosphatämische Rachitis und Hyperparathyreoidismus	↓↓	N	↑	↓	↓ / N	↑↑	↑
McCune-Albright-Syndrom	N / ↓	N	↑ / N	↓ / N	↓ / N	↑ / N	↑ / N
Epidermale Naevus-Syndrome: Schimmelpenning-Feuerstein-Mims	N / ↓	N	↑ / N	↓ / N	↓ / N	↑ / N	↑ / N
Osteoglophone Dysplasie	↓↓	N	↑ / N	↓ / N	↓ / N	↑ / N	↑ / N

Tab. 6.3: Biochemische Befunde FGF23-vermittelter hereditärer hypophosphatämischer Rachitiden. N = normal, ↑ = erhöht, ↓ = verringert, ↓↓ = stark verringert.

6.4. Wachstum bei Kindern mit XLH

■ Einleitung

Kinder mit X-chromosomaler Hypophosphatämie (XLH) weisen eine früh einsetzende Wachstumsstörung auf, die sich bereits im Säuglings- und frühen Kleinkindesalter klinisch manifestiert [10]. Es besteht jedoch auch eine große phänotypische Variabilität. Die Körperlänge/-höhe liegt zum Zeitpunkt der Diagnosestellung, die bei negativer Familienanamnese meist im 2. oder 3. Lebensjahr erfolgt, bei ca. der Hälfte der Patienten bereits unter der 3. Perzentile. Betroffene Kinder zeigen einen disproportionierten Kleinwuchs mit relativ langem Körperrumpf und verkürzten Extremitäten sowie rachitische Beinverbiegungen [22]. Eine frühzeitige Behandlung mit oraler Phosphatgabe und aktiviertem Vitamin D führt bei den Kindern zwar zu einer deutlichen Verbesserung der Rachitis und begrenzt die Bildung von Zahnabszessen, führt aber nur selten zu einem signifikanten Aufholwachstum. Aufgrund des in der frühen Kindheit erworbenen Wachstumsdefizits sind daher mehr als die Hälfte aller XLH-Patienten trotz langjähriger Behandlung als Erwachsene kleinwüchsig. Grundsätzlich sollte eine Therapie möglichst früh eingeleitet werden – optimalerweise im 1. Lebensjahr –, da der bereits in den ersten beiden Lebensjahren erworbene Wachstumsrückstand später nur sehr schwer aufgeholt werden kann. Im Folgenden wird auf die Pathophysiologie der Wachstumsstörung bei XLH und deren therapeutische Möglichkeiten inklusiver neuer therapeutischer Ansätze wie der Behandlung mit einem FGF23-Antikörper (Burosumab) eingegangen.

6.4.1. Pathogenese der Wachstumsstörung bei XLH

Die epiphysäre Wachstumsplatte, insbesondere deren Zone der hypertrophen Chondrozyten („Blasenknorpelzone"), ist verantwortlich für die longitudinale endochondrale Knochenbildung und bestimmt die endgültige Länge der Knochen. Defekte in der Entwicklung der Wachstumsplatte oder Frakturen können zu Wachstumsstörungen führen. Physiologisch werden Geschwindigkeit und Ausmaß des Wachstums durch die Kombination von Chondrozytenproliferation, Matrixproduktion und Größenzunahme der hypertrophen Chondrozyten bestimmt. In diesem Abschnitt finden normalerweise keine Zellteilungen mehr statt [23]. Prinzipiell führt eine persistierende Hypophosphatämie, insbesondere in Verbindung mit einem Mangel an aktiviertem Vitamin D, wie er bei der XLH vorliegt, unabhängig von deren Genese über eine Mineralisierungsstörung des Wachstumsknorpels („Hypophosphatämische Rachitis") zu einer Wachstumsstörung [24]. Darüber hinaus werden weitere Faktoren wie 1) ein bisher nicht ausreichend charakterisierter primärer Osteoblasten-/Chondrozytendefekt und 2) direkte Einflüsse des bei der Erkrankung vermehrt im Knochen exprimierten phosphaturischen Hormons Fibroblast Growth Factor 23 (FGF23) diskutiert [25].

Die XLH wird durch Mutationen im *PHEX*-Gen (lokalisiert auf Chromosom Xp22.1) verursacht, das für ein zelloberflächengebundenes Proteinspaltungsenzym (phosphatregulierende neutrale Endopeptidase, PHEX) codiert, welches vorwiegend in Osteoblasten, Osteozyten und Zähnen (Odontoblasten und Zementoblasten) exprimiert ist [26]. Der Befund, dass PHEX auch von Chondrozyten stark exprimiert wird, und seine Expression von Transkriptionsfaktoren der Chondrogenese beeinflusst wird [27], legt nahe, dass der Verlust der PHEX-Funktion direkt zur Pathogenese der Wachstumsstörung und zu Veränderungen der Organisation der Wachstumsplatte (Rachitis) beitragen könnte. Die Hyp-Maus ist ein

orthologes Tiermodell der XLH. Hyp-Mäuse weisen tiefgreifende Anomalien der Wachstumsplatte auf, obwohl eine detaillierte Analyse der Struktur und Dynamik des Wachstumsknorpels in diesem Tiermodell noch aussteht. Es ist bekannt, dass die epiphysäre Wachstumsplatte bei Hyp-Mäusen proximal-distal dicker ist als in der normalen Wachstumsplatte [28]. Diese Befunde legen nahe, dass der primäre Skelettdefekt in Hyp-Mäusen nicht durch eine gestörte Osteoblasten-Differenzierung verursacht wird, sondern auf einer Beeinträchtigung der Mineralisierung durch die Osteoblasten beruht [29].

Neuere Befunde weisen darauf hin, dass FGF23 direkt die Proliferation und Differenzierung von Chondrozyten in der Wachstumsplatte hemmt, so dass die vermehrte Expression von FGF23 im Knochen mit konsekutiver Erhöhung der FGF23-Serumspiegel eine kausale Rolle bei der Pathogenese der Wachstumsstörung bei XLH spielen könnte. Kawai et al. führten sehr elegante *in vitro*- und *ex vivo*-Untersuchungen an Mittelfußknochen von gesunden Mäusen durch, um zu prüfen, inwieweit FGF23 auch direkt das Wachstum beeinflussen kann [30]. Sie konnten zeigen, dass FGF23 einen Proteinkomplex mit löslichem Klotho (sKL), das durch Abspaltung der extrazellulären Domäne des membranständigen FGF23-Co-Rezeptors Klotho entsteht, bildet und das lineare Wachstum der Mittelfußknochen in Anwesenheit von sKL unterdrückt, was durch Ko-Inkubation mit neutralisierenden Antikörpern gegen FGF23 oder durch *knock down* des FGF-Rezeptors 3 (FGFR3) antagonisiert wurde. Zusätzlich wurde die Bindung von FGF23 an FGFR3 in Anwesenheit von sKL deutlich verstärkt. Histologisch war die Länge der proliferierenden Zone vermindert und ging mit einer verminderten Chondrozytenproliferation einher. FGF23/sKL unterdrückte die Expression von Indian Hedgehog (Ihh), und die Verabreichung von Ihh-Protein normalisierte wiederum teilweise die unterdrückende Wirkung von FGF23/sKL auf das Metatarsalwachstum. Die intraperitoneale Verabreichung von sKL in Hyp-Mäusen, einem Mausmodell für XLH (s.o.), verursachte eine Abnahme der Länge der proliferierenden Zone, die mit einer verminderten Chondrozytenproliferation verbunden war, ohne den zirkulierenden Phosphatspiegel zu verändern. Diese Befunde deuten darauf hin, dass die Unterdrückung der Chondrozytenproliferation durch FGF23 über eine Aktivierung des FGFR3 und der konsekutiven Hemmung des Ihh-Signalwegs eine ursächliche Rolle bei der Entwicklung der Wachstumsretardierung bei XLH haben könnte.

Studien an Menschen und Mäusen warfen die Frage auf, ob die Normalisierung von Serumkalzium, Phosphat oder beidem erforderlich ist, um den Phänotyp der Wachstumsplatte und damit das Längenwachstum zu normalisieren. Tierexperimentelle Arbeiten an der Calcium-Sensing-Rezeptor-*Knock out*-Maus CasR (ein murines Modell der familiären Hyperkalzämie) belegen, dass die Korrektur der Parathormon- und Phosphat-Spiegel entscheidend für eine normale Knorpelreifung ist [31]. Sabbagh et al. fanden eine verminderte Apoptoserate in hypertrophen Chondrozyten der Hyp-Maus im Vergleich zu Kontrollen [32], was zeigt, dass normale Phosphatspiegel auch für den Zelltod hypertropher Chondrozyten erforderlich sind. Liu et al. explantierten Knochen von Hyp-Mäusen in Wildtyp-Mäuse und zeigten, dass Hyp-Knochen eine nahezu normalisierte Wachstumsplattenbreite aufweisen, wenn sie normalen Phosphatkonzentrationen ausgesetzt wurden [33]. Somit deuten all diese Studien darauf hin, dass sowohl Phosphat als auch FGF23 als wichtige Regulatoren der Wachstumsplattenreifung und Knochenbildung anzusehen sind [34].

6.4.2. Spontanes Wachstum vor Therapie

Nach der Geburt finden sich bei Kindern mit XLH normale Körpermaße in Bezug auf Länge und Gewicht [35, 36]. Die Kinder entwickeln jedoch bereits im Säuglingsalter eine progrediente Wachstumsstörung. Cagnoli et al. untersuchten in einer deutschlandweiten retrospektiven Studie in den 1990er Jahren das spontane Längenwachstum von 127 XLH-Patienten vor Therapiebeginn (→ Abb. 6.2a) [35]. Hierbei zeigte sich ein signifikante negative Assoziation zwischen der alterskorrigierten Körperlänge und Alter bei Diagnosestellung mit einem Nadir bei 4,3 Jahren mit im Mittel -3,2 SDS (Standard Deviation Score). Die mittlere alterskorrigierte Körperlänge/-höhe betrug bei Mädchen bei Diagnosestellung im ersten Lebensjahr -2,0 SDS (Jungen -2,2 SDS), bei Diagnosestellung im Alter zwischen 1 und 5 Jahren -1,9 SDS (Jungen -1,6 SDS) und bei späterer Diagnosestellung -2,1 SDS (Jungen -3,0 SDS).

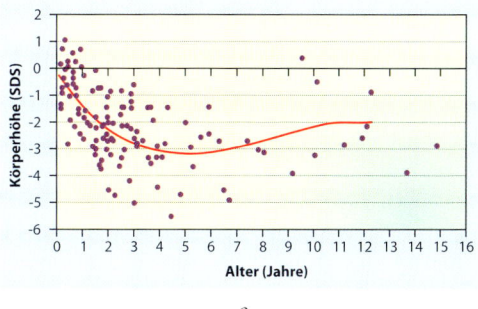

a

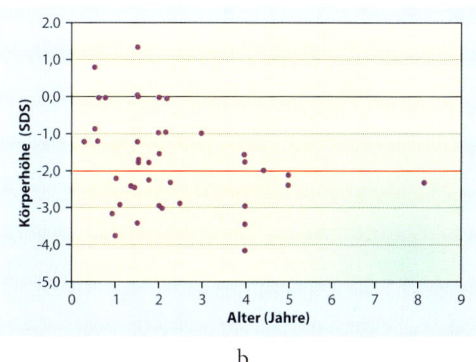

b

Abb. 6.3a+b: Körperhöhe dargestellt als Standard Deviation Score (SDS) zum Zeitpunkt der Diagnosestellung bei 127 XLH-Patienten (67 Mädchen) aus einer deutschen Studie (**a**) [35] und bei 40 spanischen Patienten (**b**) [37].

In einer neueren spanischen Studie bei 40 Kindern mit XLH zeigte sich bei 55% der Patienten zum Zeitpunkt der Diagnosestellung (mittleres Alter 2,0 Jahre) ein Kleinwuchs (< 2 SDS) [35, 37]. Die mittlere alterskorrigierte Körperhöhe betrug -1,89 SDS (→ Abb. 6.3b). Allerdings zeigte sich eine große Spannweite von -4,2 SDS bis 1,3 SDS, was sich mit früheren kleineren Studien deckt und die große phänotypische Variabilität der Erkrankung belegt. Bei 87% der Patienten lag die Körperhöhe unter der 50. Perzentile. In beiden genannten Studien fanden sich keine Unterschiede zwischen Jungen und Mädchen, obwohl der X-chromosomale Erbgang dies eigentlich nahelegt. An dieser Stelle ist anzumerken, dass in allen größeren Untersuchungen keine Einflüsse des Geschlechts auf den klinischen Phänotyp bei XLH-Patienten vor und unter Therapie gezeigt haben.

6.4.3. Körperproportionen bei XLH

In den 1950er und 1960er Jahren wurde bereits von mehreren Autoren auf die bei Patienten mit XLH bestehende Körperdisproportion im Sinne einer Verkürzung der unteren Extremitäten und einer relativ normalen Länge des Körperrumpfes hingewiesen [35, 38, 39]. Steendijk und Herweijer berichteten 1984 über anthropometrische Daten von 16 Patienten mit XLH im Alter von 4 bis 14 Jahren [40]. Die mittlere alterskorrigierte Körperhöhe der Patienten betrug -2,1 SDS, die mittlere subischiale Beinlänge -2,6 SDS und die mittlere Sitzhöhe -0,9 SDS.

Zivicnjak et al. berichteten über die Ergebnisse einer deutschlandweiten Studie zur Anthropometrie bei 76 Kindern und Jugendlichen mit XLH [41]. Trotz adäquater Behandlung mit Calcitriol- und Phosphatsubstitution, die in einem medianen Alter von 1,9 Jahren (Spannweite 0,0-12,4 Jahre) begonnen wurde, zeigten die XLH-Patienten einen ausgeprägten disproportionierten Kleinwuchs, was hauptsächlich auf eine verminderte Beinlänge zurückzuführen war; die Armlänge und die Rumpfhöhe waren weniger stark betroffen (→ Abb. 6.4a). Dies führte zu einem stark erhöhten Sitzhöhenindex (d.h. Verhältnis zwischen Sitzhöhe und Körperhöhe), der mit der Schwere des Kleinwuchses signifikant korrelierte (→ Abb. 6.4b). Die mittlere Körperhöhe betrug -2,48 SDS, die mittlere Beinlänge -2,90 SDS, die mittlere Armlänge -1,81, die mittlere Sitzhöhe -0,99 SDS und der mittlere Sitzhöhenindex war auf 2,80 SDS erhöht (jeweils p<0,05 versus gesunde Kinder).

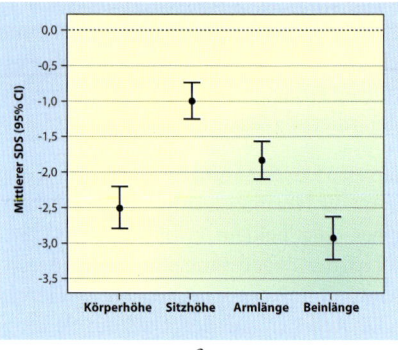

a

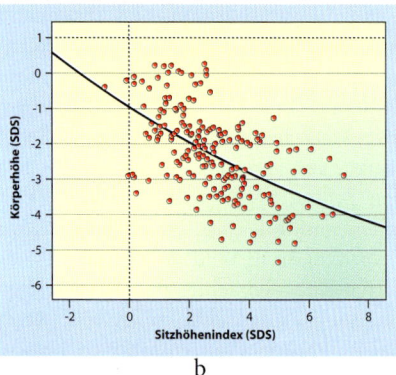

b

Abb. 6.4a+b: Anthropometrische Querschnittsdaten bei 76 Kindern mit XLH unter konventioneller Therapie: (**a**) Mittlere Standard Deviation Scores (SDS) und 95% Konfidenzintervalle (CI) für Körperhöhe, Sitzhöhe und Arm- und Beinlänge. Die Patienten zeigten einen disproportionierten Kleinwuchs. Die Beinlänge war am stärksten beeinträchtigt, wohingegen die Rumpflänge am wenigsten beeinträchtig war. (**b**) Korrelation zwischen der Körperhöhe und dem Sitzhöhenindex (Verhältnis von Körperhöhe und Sitzhöhe) als Maß der Disproportionierung (modifiziert nach [41]).

Die alterskorrigierte Beinlänge zeigte sowohl im Kindesalter (2-9 Jahre) als auch im Jugendalter [32-35] einen progredienten Abfall (jeweils p<0,001) (→ Abb. 6.5a). Im Gegensatz dazu nahm der Sitzhöhen-SDS in der späten Kindheit signifikant zu, was auf ein entkoppeltes Wachstum der Beine und des Rumpfes hindeutet und zu einem immer größer werdenden Sitzhöhenindex als Maß der Körperdisproportion führte (→ Abb. 6.5b). Damit weisen XLH-Patienten trotz medikamentöser Behandlung im Kindes- und Jugendalter ein entkoppeltes Wachstum von Beinen und

Rumpf auf, was wiederum das bereits bestehende Missverhältnis zwischen Rumpf- und Beinlänge verstärkt. Wichtig zu erwähnen ist, dass der Grad der Beinverbiegungen nur schwach mit der Beinlänge assoziiert war und nur etwa 15% der Gesamtvariabilität erklärte. Der Befund, dass die unteren Gliedmaßen bei XLH stärker betroffen sind als die oberen Gliedmaßen und die Wirbelsäule, spiegelt höchstwahrscheinlich die Tatsache wider, dass die Beine als gewichtstragende Extremitäten in der Regel höheren mechanischen Belastungen ausgesetzt sind als die oberen Gliedmaßen und die Wirbelsäule. Außerdem ist die Aktivität der Wachstumsplatten, die wiederum die Rate der endochondralen Knochenbildung und damit die Knochenlänge bestimmt, in der Regel im Kniebereich am höchsten. Daher ist diese Region auch am stärksten anfällig für die Entwicklung von Rachitis und Wachstumsstörungen.

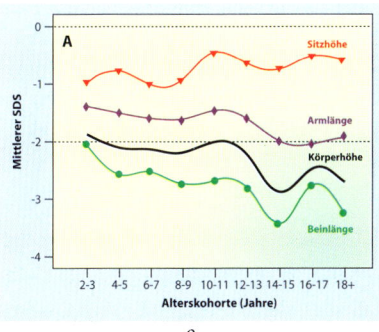

a

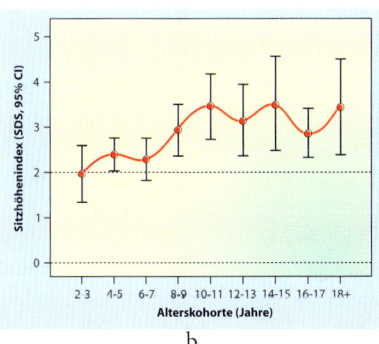

b

Abb. 6.5a+b: Verlauf der Körperhöhe (schwarz), Sitzhöhe (rot) und Arm- (violett) und Beinlänge (grün) (**a**) sowie des Sitzhöhenindex (**b**) bei 76 Kindern mit XLH unter konventioneller Therapie. Für den Sitzhöhenindex ist das 95%-Konfidenzintervall angegeben (modifiziert nach [41]).

6.4.4. Wachstum unter konventioneller Therapie

Eine Therapie mit Phosphat und aktiviertem Vitamin D führt in der Regel zu einer deutlichen Besserung der rachitischen Skelettveränderungen und der damit verbundenen Beschwerden. Prinzipiell ist festzuhalten, dass das initial unter Therapie meist bei jungen Patienten zu beobachtende bessere Längenwachstum hauptsächlich durch die Verbesserung der rachitischen Beinverbiegungen erzielt wird [10]. Seikaly et al. beobachteten bei 36 Kindern mit XLH unter einer alleinigen Calcitrioltherapie als auch unter einer kombinierten Therapie mit oralem Phosphat (mittleres Alter bei Therapiebeginn 2,6 Jahre) ein signifikantes Aufholwachstum [42]. So stieg innerhalb von 5 Jahren die alterskorrigierte Körperhöhe von -3,2 auf -2,0 SDS bzw. von -2,8 SDS auf -2,0 SDS signifikant an. Die kumulativen Effekte einer konventionellen Therapie auf das Längenwachstum bei Kindern mit XLH werden jedoch kontrovers diskutiert. In einer 1989 publizierten Studie von Stickler und Morgenstern wurde sogar die Hypothese formuliert, dass eine konventionelle Therapie keinen positiven Einfluss auf das Längenwachstum bei XLH-Patienten hat [43]. In dieser retrospektiven Analyse wiesen in der Kindheit behandelte XLH-Patienten als Erwachsene die gleiche mittlere Endgröße (ca. -3,2 SDS) wie ihre unbehandelten ebenfalls von der Erkrankung betroffenen Geschwister auf. Hierbei handelt es sich jedoch wahrscheinlich um eine Positivselektion, deren Aussagekraft infrage zu stellen ist. In einem Leserbrief wurde dies sehr gut von der Arbeitsgruppe von Johannes Brodehl aufgegriffen [44]. Sie berichteten über 16 XLH-Patienten, die zu keinem Zeitpunkt behandelt wurden (Verwandte von Patienten unter Therapie). Die mittlere Endgröße dieser Patienten betrug -2,27 SDS, die der behandelten Patienten betrug -2,08 SDS. Damit waren beide Gruppen wie in der Studie von Stickler und Morgenstern vergleichbar. Allerdings zeigte sich in der behandelten Gruppe ein signifikanter Anstieg der alterskorrigierten Körperhöhe von -2,8 SDS bei Therapiebeginn auf -2,4 SDS zum Zeitpunkt der letzten Beobachtung, was für einen positiven Effekt der Behandlung spricht. Einschränkend muss jedoch festgehalten werden, dass in den meist retrospektiv durchgeführten Studien in der Regel kein deutliches Aufholwachstum jenseits des frühen Kleinkindesalters unter einer konventionellen Therapie zu verzeichnen war, so dass diese im besten Fall eine weitere Progredienz der Wachstumsstörung verhindert (→ Abb. 6.6) [41]. So zeigte sich auch in der oben erwähnten spanischen Studie kein Anstieg der alterskorrigierten Körperhöhe über einen mittleren Behandlungszeitraum von 7,4 Jahren [37]. In einer 2014 publizierten dänischen Studie (n=15) zeigte sich sogar ein Abfall der alterskorrigierten Körperhöhe von initial -0,9 SDS zum Zeitpunkt der Diagnosestellung (mittleres Alter, 2,0 Jahre) auf -1,7 SDS bei letzter Beobachtung nach einer mittleren Behandlungsdauer von 7,7 Jahren [45]. Viele andere kleinere Studien fanden ebenfalls keine oder nur geringe Anstiege der alterskorrigierten Körperhöhe unter einer konventionellen Therapie.

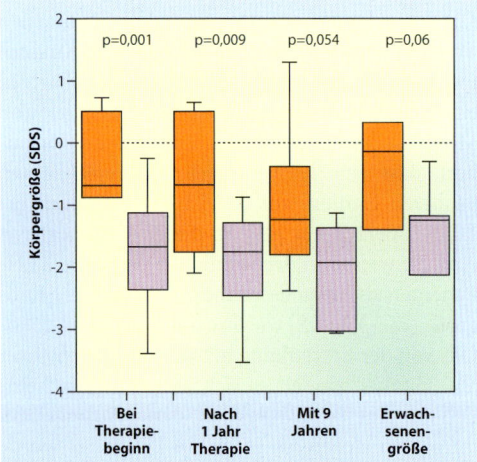

Abb. 6.6: Körpergröße bei XLH-Patienten, die entweder innerhalb der ersten 12 Lebensmonate (orange) oder danach (violett) mit einer Phosphat- und Calcitriol-Behandlung begonnen haben. Die Abbildung zeigt die Körpergröße zu Beginn der Behandlung, am Ende des ersten Behandlungsjahres, im Alter von 9 Jahren und bei der endgültigen Körpergröße (Erwachsenengröße oder vorhergesagte Erwachsenengröße). Der untere Rand jedes Kästchens zeigt die 25., die Querlinie die 50. und der obere Rand die 75. Perzentile an; die untere und obere Linie zeigen die Minimal- und Maximalwerte an (modifiziert nach [46]).

In einer kürzlich publizierten internationalen Studie wurden die Wachstumsdaten von 228 XLH-Patienten (132 Mädchen), die alle eine meist im 2. Lebensjahr begonnene konventionelle Behandlung erhielten, bis zum Alter von 13 Jahren analysiert [36]. Im Vergleich mit gesunden Kindern lag die mittlere Körperhöhe/-länge bei Jungen im Alter von 3 Monaten, 6 Monaten, 9 Monaten, 1 Jahr und 2 Jahren auf der 46., 37., 26., 18. bzw. 5. Perzentile. Für Mädchen ergaben sich ähnliche Werte: 52., 37., 25., 18. bzw. 7. Perzentile. Das jährliche Wachstum von Kindern mit XLH lag im Alter von 1 Jahr unter dem von gesunden Kindern und nahm während der frühen Kindheit progressiv ab, wobei die mediane Körperhöhe im Alter zwischen 2 und 8 Jahren unter der 8. Perzentile lag. Die Autoren schlussfolgerten, dass Kinder mit XLH im ersten Lebensjahr einen progredienten Kleinwuchs aufweisen, der trotz nachfolgender Behandlung mit Phosphat und aktiviertem Vitamin D zumindest bis zum Alter von 13 Jahren persistiert. Eine Therapie sollte möglichst früh eingeleitet werden, da der bereits in den ersten beiden Lebensjahren erworbene Wachstumsrückstand später nur sehr schwer aufgeholt werden kann. Einschränkend muss festgehalten werden, dass in dieser Studie nicht zwischen dem Spontanwachstum der Patienten und Wachstum unter konventioneller Therapie unterschieden werden konnte, so dass die letztendlichen Effekte einer Therapie gegenüber dem natürlichen Wachstumsverlauf nicht beurteilbar sind.

6.4.5. Wachstum unter Frühtherapie

In drei Studien wurde bei einer größeren Anzahl von Patienten der Einfluss einer Frühtherapie, d.h. Beginn der Therapie im ersten Lebensjahr, untersucht. Die frühe Diagnosestellung war bei allen Patienten aufgrund einer positiven Familienanamnese erfolgt.

Kruse et al. berichteten 1998 über eine prospektive Studie des Wachstums von 8 Säuglingen mit XLH, die ab einem mittleren Alter von 0,1 Jahren über insgesamt 2,4 Jahre behandelt wurden [47]. Die mittleren Dosierungen von Phosphat (40-60 mg/kg/die bezogen auf elementaren Phosphor) und Calcitriol (20-40 ng/kg/die) waren mit denen bei älteren Kindern verwendeten vergleichbar. Zum Zeitpunkt der letzten Beobachtung zeigte sich nur bei 2 von 8 Patienten ein Kleinwuchs. Die mittlere alterskorrigierte Körperhöhe betrug -1,6 SDS (Spannweite -2,7 bis -0,4 SDS).

In einer retrospektiven kanadischen Studie analysierten Makitie et al. die Wachstumsdaten, die biochemischen Parameter und die Röntgenbilder von 19 adäquat mit Phosphat und aktiviertem Vitamin D behandelten XLH-Patienten (→ Abb. 6.6) [46]. Die Patienten wurden basierend auf dem Alter bei Behandlungsbeginn in zwei Gruppen eingeteilt (Gruppe 1, <1,0 Jahre; Gruppe 2, ≥1,0 Jahre). Die mediane Körperhöhe war in Gruppe 1 bei Behandlungsbeginn (-0,4 SDS vs. -1,7 SDS, p=0,001), am Ende des ersten Behandlungsjahres (-0,7 SDS vs. -1,8 SDS, p =0,009), während der gesamten Kindheit (p>0,05) und bis zur prognostizierten Erwachsenengröße (-0,2 SDS vs. -1,2 SDS, p=0,06) höher als in Gruppe 2. Der Grad der Hypophosphatämie war in beiden Gruppen ähnlich, aber die alkalische Phosphatase im Serum war in Gruppe 2 während der gesamten Kindheit deutlich höher. Passend hierzu waren die röntgenologischen Zeichen der Rachitis in Gruppe 2 ausgeprägter. Aber auch Patienten mit früher Behandlung entwickelten signifikante rachitische Skelettveränderungen.

In einer weiteren retrospektiven Studie aus London wurde das Wachstum bei frühem Behandlungsbeginn (im 1. Lebensjahr, n=10, Gruppe 1) und späterem Behandlungsbeginn (nach dem 1. Lebensjahr, n=13, Gruppe 2) verglichen [48]. Die Behandlungsdauer und die Höhe der verordneten Medikamentendosen waren in beiden Gruppen vergleichbar. Die mediane Körperhöhe bei Behandlungsbeginn war in Gruppe 1 normal (0,1 SDS, Interquartilenbereich (IR) -1,3 bis 0,4) und in Gruppe 2 signifikant erniedrigt (-2,1 SDS, IR -2,8 bis -1,4)). Die mediane alterskorrigierte Körperhöhe bei letzter Beobachtung war in Gruppe 1 signifikant besser als in Gruppe 2 (-0,7 SDS versus -2,0 SDS).

Zusammenfassend belegen diese Studien, dass eine im frühen Säuglingsalter begonnene Behandlung zu einem verbesserten Outcome bei Patienten mit XLH führt, sich die Skelettentwicklung jedoch nicht vollständig normalisiert. Sie unterstreichen die Bedeutung einer frühen Diagnose, um eine Behandlung einzuleiten, bevor das Wachstum bereits stark beeinträchtigt ist.

6.4.6. Pubertäres Wachstum

Friedman et al. führten eine detaillierte Wachstumsanalyse bei 12 mit Phosphat und aktiviertem Vitamin D behandelten Kindern bis zum Erreichen der Endgröße durch [49]. In der präpubertären Wachstumsphase wiesen die Kinder ein Perzentilen-paralleles Wachstum knapp unterhalb der 3. Perzentile auf. Die Höhe des pubertären Größenzuwachses und der zeitliche Ablauf der klinischen Pubertätsentwicklung waren mit dem von gesunden Kindern vergleichbar. Steendijk et al. berichteten über einen adäquaten Beginn und Höhe des pubertären Wachstumsspurts bei 11 XLH-Patienten [50]. In einer 2004 publizierten kanadischen Studie wurde ebenfalls über einen normalen pubertären Größenzuwachs bei 6 weiblichen XLH Patienten berichtet [51].

6.4.7. Erwachsenengröße unter konventioneller Therapie

Die in den letzten zwei Jahrzehnten berichtete mediane Erwachsenengröße bei in der Kindheit behandelten XLH-Patienten (medianes Alter bei Therapiebeginn 2,2 Jahre) betrug -2,1 SDS (Bereich -2,7 bis -1,8 SDS) [51-56]. Das heißt, dass mehr als 50% der erwachsenen XLH-Patienten trotz konventioneller Therapie kleinwüchsig sind. Inwieweit eine Therapie mit Burosumab die Endgröße bei XLH-Patienten beeinflusst, ist nicht bekannt.

6.4.8. Einflussfaktoren auf das Wachstum von Kindern mit XLH

In mehreren Studien wurde versucht, den Schweregrad der XLH mit dem longitudinalen Wachstum der Kinder zu korrelieren. Berndt et al. beobachteten einen schwachen, aber signifikanten Zusammenhang zwischen der Höhe der Phosphatschwelle (TmP/FGR) zum Zeitpunkt der Diagnosestellung und der erzielten Endgröße der Patienten [57]. Im Einklang mit dieser Untersuchung beobachteten Kruse et al. unter einer Calcitriol-/Phosphattherapie eine positive Korrelation zwischen der Höhe der Phosphatspiegel und der Wachstumsrate im frühen Säuglingsalter [47]. Zivicnjak et al. beobachteten eine signifikante, jedoch nur schwache Korrelation zwischen der Höhe der Serumphosphatspiegel und der alterskorrigierten Körperhöhe und der alterskorrigierten Beinlänge sowie eine negative Korrelation zwischen der Höhe der Phosphatspiegel und dem Sitzhöhenindex [41]. Im Gegensatz dazu fand sich keine Korrelation zwischen der Höhe der alterskorrigierten Sitzhöhe und der Phosphatspiegel.

Stickler und Morgenstern berichteten über einen signifikanten Zusammenhang zwischen dem Schweregrad der Knochendeformitäten (Anzahl der Osteotomien) und der erzielten Endgröße der Patienten [43]. Im Gegensatz dazu fand sich – wie oben bereits ausgeführt – in der Arbeit von Zivicjnak et al. nur eine geringe Korrelation zwischen der alterskorrigierten Körperhöhe und dem Grad der Beindeformitäten [41]. Letzteres deckt sich sehr gut mit den oben erwähnten Befunden, dass sich bei Patienten unter Burosumab-Therapie trotz weitgehender Ausheilung der Rachitis mit Begradigung der Beine kein relevantes Aufholwachstum zeigt (s.u.).

Außerdem stellt wie bei anderen Erkrankungen, die zu einer Störung des Längenwachstums führen, die genetische Zielgröße einen wichtigen Einflussfaktor der zu erwartenden Endgröße der Patienten dar. Darüber hinaus wurde keine Genotyp-Phänotyp-Korrelation in Bezug auf die Körperhöhe bei XLH-Patienten beobachtet [58].

Zusammenfassend lässt sich sagen, dass nur eine schwache Korrelation zwischen den klinisch fassbaren Variablen und dem Längenwachstum bei Kindern mit XLH nachweisbar ist. Dies belegt die hohe phänotypische Variabilität der Erkrankung und unterstreicht, dass wir leider noch sehr wenig über die zugrundeliegenden pathophysiologischen Störungen jenseits von FGF23 und Serumphosphat bei dieser Erkrankung wissen.

6.4.9. Wachstum unter Therapie mit Burosumab

Burosumab ist ein rekombinanter humaner monoklonaler Antikörper (IgG1), der an FGF23 bindet und dadurch dessen Aktivität hemmt. Durch die Gabe von Burosumab können die bei XLH-Patienten aufgrund der erhöhten FGF23-Serumspiegel erniedrigten Serumphosphat- und 1,25-Vitamin-D-Spiegel normalisiert werden, was mit einer deutlichen Besserung der rachitischen Skelettveränderungen einhergeht [59]. Die Effekte von Burosumab auf das Längenwachstum wurden bisher bei Kindern mit XLH im Alter von 1 bis 12 Jahren in 3 klinischen Studien über einen Zeitraum von bis zu 16 Monaten untersucht [60-62].

Carpenter et al. untersuchten das Längenwachstum unter einer 64-wöchigen Burosumab-Therapie bei 52 Kindern mit XLH im Alter von 4 bis

12 Jahren, die alle zuvor eine langjährige konventionelle Therapie erhalten hatten [60]. Die Hälfte der Patienten erhielt jeweils 2-wöchige oder 4-wöchige Burosumab-Gaben (→ Abb. 6.7). In beiden Gruppen zeigte sich eine nicht signifikante Änderung der alterskorrigierten Körperhöhe von im Mittel 0,15 SDS (2-wöchige Gaben: 0,19 SDS; 4-wöchige Gaben 0,12 SDS).

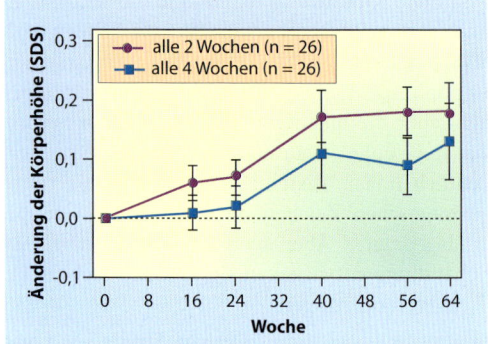

Abb. 6.7: Längenwachstum unter einer 64-wöchigen Burosumab-Therapie bei 52 Kindern mit XLH im Alter von 4 bis 12 Jahren, die alle zuvor eine langjährige konventionelle Therapie erhalten hatten. Die Hälfte der Patienten erhielt jeweils 2-wöchige oder 4-wöchige Burosumab-Gaben. In beiden Gruppen zeigte sich eine nicht signifikante Änderung der alterskorrigierten Körperhöhe von im Mittel 0,15 SDS (2-wöchige Gaben: 0,19 SDS; 4-wöchige Gaben 0,12 SDS) (modifiziert nach [60]).

Imel et al. untersuchten den Einfluss einer 2-wöchigen Burosumab-Therapie (n=28) im Vergleich zu einer konventionellen Therapie (n=29) bei Kindern im Alter von 1 bis 12 Jahren im Rahmen einer offenen randomisierten Studie [61]. Bei Studienbeginn war die mittlere Körperhöhe auf -2,05 SDS (konventionelle Gruppe) bzw. -2,32 SDS (Burosumab-Gruppe) reduziert. In beiden Gruppen zeigten sich nach einer Behandlungsdauer von 40 Wochen keine signifikanten Änderungen der alterskorrigierten Körperhöhe (konventionelle Therapie 0,08 SDS; Burosumab 0,15 SDS). Die Differenz zwischen den Änderungen in den beiden Gruppen betrug nach 40 Behandlungswochen 0,07 SDS (p=0,3507).

Whyte et al. berichteten über das Längenwachstum bei 13 Kindern mit XLH im Alter von 1 bis 4 Jahren, die über einen Zeitraum von 64 Monaten mit Burosumab behandelt wurden [62]. Alle Patienten erhielten zuvor eine konventionelle Therapie über einen mittleren Behandlungszeitraum von 16 Monaten. Die mittlere alterskorrigierte Körperhöhe betrug bei Behandlungsbeginn -1,38 SDS (entsprechend der 18. Perzentile), nach 40 Wochen -1,65 SDS (entsprechend der 13. Perzentile) und nach 64 Wochen -1,64 SDS (entsprechend der 13. Perzentile, p jeweils >0,05 versus Therapiebeginn). Die Autoren interpretierten die Ergebnisse dahingehend, dass Burosumab in dieser Altersgruppe über eine Behandlungsdauer von 64 Wochen zwar nicht zu einem Aufholwachstum führte, jedoch eine progrediente Wachstumsstörung, die in der Regel unter einer konventionellen Therapie zu erwarten wäre, verhinderte (s.o.).

Zusammenfassend lässt sich konstatieren, dass Burosumab im Kindesalter über einen Behandlungszeitraum von bis zu 64 Wochen zu keinem substantiellen Aufholwachstum bei Kindern mit XLH im Alter von 1 bis 12 Jahren führte, jedoch eine in der Regel unter konventioneller Therapie zu beobachtende progrediente Wachstumsstörung verhindern kann. Diese ernüchternden Befunde könnten möglicherweise auf den in Kap. 6.4.1. ausgeführten primären Chondroblasten-/Osteoblastendefekt zurückzuführen sein, der naturgemäß durch eine Burosumab-Therapie nicht zu beeinflussen wäre. Es gilt zu prüfen, inwieweit ein früherer Therapiebeginn, eine längere Behandlungsdauer und/oder die Kombination mit einer Wachstumshormon (GH)-Therapie (s.u.) ein anhaltendes bzw. adäquates Aufholwachstum und damit eine normale Erwachsenengröße bei diesen Patienten ermöglicht.

6.4.10. Wachstumshormontherapie

Die Effekte einer GH-Therapie werden ausführlich in Kapitel 8.3. besprochen. Zusammenfassend ist zu sagen, dass die Gabe von rekombinantem humanem GH (rhGH) bei kleinwüchsigen Kindern mit XLH zu einer anhaltenden Zunahme der alterskorrigierten Körperhöhe während Behandlungszeiträumen von bis zu 3 Jahren führte. Kinder vor der Pubertät sprachen besser auf rhGH an als pubertäre Patienten [10]. Die Verabreichung von rhGH war mit einem vorübergehenden Anstieg der Serumspiegel von Phosphat und Parathormon verbunden. Eine randomisiert-kontrollierte auf zunächst 3 Jahre ausgelegte Studie bei Kindern mit XLH mit stark ausgeprägtem Kleinwuchs zeigte im Vergleich zu den Kontrollpersonen eine deutliche Verbesserung des Wachstums ohne Beeinflussung der Körperproportionen [41]. Die Auswertung der Patientendaten, die bis zum Erreichen der Endgröße behandelt wurden, zeigten allerdings in der Wachstumshormon-Gruppe keine signifikant höheren Endgrößen. In einer anderen, jedoch nicht-randomisierten Studie war die Erwachsenengröße gegenüber Kontrollen erhöht [55, 63]. In einer aktuellen europäischen Therapieempfehlung wird daher keine Routinebehandlung mit rhGH für pädiatrische XLH-Patienten empfohlen. Bei Kindern mit stark ausgeprägtem Kleinwuchs kann jedoch eine rhGH-Therapie in Betracht gezogen werden, vorausgesetzt, dass die Werte der alkalischen Phosphatase und des Parathormons gut kontrolliert werden [10].

6.4.11. Ausblick – zukünftige Therapieoptionen

Eine konventionelle Therapie mit Phosphat und aktiviertem Vitamin D als auch mit Burosumab führt nur selten zu einem substantiellen Aufholwachstum, wobei Ergebnisse nach längeren Behandlungszeiträumen mit Burosumab abzuwarten sind. Ein Therapiebeginn mit Burosumab im ersten Lebensjahr könnte theoretisch einen Abfall der alterskorrigierten Körperlänge in dieser Phase des physiologisch raschen Wachstums verhindern und damit die Endgrößenprognose der Patienten deutlich verbessern. Dies wird in einer derzeit laufenden Therapiestudie geprüft. Auch eine Behandlung mit rhGH konnte in kleinen kontrollierten Studien keine signifikante Steigerung der Endgröße bei XLH Patienten erzielen, so dass neue therapeutische Ansätze gefragt sind.

FGF23, das bei XLH im Plasma deutlich erhöht ist, aktiviert nach Bindung an den FGF-Rezeptor/Klotho-Komplex den nachgeschalteten MAP-Kinase (MAPK)-Signalweg, dessen Folgen zumindest teilweise den Phänotyp der Patienten erklärt [26]. Die Arbeitsgruppe von Fernando Santos postulierte, dass die pharmakologische Hemmung der MAPK bei XLH sowohl für die Mineralisierung als auch die Proliferation der Wachstumsknorpelzellen förderlich wäre [64]. Darüber hinaus wollten sie prüfen, inwieweit eine Kombinationstherapie eines MAPK-Inhibitors mit GH, welche bekanntlich die Proliferation der

Wachstumsknorpelzellen stimuliert, die Effekte des MAPK-Inhibitors modifizieren könnte. Um diese Fragen zu beantworten, wurden präpubertäre Hyp-Mäuse eingesetzt. Wie zu erwarten, waren unbehandelte Hyp-Mäuse stark wachstumsverzögert und wiesen ausgeprägte Veränderungen in der Wachstumsplattenstruktur und -dynamik sowie eine verminderte Knochenmineralisierung auf. GH beschleunigte das Wachstum und verbesserte die Mineralisierung und den kortikalen Knochen, aber es führte nicht zu einer Normalisierung der Wachstumsplatten- und trabekulären Knochenstrukturen. Im Gegensatz dazu verbesserte die MAPK-Inhibition das Wachstum und die Rachitis und führte zu einer nahezu normalen Organisation der Wachstumsplatte. Daher war die Verabreichung eines MAPK-Signalweg-Inhibitors plus GH die effektivste Behandlung aufgrund der positiven synergistischen Effekte auf die Wachstumsplatte und Knochenstrukturen. Diese Studien sprechen dafür, dass eine Überaktivierung des MAPK-Signalwegs die letzten Schritte der Hypertrophie der Chondrozyten der epiphysären Wachstumszone beeinflusst, die sowohl für das Wachstum als auch die Organisation der Wachstumsplatte essentiell ist. Die Kombination von GH und MAPK-Inhibition stellt daher einen vielversprechenden neuen Ansatz zur Behandlung der XLH dar. Alternativ könnte eventuell auch eine Kombinationstherapie mit Burosumab und GH effektiv sein, um sowohl die Rachitis als auch das Wachstum bei XLH zu verbessern. Klinische Studien zu diesen Ansätzen stehen jedoch aus.

Literatur

1. Schnabel D. Krumme Beine und watschelndes Gangbild - klinische Symptome der XLH. Kinderärztliche Praxis. 2020;91: Sonderheft XLH, 3-5.

2. Greene WB. Genu varum and Genu valgum in children: Differential diagnosis and guidelines for evaluation. Comprehensive Therapy. 1996;22:22-29.

3. Schnabel D. Knochenmineralisationsstörungen im Kindes- und Jugendalter. Kinder- und Jugendmedizin. 2018;18:101-106.

4. Thacher TD, Fischer PR, Pettifor JM, Lawson JO, Manaster BJ, Reading JC. Radiographic scoring method for the assessment of the severity of nutritional rickets. J Trop Pediatr. 2000;46:132-9.

5. Beck-Nielsen SS, Mughal Z, Haffner D, Nilsson O, Levtchenko E, Ariceta G, de Lucas Collantes C, Schnabel D, Jandhyala R, Mäkitie O. FGF23 and its role in X-linked hypophosphatemia-related morbidity. Orphanet J Rare Dis. 2019;14:1-25.

6. Schnabel D, Hiort O. Endokrine Störungen des Mineralhaushaltes bei Kindern und Jugendlichen, in: Hiort O, Danne T, Wabitsch M (Hrsg.) Pädiatrische Endokrinologie und Diabetologie, 2. Auflage: 475-498, Springer Verlag, Berlin 2019

7. Rothenbuhler A, Schnabel D, Högler W, Linglart. A. Diagnosis, treatment-monitoring and follow-up of children and adolescents with X-linked hypophosphatemia (XLH). Metabolism. 2020;103 Suppl:1-10.

8. Dahir K, Roberts MS, Krolczyk S, Simmons JH. X-linked hypophosphatemia: a new era in management. Journal of the Endocrine Society. 2020;4:1-15.

9. Thacher TD, Pettifor JM, Tebben PJ, Creo AL, Skrinar A, Mao M, Chen CY, Chang T, San Martin J, Carpenter TO. Rickets severity predicts clinical outcomes in children with X-linked hypophosphatemia: Utility of the radiographic Rickets Severity Score. Bone. 2019;122:76-81.

10. Haffner D, Emma F, Eastwood D, Biosse Duplan M, Bacchetta J, Schnabel D, Wicart P, Bockenhauer D, Santos F, Levtchenko E, Harvent P, Kirchhoff M, Di Rocco, F Chaussain C, Brandi LM, Savendahl L, Briot K, Kamenicky P, Rejnmark L, Linglart A. Clinical practice recommendations for the diagnosis and management of X-linked hypophosphatemia. Nat Rev Nephrol. 2019;15:435-455.

11. Gohil A, Imel EA. FGF23 and associated disorders ogf phosphate wasting. Rediatric Endocrinology Reviews Vot. 2019;17:17-34.

12. Bitzan M, Goodyer PR. Hypophosphatemic Rickets. Pediatr Clin N Am. 2019;66:179-207.

13. Mäkitie O, Pereira RC, Kaitila I, Turan S, Bastepe M, Laine T, Kröger H, Cole WG, Jüppner H. Long-term clinical outcome and carrier phenotype in autosomal recessive hypophosphatemia caused by novel DMP1 mutation. J Bone Miner Res. 2010;25:2165-2174.

14. Lorenz-Depiereux B, Schnabel D, Tiosano D, Häusler G, Strom TM. Loss-of-function ENPP1 mutations cause both generalized arterial calcification of infancy and autosomal-recessive hypophosphatemic rickets. Am J Hum Genet. 2010;6:267-72.

15. Rutsch F, Ruf N, Vaingankar S, Toliat MR, Suk A, Höhne W, Schauer G, Lehmann M, Roscioli T, Schnabel D et al. Mutations in ENPP1 are associates with idiopathic infantile arterial calcification. Nat Genet. 2003;34:379-381.

16. Raine J, Winter RM, Davey A, Tucker SM .Unknown syndrome: microcephaly, hypoplastic nose, exophthalmos, gum hyperplasia, cleft palate, low set ears, and osteosclerosis. J Med Genet. 1989;26:786-788.

17. Rafaelsen SH, Räder H, Fagerheim AK, Knappskog P, Carpenter TO, Johannsson S, Bjerknes R. Exome sequencing reveals FAM20c mutations associated with fibroblast growth factor 23-related hypophosphatemia,

dental abnormalities, and ectopic calcification. JBMR. 2013;26:1378-1385.

18. Christov M, Jüppner H. Phosphate homeostasis disorders. Best Pract Res Clin Endocrinol Metab. 2018;32:685-706.

19. Goretti M, Penido MG, Alon US. Hypophosphatemic rickets due to perturbations in renal tubular function. Pediatr Nephrol. 2014;29:361-373.

20. Lim YH, Ovejero D, Sugarman JS, DeKlotz CMC, Maruri A, Eichenfield LF, Kelley P, Jüppner H, Gottschalk M, Tifft CJ, Gafni RI, Boyce AM et al. Multilineage somatic activating mutations in HRAS and NRAS cause mosaic cutaneous and skeletal lesions, elevated FGF23 and hypophosphatemia. Hum Mol Genet. 2014;23:397-407.

21. Acar S, Demir K, Shi Y. genetic causes of rickets. J Clin Res Pediatr Endocrinol. 2017;9(Suppl. 2):88-105.

22. Zivicnjak M, Schnabel D, Billing H, Staude H, Filler G, Querfeld U, Schumacher M, Pyper A, Schroder C, Bramswig J, Haffner D, Hypophosphatemic Rickets Study Group of Arbeitsgemeinschaft fur Padiatrische Endokrinologie and Gesellschaft fur Padiatrische Nephrologie. Age-related stature and linear body segments in children with X-linked hypophosphatemic rickets. Pediatr Nephrol (Berlin, Germany). 2011;26:223-231.

23. Hunziker EB. Mechanism of longitudinal bone growth and its regulation by growth plate chondrocytes. Microsc Res Tech. 1994;28:505-519.

24. Santos F, Fuente R, Mejia N, Mantecon L, Gil-Peña H, Ordoñez FA. Hypophosphatemia and growth. Pediatr Nephrol (Berlin, Germany). 2013;28:595-603.

25. Fuente R, Gil-Peña H, Claramunt-Taberner D, Hernández O, Fernández-Iglesias A, Alonso-Durán L, Rodríguez-Rubio E, Santos F. X-linked hypophosphatemia and growth. Rev Endocr Metab Disord. 2017;18:107-115.

26. Beck-Nielsen SS, Mughal Z, Haffner D, Nilsson O, Levtchenko E, Ariceta G, de Lucas Collantes C, Schnabel D, Jandhyala R, Mäkitie O. FGF23 and its role in X-linked hypophosphatemia-related morbidity. Orphanet J Rare Di. 2019;14:58-8.

27. Liu S, Guo R, Quarles LD. Cloning and characterization of the proximal murine Phex promoter. Endocrinology. 2001;142:3987-3995.

28. Miao D, Bai X, Panda D, McKee M, Karaplis A, Goltzman D. Osteomalacia in hyp mice is associated with abnormal phex expression and with altered bone matrix protein expression and deposition. Endocrinology. 2001;142:926-939.

29. Miao D, Bai X, Panda DK, Karaplis AC, Goltzman D, McKee MD. Cartilage abnormalities are associated with abnormal Phex expression and with altered matrix protein and MMP-9 localization in Hyp mice. Bone. 2004;34:638-647.

30. Kawai M, Kinoshita S, Kimoto A, Hasegawa Y, Miyagawa K, Yamazaki M, Ohata Y, Ozono K, Michigami

T. FGF23 suppresses chondrocyte proliferation in the presence of soluble α-Klotho both in vitro and in vivo. J Biol Chem. 2013;288:2414-2427.

31. Tu Q, Pi M, Karsenty G, Simpson L, Liu S, Quarles LD. Rescue of the skeletal phenotype in CasR-deficient mice by transfer onto the Gcm2 null background. J Clin Invest. 2003;111:1029-1037.

32. Sabbagh Y, Carpenter TO, Demay MB. Hypophosphatemia leads to rickets by impairing caspase-mediated apoptosis of hypertrophic chondrocytes. Proc Natl Acad Sci U S A. 2005;102:9637-9642.

33. Liu S, Tang W, Zhou J, Vierthaler L, Quarles LD. Distinct roles for intrinsic osteocyte abnormalities and systemic factors in regulation of FGF23 and bone mineralization in Hyp mice. Am J Physiol Endocrinol Metab. 2007;293:1636.

34. Liu S, Zhou J, Tang W, Jiang X, Rowe DW, Quarles LD. Pathogenic role of Fgf23 in Hyp mice. Am J Physiol Endocrinol Metab. 2006;291:38.

35. Cagnoli M, Richter R, Böhm P, Knye K, Empting S, Mohnike K. Spontaneous Growth and Effect of Early Therapy with Calcitriol and Phosphate in X-linked Hypophosphatemic Rickets. Pediatr Endocrinol Rev. 2017;15(Suppl 1):119-122.

36. Mao M, Carpenter TO, Whyte MP, Skrinar A, Chen CY, San Martin J, Rogol AD. Growth Curves for Children with X-linked Hypophosphatemia. J Clin Endocrinol Metab. 2020;105:3243-3249.

37. Rodríguez-Rubio E, Gil-Peña H, Chocron S, Madariaga L, de la Cerda-Ojeda F, Fernández-Fernández M, de Lucas-Collantes C, Gil M, Luis-Yanes MI, Vergara I, González-Rodríguez JD, Ferrando S, Antón-Gamero M, Carrasco Hidalgo-Barquero M, Fernández-Escribano A, Fernández-Maseda MÁ Espinosa L, Oliet A, Vicente A, Ariceta G, Santos F; Renal Tube Group.. Phenotypic characterization of X-linked hypophosphatemia in pediatric Spanish population. Orphanet J Rare Di. 2021;16:104.

38. McNair, SL, Stickler GB. Growth in familial hypophosphatemic vitamin-D-resistant rickets. NEJM. 1969;281:512-516.

39. Pedersen HE, McCarroll HR. Vitamin-resistant rickets. J Bone Joint Surg Am. 1951;33 A(1):203-220.

40. Steendijk R, Herweijer TJ. Height, sitting height and leg length in patients with hypophosphataemic rickets. Acta Paediatr Scand. 1984;73:181-184.

41. Zivicnjak M, Schnabel D, Staude H, Even G, Marx M, Beetz R, Holder M, Billing H, Fischer DC, Rabl W, Schumacher M, Hiort O, Haffner D, Hypophosphatemic Rickets Study Group of the Arbeitsgemeinschaft für Pädiatrische Endokrinologie and Gesellschaft für Pädiatrische Nephrologie. Three-year growth hormone treatment in short children with X-linked hypophosphatemic rickets: effects on linear growth and body disproportion. J Clin Endocrinol Metab. 2011;96(12):E2097-2105.

42. Seikaly MG, Browne RH, Baum M. The effect of phosphate supplementation on linear growth in children with X-linked hypophosphatemia. Pediatrics. 1994;94:478-481.

43. Stickler GB, Morgenstern BZ. Hypophosphataemic rickets: final height and clinical symptoms in adults. Lancet (London, England). 1989;2:902-905.

44. Reusz GS, Brodehl J, Krohn HP, Ehrich JH. Hypophosphataemic rickets. Lancet (London, England). 1990;335:178-d.

45. Nielsen LH, Rahbek ET, Beck-Nielsen SS, Christesen HT. Treatment of hypophosphataemic rickets in children remains a challenge. Dan Med J. 2014;61:A4874.

46. Makitie O, Doria A, Kooh SW, Cole WG, Daneman A, Sochett E. Early treatment improves growth and biochemical and radiographic outcome in X-linked hypophosphatemic rickets. J Clin Endocrinol Metab. 2003;88:3591-3597.

47. Kruse K, Hinkel GK, Griefahn B. Calcium metabolism and growth during early treatment of children with X-linked hypophosphataemic rickets. Eur J Pediatr. 1998;157:894-900.

48. Quinlan C, Guegan K, Offiah A, Neill RO, Hiorns MP, Ellard S, Bockenhauer D, Hoff WV, Waters AM. Growth in PHEX-associated X-linked hypophosphatemic rickets: the importance of early treatment. Pediatr Nephrol (Berlin, Germany). 2012;27:581-588.

49. Friedman NE, Lobaugh B, Drezner MK. Effects of calcitriol and phosphorus therapy on the growth of patients with X-linked hypophosphatemia. J Clin Endocrinol Metab. 1993;76:839-844.

50. Steendijk R, Hauspie RC. The pattern of growth and growth retardation of patients with hypophosphataemic vitamin D-resistant rickets: a longitudinal study. Eur J Pediatr. 1992;151:422-427.

51. Sochett E, Doria AS, Henriques F, Kooh SW, Daneman A, Mäkitie O. Growth and metabolic control during puberty in girls with X-linked hypophosphataemic rickets. Horm Res. 2004;61:252-256.

52. Beck-Nielsen SS, Brusgaard K, Rasmussen LM, Brixen K, Brock-Jacobsen B, Poulsen MR, Vestergaard P, Ralston SH, Albagha OM, Poulsen S, Haubek D, Gjorup H, Hintze H, Andersen MG, Heickendorff L, Hjelmborg J, Gram, J. Phenotype presentation of hypophosphatemic rickets in adults. Calcif Tissue Int. 2010;87:108-119.

53. Haffner D, Weinfurth A, Manz F, Schmidt H, Bremer HJ, Mehls O, Scharer K. Long-term outcome of paediatric patients with hereditary tubular disorders. Nephron. 1999;83:250-260.

54. Linglart A, Biosse-Duplan M, Briot K, Chaussain C, Esterle L, Guillaume-Czitrom S, Kamenicky P, Nevoux J, Prié D, Rothenbuhler A, Wicart P, Harvengt P. Therapeutic management of hypophosphatemic rickets from infancy to adulthood. Endocr Connect. 2014;3(1):R13-30.

55. Meyerhoff N, Haffner D, Staude H, Wühl E, Marx M, Beetz R, Querfeld U, Holder M, Billing H, Rabl W, Schröder C, Hiort O, Brämswig JH, Richter-Unruh A, Schnabel D, Živičnjak M, Hypophosphatemic Rickets Study Group of the "Deutsche Gesellschaft für Kinderendokrinologie und -diabetologie" and "Gesellschaft für Pädiatrische Nephrologie". Effects of growth hormone treatment on adult height in severely short children with X-linked hypophosphatemic rickets. Pediatr Nephrol (Berlin, Germany). 2018;33:447-456.

56. Skrinar A, Dvorak-Ewell M, Evins A, Macica C, Linglart A, Imel EA, Theodore-Oklota C, San Martin J. The Lifelong Impact of X-Linked Hypophosphatemia: Results From a Burden of Disease Survey. J Endocr Soc. 2019;3:1321-1334.

57. Berndt M, Ehrich JH, Lazovic D, Zimmermann J, Hillmann G, Kayser C, Prokop M, Schirg E, Siegert B, Wolff G, Brodehl J. Clinical course of hypophosphatemic rickets in 23 adults. Clin Nephrol. 1996;45:33-41.

58. Gaucher C, Walrant-Debray O, Nguyen TM, Esterle L, Garabedian M, Jehan F. PHEX analysis in 118 pedigrees reveals new genetic clues in hypophosphatemic rickets. Hum Genet. 2009;125:401-411.

59. Emma F, Haffner D. FGF23 blockade coming to clinical practice. Kidney Int. 2018;94:846-848.

60. Carpenter TO, Whyte MP, Imel EA, Boot AM, Högler W, Linglart A, Padidela R, Van't Hoff W, Mao M, Chen CY, Skrinar A, Kakkis E, San Martin J, Portale AA. Burosumab Therapy in Children with X-Linked Hypophosphatemia. NEJM. 2018;378:1987-1998.

61. Imel EA, Glorieux FH, Whyte MP, Munns CF, Ward LM, Nilsson O, Simmons JH, Padidela R, Namba N, Cheong HI, Pitukcheewanont P, Sochett E, Högler W, Muroya K, Tanaka H, Gottesman GS, Biggin A, Perwad F, Mao M, Chen CY, Skrinar A, San Martin J, Portale AA. Burosumab versus conventional therapy in children with X-linked hypophosphataemia: a randomised, active-controlled, open-label, phase 3 trial. Lancet. 2019;393(10189):2416-2427.

62. Whyte MP, Carpenter TO, Gottesman GS, Mao M, Skrinar A, San Martin J, Imel EA. Efficacy and safety of burosumab in children aged 1-4 years with X-linked hypophosphataemia: a multicentre, open-label, phase 2 trial. Lancet Diabetes Endocrinol. 2019;7:189-199.

63. Baroncelli GI, Bertelloni S, Ceccarelli C, Saggese G. Effect of growth hormone treatment on final height, phosphate metabolism, and bone mineral density in children with X-linked hypophosphatemic rickets. J Pediatr. 2001;138:236-243.

64. Fuente R, Gil-Peña H, Claramunt-Taberner D, Hernández-Frías O, Fernández-Iglesias Á Alonso-Durán L, Rodríguez-Rubio E, Hermida-Prado F, Anes-González G, Rubio-Aliaga I, Wagner C, Santos F. MAPK inhibition and growth hormone: a promising therapy in XLH. FASEB J. 2019;33:8349-8362.

7. Klinik und Diagnostik – Erwachsene

7.1. Klinische Manifestation und Symptomatik

Die XLH wird typischer Weise während der frühen Kindheit, häufig in den ersten 18 Lebensmonaten um den Zeitpunkt des erwarteten Laufbeginns klinisch auffällig mit typischen Merkmalen einer Rachitis. In der Regel erfolgen auch spätestens dann die Diagnosestellung und eine Therapie, bei bekannter Familienanamnese oder hoher diagnostischer Aufmerksamkeit auch bereits entsprechend früher. Eine Erstdiagnose im Erwachsenenalter ist demgegenüber eher selten. Insofern wird das klinische Bild bei erwachsenen Patienten mit XLH einerseits durch die Auswirkungen der Stoffwechselstörung selbst geprägt, andererseits aber auch ganz wesentlich durch die Konsequenzen der Manifestation im Kindesalter und die im Verlauf erfolgten therapeutischen Maßnahmen.

Skelettal augenfällig ist dabei die disproportioniert verminderte Körpergröße im Kontext des gestörten Längenwachstums der Extremitäten [1, 2]. So ergab sich in einer Befragung unter 232 erwachsenen Patienten für die mittlere Körpergröße bei Männern ein Wert von 162,5 cm, bei den Frauen von 148,2 cm [3]. In Verbindung damit finden sich regelmäßig Deformierungen der langen Röhrenknochen bzw. gesamten Achsausrichtung vor allem an den lasttragenden unteren Extremitäten. Vorzugsweise treten diese in Form von Genua vara in Erscheinung bzw. nach stattgehabten chirurgischen Interventionen und gegebenenfalls suboptimaler oder fehlender metabolischer Einstellung auch in Form von komplexen (Rezidiv-) Deformitäten [4, 5] (→ Abb. 7.1). Gelegentlich finden sich Formanomalien im Schädelbereich als Folge einer Kraniosynostose im Kindesalter [6].

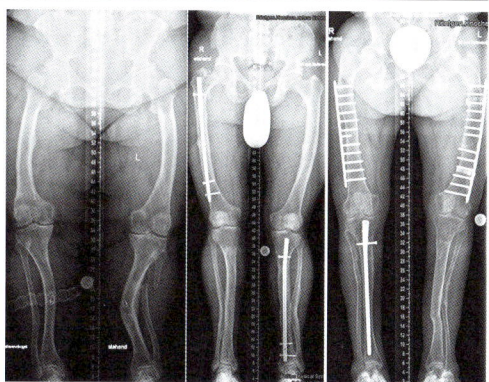

Abb. 7.1: Deformitäten der unteren Extremitäten bei unterliegender XLH und stattgehabten Korrekturoperationen.

Bedingt durch die Mineralisierungsstörung kommt es insbesondere im Erwachsenenalter gehäuft zu fokalen Entkalkungen im Bereich der langen Röhrenknochen, sog. Pseudofrakturen oder Looserschen Umbauzonen, die bei zunehmender Instabilität mit einer lokalisierten Schmerzsymptomatik assoziiert sein können, teilweise aber auch lange Zeit asymptomatisch bleiben [7]. Inwiefern die unterliegende Deformität dahingehend pathophysiologisch eine Rolle spielt, ist nicht abschließend geklärt, tatsächlich treten die Veränderungen bei XLH aber gehäuft an den Femora medial, d.h. in der Regel konkavseitig im Bereich der eher vermehrten Druckbelastung auf.

Darüber hinaus entwickeln erwachsene Patienten vergleichsweise frühzeitig eine Arthrose insbesondere an den großen Gelenken der unteren Extremitäten. Die allgemeine Annahme ist, dass dies im Wesentlichen als Langzeitfolge der Deformitäten mit veränderter Biomechanik und der kindlichen Rachitis zu sehen ist, ggf. in Kombination mit konstitutionellen Faktoren wie Übergewicht und Immobilität [8, 9]. Allerdings sind auch direkte Effekte der Stoffwechselstörung auf die Knorpelgesundheit als relevante (Mit-)Ursache nicht auszuschließen. Dies umso mehr, als grundlagenwissenschaftliche Daten einen direkten Zusammenhang der unterliegenden Pathophysiologie mit der Knorpelentwicklung vermuten lassen [10]. In diesem Kontext beobachtet man bei Patienten mit XLH auch regelhaft ausgeprägte osteophytäre Anbauten im Gelenkbereich. Die Prävalenz einer Arthrose in den großen Gelenken steigt erwartungsgemäß mit dem Alter und liegt auf Grundlage einer Patientenbefragung bereits bei den 30- bis 40-Jährigen bei 44% [3]. Über pathophysiologisch vermutlich ähnliche Mechanismen kommt es bei den Patienten mit zunehmendem Alter auch gehäuft zu mineralisierten Appositionen im Bereich der Sehnenansätze, sog. Enthesiophyten, die bei Größenprogredienz auch symptomatisch und funktionell relevant werden können mit Schmerzen und einer Störung der Bewegungsabläufe [9]. Darüber hinaus berichten die Patienten selbst auch regelhaft über ein Gefühl der Steifigkeit, für das sich bislang weder pathophysiologisch noch organisch-strukturell eine belastbare Ursache identifizieren ließ. In der Summe bedingen die resultierenden funktionellen Defizite, teilweise kombiniert mit einer pathophysiologisch nicht abschließend verstandenen, aber von den Patienten regelhaft berichteten Leistungs- und Kraftminderung letztlich dauerhafte Bewegungsdefizite, konsekutiv auch mit Kontrakturen und fixierten Fehlhaltungen.

Das ebenfalls gehäufte Auftreten degenerativer Veränderungen an der Wirbelsäule im Sinne einer Spondylarthrose in Verbindung mit mineralisierten Appositionen und Verkalkungen der Bandstrukturen, insbesondere des Lig. longitudinale posterius und der Ligg. flava, können zu einer Spinalkanalstenose und sekundär zu Deformierungen der Wirbelsäule mit konsekutiv vermehrter Kyphosierung und degenerativ bedingten Seitabweichungen führen (→ Abb. 7.2). Insbesondere bedingen diese Veränderungen aber auch progrediente Einengungen der Neuroforamina und des Myelons im Sinne einer Spinalkanalstenose mit daraus resultierender neurologischer Symptomatik. Gerade die letztgenannte Problematik zeigt sich klinisch initial oftmals mit einer zunächst nur eher unspezifischen, nicht Dermatom-bezogenen Dysästhesie, bei Progredienz auch mit einer Ataxie und Gangstörungen [9, 11], so dass eine zeitgerechte Diagnostik entscheidend von der diesbezüglichen Aufmerksamkeit des Untersuchers abhängt. Inwiefern das Auftreten und das Ausmaß der genannten appositionellen Veränderungen mit Osteophyten, Spondylophyten und Enthesiophyten mit der Intensität einer konventionellen Therapie zusammenhängen, ist bislang spekula-

tiv. Deformierungen der Wirbelsäule im Kontext einer entwicklungsbedingten Skoliose oder aber Wirbelkörpersinterungen wie bei einer Osteoporose sind demgegenüber bei der XLH nicht auffällig gehäuft.

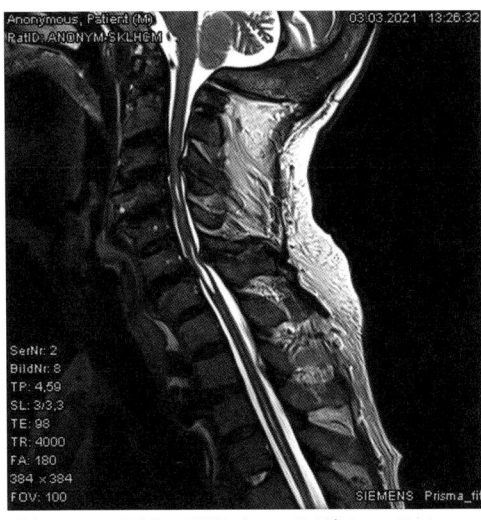

Abb. 7.2: MRT der HWS eines 68-jährigen Patienten mit XLH. Cervikale Spinalkanalstenose mit Kompression des Myelons bei aufgebrauchten perimedullären Liquorräumen. Myelopathiesignal mit Ödem in Höhe HWK 3/4 sowie Syringo-/Hydromyelie, punctum maximum auf Höhe HWK 4-7 und BWK 1-2.

Ein wesentlicher Bestandteil des klinischen Bildes bei erwachsenen XLH-Patienten sind darüber hinaus gehäufte Probleme im Bereich der Zähne und des Zahnhalteapparates [12]. Diesem Aspekt ist daher ein separates Kapitel dieses Buches gewidmet (→ Kap. 5.2.), so dass an dieser Stelle nicht vertieft darauf eingegangen wird. Ähnliches gilt für das Hörorgan. Insbesondere entwickeln viele Patienten eine häufig progrediente Hörminderung sowie oftmals auch einen Tinnitus. Auch dies wird in einem separaten Kapitel dezidiert behandelt (→ Kap. 5.3.). Seltener werden auch Sehstörungen berichtet, möglicherweise im Rahmen einer Optikus-Atrophie [13, 14].

Durch die krankheitsbedingte Störung des Mineralstoffwechsels, insbesondere die Phosphaturie sowie putativ auch durch die FGF23-assoziierte renale Kalziumretention und eine Reduktion von Mineralisationsinhibitoren kann es auch zu Manifestationen im Bereich der Nieren und der Nebenschilddrüsen kommen. Konkret findet sich bei vielen Patienten teilweise Therapie-unabhängig, häufiger aber bei nicht optimal eingestellter Therapie mit hoher Phosphatbelastung und mit sekundärem bzw. tertiärem/hyperkalzämischem Hyperparathyreoidismus sonographisch eine ausgeprägte und teilweise im Verlauf progrediente Nephrokalzinose. Diese kann im Einzelfall auch mit einer Verschlechterung der Nierenfunktion im Sinne einer Niereninsuffizienz assoziiert sein [13, 15]. Jenseits dessen gibt es bei erwachsenen Patienten mit XLH aber auch Fälle einer Niereninsuffizienz mit Anstieg der Retentionsparameter unabhängig vom Vorliegen einer Nephrokalzinose. Mit Blick auf die Nebenschilddrüsen führen potentiell verschiedene mit der Erkrankung assoziierte Mechanismen zu einer reaktiven Überaktivität. Neben der krankheitsbedingten, FGF23-getragenen Regulationsstörung selbst scheint auch hier vor allem die therapeutische Intervention mit hohen Phosphatdosen einen sekundären und bei langer Persistenz letztlich tertiären, hyperkalzämischen Hyperparathyroidismus zu triggern mit der Ausbildung autonomen, adenomatös veränderten Gewebes [16]. Eine in der erwachsenen Normalbevölkerung ohnehin häufige Hypovitaminose D kann im Fall einer XLH die Problematik noch relevant verstärken, einerseits direkt durch die zusätzliche Stimulation der Nebenschilddrüsen, andererseits durch die PTH-vermittelt weiter gesteigerte Phosphatexkretion und die im Einzelfall iatrogen-reflektorische Erhöhung der Phosphatdosis.

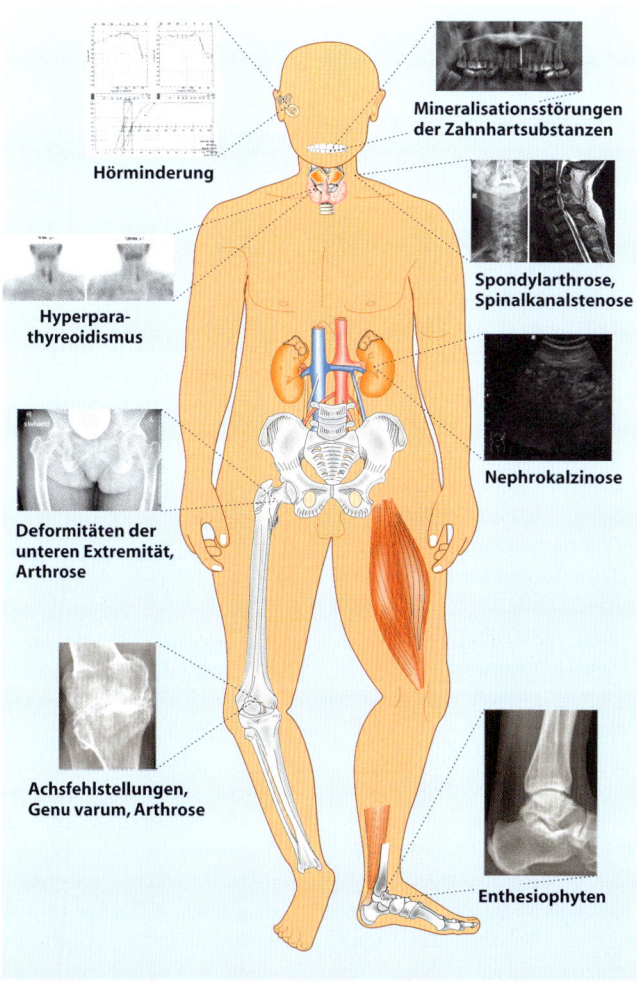

Abb. 7.3: Klinik der XLH im Erwachsenenalter.

Die Ausprägung und Schwere der einzelnen Gewebe- und Organmanifestationen kann erheblich variieren, was noch einmal akzentuiert wird durch die sehr heterogene klinische Versorgungssituation bereits im Kindes-, aber noch viel mehr im Erwachsenenalter [14].

7.2. Diagnostik und Differentialdiagnostik

Wesentliche Säule der Diagnostik einer XLH ist wie stets und gerade bei genetisch determinierten, systemischen Erkrankungen eine sorgfältige Anamnese. Dabei liefert eine dezidierte Familienanamnese mit Blick auf den X-chromosomal-dominanten Vererbungsmechanismus sowohl wichtige differentialdiagnostische Hinweise als auch erste Anhaltspunkte zur klinischen Manifestation und zum Erkrankungsverlauf bei anderen Familienmitgliedern. An dieser Stelle darf aber auch nicht übersehen werden, dass nach heutiger Annahme die Familienanamnese bei etwa einem Drittel der Patienten unauffällig ist [17], wobei hierfür neben Spontanmutationen mutmaßlich auch unerkannte Varianten bei weitgehend asymptomatischen und/oder nicht diagnostizierten Eltern eine Rolle spielen dürften [18]. Wichtig bei der Eigenanamnese ist eine gute Übersicht und eine sorgfältige Erfassung der Krankheitszeichen und Symptome bis zurück in die Kindheit einschließlich der Entwicklung von Körpergröße, Gewicht und motorischen Fähigkeiten. Für eine adäquate Interpretation muss komplementär dazu der Verlauf der Diagnosestellung und der zu verschiedenen Erkrankungsphasen durchgeführten medikamentösen und supportiven Therapiemaßnahmen sowie die Chronologie der stattgehabten Korrekturmaßnahmen am Skelett erfasst werden [14, 17]. Wichtig ist zudem auch eine vollständige Erfassung weiterer Erkrankungen und Diagnosen und deren jeweiliger Therapie. Nur in diesem Gesamtkontext lassen sich aktuelle Beschwerden und Organmanifestationen adäquat verstehen und gleichzeitig ergeben sich daraus bei nicht abschließend gesicherter Diagnose einer XLH entscheidende Anhaltspunkte für differentialdiagnostisch zu berücksichtigende andere Formen hypophosphatämischer Rachitiden bzw. andere Skelettdysplasien. Zudem ermöglichen diese Angaben auch eine prognostische Einschätzung, durch welche Therapiemaßnahmen der weitere Verlauf günstig beeinflusst werden kann. Die sorgfältige Erfassung der aktuellen Anamnese in Verbindung mit den Angaben zum Erkrankungs- und Therapieverlauf bildet auch die Entscheidungsgrundlage dafür, welche Organmanifestationen einer besonderen Fokussierung bedürfen und welche weiteren laborchemischen und apparativen diagnostischen Maßnahmen zusätzlich bzw. mit spezifischer Aufmerksamkeit durchgeführt werden müssen. In Verbindung mit einer sorgfältigen Sozialanamnese entsteht damit eine valide Grundlage, um unter Berücksichtigung der krankheitsassoziierten, teilweise progredienten Einschränkungen perspektivisch Empfehlungen auch zu Aspekten der beruflichen Teilhabe und der individuellen Lebens- und Familienplanung geben zu können. Ein differentialdiagnostischer Algorithmus ist in Abb. 7.4 dargestellt.

7.3. Klinische Untersuchung

Angesichts der aus Patientensicht häufig vordringlichen muskuloskelettalen Beschwerden ist eine fundierte klinische Untersuchung des Bewegungsapparates einschließlich einer funktionellen Untersuchung als mandatorisch anzusehen. Mit Blick auf die systemische Manifestation der Erkrankung umfasst diese eine Ganzkörperuntersuchung mit Dokumentation der konstitutionellen Kenngrößen, vorhandener skelettaler Deformitäten mit Achsabweichungen der Gelenke, der langen Röhrenknochen und der Wirbelsäule, wobei die wesentlichen Auffälligkeiten im Verlauf dann auch mit entsprechender Bildgebung objektiviert werden sollten. Alle als schmerzhaft oder limitierend berichteten Areale des Bewegungsapparates sollten gezielt evaluiert werden, um mögliche Frakturen/Loosersche Umbauzonen, Entzündungen, Enthesiopathien, Instabilitäten etc. zu erfassen. In diesem Kontext sollte auch ein Gelenkstatus erhoben werden mit Dokumentation der Bewegungsausmaße als Grundlage für die Verlaufsbeurteilung, gerade mit Blick auf das bekannte Risiko einer frühzeitigen Arthrose mit Osteophytenbildung und Gelenkkontrakturen. Zur Quantifizierung der klinischen Relevanz vorhandener Defizite sind darüber hinaus funktionelle Untersuchungen zur Objektivierung der vorhandenen Fähigkeiten und Einschränkungen dringend empfehlenswert und speziell für die Evaluation von Therapiemaßnahmen von entscheidender Bedeutung [14].

7.4. **Labor**

Die Labordiagnostik bildet eine zentrale Säule sowohl für die differentialdiagnostische Einordnung der verschiedenen Formen einer Hypophosphatämie als auch für die Beurteilung des Erkrankungs- und Therapieverlaufs bei bestätigter Diagnose. Entscheidende Bedeutung kommt dabei einer sorgfältigen Probengewinnung, einer fehlerfreien Präanalytik und einer korrekten Analyse zu, um Fehlbestimmungen und daraus resultierende Inkonsistenzen bei der Interpretation zu vermeiden.

■ Phosphatumsatz

Mit Blick auf die Differentialdiagnostik ist der erste Schritt die Abklärung, inwiefern tatsächlich eine erkrankungsrelevante und nicht nur eine situative Hypophosphatämie vorliegt. Nachdem der Phosphatspiegel nahrungsabhängig und ähnlich wie seine regulierenden Faktoren auch tageszeitlich

variiert [19], erfolgt die Bestimmung korrekterweise morgens nüchtern. Im Falle des klinischen Verdachts auf eine XLH aufgrund eines (dysproportionierten) Kleinwuchses und suggestiver skelettaler Deformitäten, aber normwertigem Phosphatspiegel sind differentialdiagnostisch durchaus auch andere systemische Skeletterkrankungen wie eine Achondroplasie, eine Hypophosphatasie oder eine Osteogenesis imperfecta, insbesondere einige der selteneren, autosomal rezessiven Formen in Betracht zu ziehen (→ Abb. 7.4). Bei bestätigter Hypophosphatämie ist im nächsten Schritt die Bestätigung des renalen Phosphatverlustes als unterliegender Ursache der XLH erforderlich. Dies umso mehr, als eine Hypophosphatämie im Einzelfall auch durch eine unzureichende Phosphatzufuhr oder eine Umverteilungsstörung verursacht werden kann (→ Abb. 7.4).

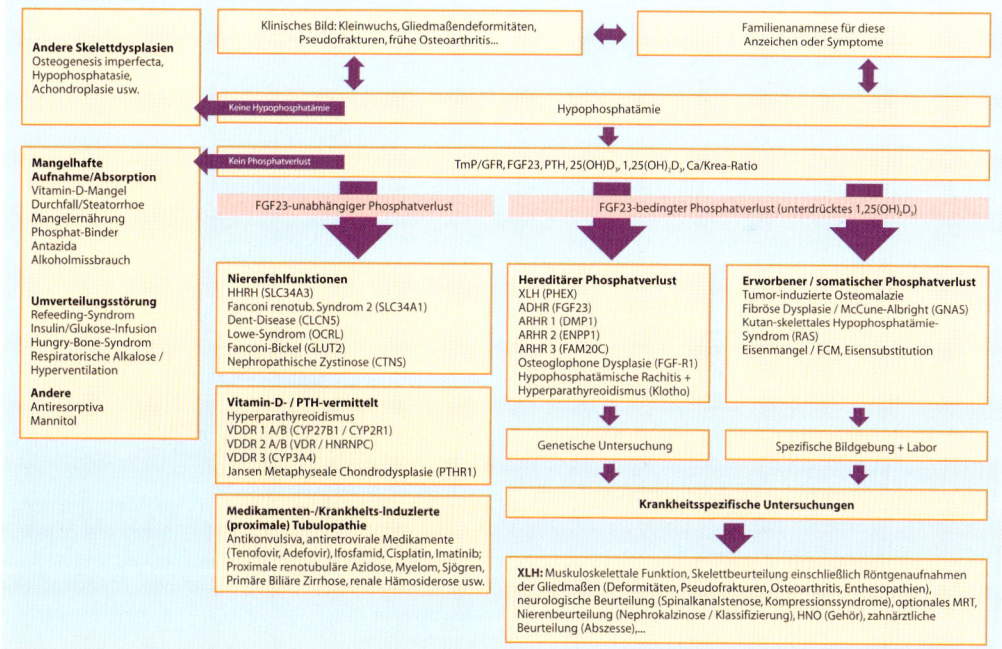

Abb. 7.4: Differentialdiagnostischer Algorithmus. TmP = tubuläres Maximum der Phosophatrückresorption, GFR = glomeruläre Filtrationsrate, FGF23 = Fibroblasten-Wachstumsfaktor 23, PTH = Parathormon, 25(OH)D$_3$ = 25-Hydroxyvitamin D3 / Calcidiol, 1,25(OH)$_2$D$_3$ = 1,25-Dihydroxyvitamin D3 / Calcitriol, Ca = Kalzium, Krea = Kreatinin, HHRH = Hereditäre hypophosphatämische Rachitis mit Hyperkalziurie, ADHR = Autosomal Dominante Hypophosphatämische Rachitis, ARHR = Autosomal Rezessive Hypophosphatämische Rachitis, VDDR = Vitamin-D-abhängige Rachitis, FCM = Eisencarboxymaltose.

Die Bestimmung der renalen Phosphatausscheidung gelingt am verlässlichsten anhand einer Analyse des Quotienten aus maximaler tubulärer Phosphatrückresoption im Verhältnis zur glomerulären Filtrationsrate (TmP/GFR). Dieser auch als renale Phosphatschwelle bezeichnete Wert beschreibt eine untere Grenze der Phosphatkonzentration im Glomerulumfiltrat, unterhalb dessen das gesamte filtrierte Phosphat tubulär rückresorbiert wird. Insofern spiegelt der Wert das Ausmaß der Phosphat-Leckage wider und eignet sich damit deutlich besser zur Beurteilung eines Phosphatverlustes als andere Kennwerte der Phosphatausscheidung wie die prozentuale tubuläre Rückresorption von Phosphat (TRP), die Phosphatclearance oder die kumulative Phosphatausscheidung im 24h-Sammelurin. Gerade der letztgenannte Wert kann vor dem Hintergrund der Phosphatverarmung des Körpers trotz überproportionalem Phosphatverlust fälschlicherweise normwertig oder sogar niedrig erscheinen.

Über die verschiedenen Methoden zur Bestimmung der Phosphatausscheidung und die optimale Probengewinnung gibt es lange, kontroverse und wissenschaftlich durchaus spannende Diskussionen in der Literatur bis zurück in die 60er Jahre des letzten Jahrhunderts [20-22]. Die überwiegend im angelsächsischen Raum durchgeführten Untersuchungen basierten in der Regel auf Plasma-Phosphatspiegeln, wobei die ermittelten Gesetzmäßigkeiten für die in Europa gebräuchlicheren Serumwerte analog angewandt werden.

Als praktische, praxisnahe und gleichzeitig sehr korrekte Methodik kann eine Berechnung der TmP/GFR anhand der Phosphat- und Kreatinin-Werte im Serum und im zweiten Morgenurin bei nüchternem Patienten empfohlen werden. Ausgangspunkt dabei ist zunächst die Bestimmung der TRP nach folgender Formel.

$$\text{TRP (\%)} = [1 - \frac{\text{Harn-Phosphat (mmol/l)}}{\text{Harn-Kreatinin (mmol/l)}} \times \frac{\text{Serum-Kreatinin (mmol/l)}}{\text{Serum-Phosphat (mmol/l)}}] \times 100$$

Bis zu einer TRP ≤ 86% besteht dabei ein linearer Zusammenhang zwischen der TRP und der TmP/GFR und letztere ergibt sich rechnerisch aus dem Produkt von TRP und Serum-Phosphatwert. Bei zunehmend geringerer Phosphatausscheidung, wenn die TRP über 86% ansteigt, ist diese lineare Beziehung nicht mehr gegeben [23] und die Be-

stimmung der TmP/GFR erfolgt daher entweder anhand eines Nomogramms [24] (→ Abb. 7.5) oder anhand eines mathematischen Algorithmus [25].

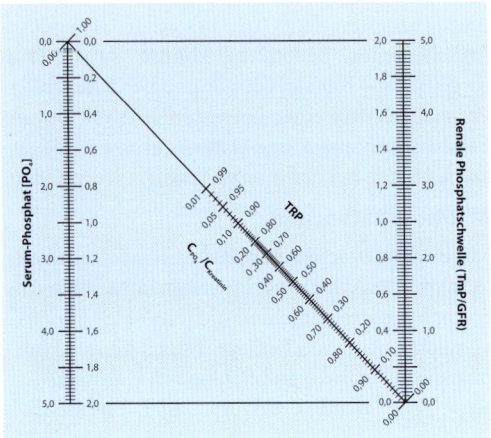

Abb. 7.5: Nomogramm nach Walton/Bijvoet (modifiziert nach [24]). TRP: Phosphatresorption im proximalen Tubulus; C: Konzentration; TmP: tubuläres Maximum der Phosphatrückresorption; GFR: glomeruläre Filtrationsrate.

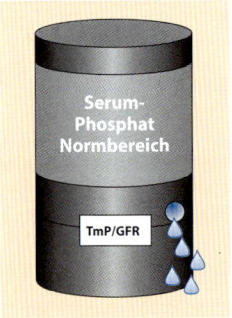

Abb. 7.6: Illustration des Prinzips der erniedrigten renalen Phosophatschwelle. Durch die gestörte Phosphatrückresorption kommt es zu einer kontinuierlichen Phosphat-Leckage mit Absinken der Serumwerte unter das Niveau des physiologischen Normbereichs.

Die Berechnungsformeln für die renale Phosphatschwelle unter Berücksichtigung der bei zunehmender TRP nicht mehr linearen Beziehung lauten:

TRP ≤ 0,86: TmP/GFR = TRP x Serum-Phosphat

TRP > 0,86: TmP/GFR = 0,3 x (TRP / (1 - (0,8 x TRP))) x Serum-Phosphat

Eine vergleichende Arbeit zur Validierung von Nomogramm und Berechnungsalgorithmus ergab dabei eine gewisse Überlegenheit für die Rechenformel [26].

Die Bestimmung der TmP/GFR bildet insofern auch die differentialdiagnostische Grundlage zur Abgrenzung eines Phosphatdiabetes von einer Hypophosphatämie durch unzureichende Phosphatzufuhr bzw. durch eine Umverteilungsstörung oder als Begleiteffekt therapeutischer Maßnahmen (vgl. Abb 7.4). Darüber hinaus ist die Bestimmung der renalen Phosphatschwelle eine wichtige Kenngröße zu Quantifizierung des Ausmaßes des Phosphatverlustes.

■ FGF23

Weiterer zentraler Laborparameter bei der Diagnostik der XLH ist das FGF23. Für eine dezidierte Erläuterung der Unterschiede zwischen einer Bestimmung des c-terminalen und des intakten FGF23 sei auf den entsprechenden Abschnitt im Kapitel zur Pathophysiologie verwiesen (→ Kap. 3.2.). Prinzipiell sind bei XLH für beide Analyten erhöhte bzw. inadäquat hoch-normale Werte diagnostisch wegweisend, aber letztlich nicht beweisend. So gibt es differentialdiagnostisch noch zahlreiche andere Erkrankungen mit einem FGF23-abhängigen Phosphatverlust und damit hohen FGF23-Werten als wesentlichem diagnostischen Indikator. Umgekehrt ist im Falle einer Hypophosphatämie mit erniedrigtem bzw. niedrig-normalem FGF23 eine XLH im Grunde auszuschließen und es sind differentialdiagnostische vorrangig FGF23-unabhängige Formen in Betracht zu ziehen (→ Abb. 7.4).

Jenseits der zentralen Bedeutung von FGF23 für die Pathophysiologie der XLH gibt es keine hinreichend belastbare Evidenz zur Beurteilung der Erkrankungsschwere anhand des Ausmaßes der FGF23-Erhöhung. Erschwerend hinzu kommt dahingehend, dass die beiden zentralen Bausteine der konventionellen Therapie Phosphatsalze und aktiviertes Vitamin D, aber auch eine im Kontext der Erkrankung mögliche sekundäre Niereninsuffizienz oder ein Hyperparathyreoidismus zu einer Erhöhung der FGF23-Spiegel führen können [27].

■ Mineralstoffwechsel

Für eine grundlegende Beurteilung einer Hypophosphatämie allgemein bzw. einer XLH im Besonderen ist darüber hinaus eine laborchemische Evaluation des Mineralstoffwechsels insgesamt wichtig. Dies umfasst eine Bestimmung des intakten Parathormons in Verbindung mit einer Bestimmung des Serum-Kalzium-Spiegels, idealerweise auch mit einer Bestimmung der Kalzium-Ausscheidung im Urin. Hinzu kommt die für den Krankheitsverlauf wichtige Beurteilung der Nierenfunktion auf Grundlage der renalen Retentionsparameter inklusive der auch für die Berechnung der renalen Phosphatschwelle erforderlichen GFR. Komplettiert wird dieser Aspekt der Diagnostik durch eine Quantifizierung des nativen (25(OH)) sowie des aktivierten (1,25(OH)$_2$) Vitamin D3.

Die Parathormonwerte sind in der Therapie-naiven Situation in der Regel normal. Bei erhöhten Werten lässt sich in Verbindung mit den weiteren genannten Parametern gut differenzieren, inwiefern ein sekundärer Hyperparathyreoidismus (HPT) im Rahmen einer Hypovitaminose D und/oder einer Niereninsuffizienz vorliegt – ggf. begünstigt durch hohe Phosphatdosen in der Therapie bei vergleichsweise geringer Zufuhr von aktiviertem Vitamin D – oder inwiefern sich bei lange bestehendem reaktivem HPT bereits eine Autonomie im Sinne eines tertiären und damit letztlich hyperkalzämischen HPT entwickelt hat. Grundsätzlich sind sowohl ein sekundärer wie auch ein tertiärer HPT auch deshalb als unvorteilhaft zu werten, als hohe PTH-Werte die Phosphatausscheidung und den renalen Phosphatdurchsatz weiter steigern [14].

Nicht zuletzt vor diesem Hintergrund sollte auch das native Vitamin D bei XLH im Normbereich gehalten werden, ggf. auch durch eine entsprechende Substitution und unabhängig von der weiteren Therapieform. Das 1,25-OH-Vitamin D3 ist bei XLH aufgrund der FGF23-bedingten Hemmung der 1-alpha-Hydroxylase erkrankungstypisch erniedrigt bzw. trotz der Hypophosphatämie inadäquat niedrig normal, da die an sich zu erwartende Induktion von Calcitriol als physiologische Antwort auf die Hypophosphatämie im Zuge des hohen FGF23 ausbleibt [14].

Die Kalziumspiegel liegen bei XLH physiologischerweise im Normbereich, wenngleich FGF23 im distalen Tubulus durch vermehrte Expression von TRPV5-Kanälen die Kalzium-Rückresorption begünstigt. Eine manifeste Hyperkalzämie findet sich bei XLH regelhaft nur, wenn es im Zuge eines suboptimalen Erkrankungs- und Therapieverlaufs zu einer parathyreoidalen Autonomie im

Sinne eines tertiären, hyperkalzämischen HPT kommt. Im Rahmen der PTH bedingten Kalzium-Mobilisation kann es dann auch zur einer Erhöhung der physiologischerweise wie oben dargelegt limitierten Kalziumausscheidung kommen, was etwa in Verbindung mit situativen Phosphat-Peaks auch das damit assoziierte Risiko für Organmanifestationen beispielsweise im Sinne einer Nephrokalzinose begünstigen könnte [15]. Die Quantifizierung der Kalziumausscheidung kann entweder über eine Bestimmung der kumulativen Ausscheidung im 24h-Sammelurin oder anhand der Kalzium-Kreatinin-Ratio im morgens nüchtern gewonnenen Spontanurin erfolgen.

Laborchemische Verlaufskontrollen empfehlen sich unter laufender Therapie erfahrungsgemäß zumindest alle 6 Monate, in Phasen der Therapieneueinstellung bzw. -anpassung entsprechend kurzfristiger und engmaschiger.

7.5. Genetik

Für eine Diagnosesicherung ist in jedem Fall bei diagnostischer Unklarheit aber selbst bei klinisch konsistenten Befunden eine molekulargenetische Absicherung als diagnostischer Standard allgemein zu empfehlen, zumal angesichts der inzwischen guten Verfügbarkeit. Mit zunehmendem Wissen um die spezifischen Implikationen einzelner Varianten und putative Genotyp-Phänotyp-Korrelationen bildet diese Diagnostik sowohl eine wertvolle Grundlage für die weitergehende Evaluation des individuellen Krankheitsbildes als auch für die Familienberatung [28]. Für Detailinformationen zum genetischen Hintergrund der Erkrankung sei an dieser Stelle auf Kap. 2. verwiesen.

7.6. Differentialdiagnose

Eine Übersicht über differentialdiagnostisch in Betracht zu ziehende Erkrankungen mit Phosphatverlust gibt Abb. 7.4, differenziert danach, inwiefern der Phosphatverlust pathophysiologisch auf eine erhöhte FGF23-Wirkung zurückzuführen ist [13]. Einige dieser Erkrankungen, die gerade bei der Differentialdiagnose erwachsener Patienten konkret relevant werden können, seien an dieser Stelle etwas näher erläutert.

■ Autosomal dominante hypophosphatämische Rachitis (ADHR)

Bei der autosomal dominanten hypophosphatämischen Rachitis (ADHR) machen Mutationen im Bereich der Spaltungsstelle von FGF23, speziell an den Aminosäurepositionen Arg176 oder Arg179 [29] das Protein resistenter gegen die Aktivität der *Subtilisin-like proprotein convertase* (SPC), die FGF23 zwischen Arg179 und Ser180 ansonsten in die inaktiven N- und C-terminalen Peptide spaltet [30, 31]. Dadurch steigt die Konzentration an intaktem, aktivem FGF23 [29]. Derzeit sind insgesamt 5 verschiedene Mutationen beschrieben [32] und eine weitere dem Autor bekannt. Die genaue Inzidenz dieser sehr seltenen Erkrankung ist nicht bekannt [33]. Sie tritt mit unvollständiger Penetranz auf und Expressivität, Manifestationsalter und Verlauf können sehr stark variieren. Teilweise wird die Erkrankung erst im Erwachsenenalter auffällig bzw. diagnostiziert, wobei im Verlauf eine variable Krankheitsaktivität zu beobachten ist [34]. Insbesondere konnte gezeigt werden, dass bei ADHR-Patienten die FGF23-Konzentration u.a. mit Hypoxie und Eisenmangel korreliert und durch Eisen-Substitution therapeutisch beeinflusst werden kann; d.h. bei Eisenmangel vermehrt exprimiertes FGF23 bedingt durch die kompromittierte Spaltung einen klinisch relevanten Phosphatverlust, der nach Ausgleich des Eisenmangels und konsekutiver Normalisierung der FGF23-Synthese reversibel ist [35].

■ Autosomal rezessive hypophosphatämische Rachitis Typ 1 (ARHR1)

Hintergrund der extrem seltenen autosomal rezessiven hypophosphatämischen Rachitis Typ 1 (ARHR1) sind inaktivierende, biallelische Mutationen im *DMP1*-Gen (*Dentin Matrix Acidic-Phosphoprotein* 1). Mutmaßlich der damit verbundene Verlust der inhibitorischen Wirkung von DMP1 auf die FGF23-Expression führt zu einem FGF23-abhängigen Phosphatverlust, dessen klinische Manifestation mit Kleinwuchs, skelettalen Deformitäten und Zahnproblemen durchaus Analogien zur XLH aufweist und gerade bei Erwachsenen mit genetisch noch nicht gesicherter Diagnose und nicht reproduzierbarem X-chromosomalem Erbgang differentialdiagnostisch mit in Betracht gezogen werden sollte [32, 36, 37].

■ Autosomal rezessive hypophosphatämische Rachitis Typ 2 (ARHR2)

Die autosomal rezessive hypophosphatämische Rachitis Typ 2 (ARHR2) beruht ursächlich auf Loss-of-Function-Mutationen im *Ectonucleotide-Pyrophosphatase/Phosphodiesterase*-1-Gen (*ENPP1*-Gen) und geht ebenfalls mit hohen intakten FGF23-Spiegeln einher. ENPP1 ist ein Enzym der Zelloberfläche, welches die lokale Konzentration von anorganischem Pyrophosphat (PPi), einem potenten Mineralisationshemmer, reguliert [28]. Biallelische Loss-of-Function-Mutationen im *ENPP1*-Gen gelten primär als Ursache für das Krankheitsbild der generalisierten infantilen Arterienkalzifikation (GACI). Inwiefern die ARHR2 als Folgeerscheinung einer nicht letalen GACI-Manifestation mit reaktiver Erhöhung von FGF23 zur Limitierung der Verkalkungsmechanismen und daraus resultierenden Mineralisationsstörung des Knochens zu werten ist und welche weiteren Mechanismen ggf. eine differentielle klinische Manifestation mit vorherrschender Mineralisationsproblematik oder prädominanter phosphopenischer Rachitis und Osteomalazie triggern, ist Gegenstand aktueller Forschung [36, 38].

Tumor-induzierte Osteomalazie (TIO)

Gerade bei Erstdiagnose eines Phosphatdiabetes im Erwachsenenalter ist differentialdiagnostisch immer auch an eine erworbene Form im Sinne einer sog. Tumor-induzierten Osteomalazie (TIO) zu denken. Ursächlich für eine TIO sind in der Mehrzahl der Fälle benigne, teilweise sehr kleine mesenchymale Tumoren, die durch eine Hypersekretion von FGF23 einen renalen Phosphatverlust und eine verminderte Vitamin D-Aktivierung verursachen und dadurch bei den Betroffenen binnen kurzer Zeit zu einer massiven muskuloskelettalen Zustandsverschlechterung mit Frakturen und allgemeiner Schwäche führen. Der wesentliche klinische Unterschied zu den genetisch determinierten Phosphatverlusterkrankungen besteht in der bis zu diesem Zeitpunkt unauffälligen Anamnese ohne Hinweise auf eine Phosphatverlustproblematik im Kindes und Jugendalter. Zur differentialdiagnostischen Abgrenzung, insbesondere auch zur ADHR oder sehr milden Formen einer XLH sollte aber auch in diesen Fällen eine molekulargenetische Ausschlussdiagnostik erfolgen. Wesentlicher Punkt bei der Versorgung von Patienten mit TIO ist die Lokalisation des Tumors mittels DOTATATE bzw. DOTATOC PET-CT und die letztlich kurative Resektion des Tumors. Bei nicht auffindbaren oder nicht kurativ resektablen Tumoren ist alternativ eine konventionelle Therapie bzw. eine FGF23-Blockade in Betracht zu ziehen. Für weitere Details zu diesem Krankheitsbild sei auf entsprechende Übersichtsarbeiten verwiesen [39, 40].

McCune-Albright-Syndrom (MAS) und Cutanes skelettales Hypophosphatämie-Syndrom (CSHS)

Das McCune-Albright-Syndrom (MAS) durch somatische Mutationen im *GNAS1*-Gen sowie das Cutane skelettale Hypophosphatämie-Syndrom (CSHS, Schimmelpenning-Feuerstein-Mims-Syndrom) durch somatische Mutationen im Ras/MAP-Kinase-Signalweg sind beide jeweils assoziiert mit dem Auftreten fibröser Knochenveränderungen in Verbindung mit Haut- und weiteren Organmanifestationen. Für beide Krankheitsbilder ist eine exzessive Produktion von FGF23 mit konsekutiv relevantem Phosphatverlust und entsprechender systemischer Skelettmanifestation jenseits der fokalen fibrösen Veränderungen gut belegt und bekannt. Laborchemisch zeigen sich die daraus resultierenden Veränderungen durchaus ähnlich denen bei einer XLH. Entsprechend sollten die genannten Krankheitsbilder für die Differentialdiagnose gerade bei erwachsenen Patienten mit nicht stimmigem bzw. negativem molekulargenetischem Befund bewusst sein. Für weitere Details zu den Krankheitsbildern sei an dieser Stelle auf entsprechende Übersichtsarbeiten verwiesen [41].

Hereditäre hypophosphatämische Rachitis mit Hyperkalziurie (HHRH)

Bei der hereditären hypophosphatämischen Rachitis mit Hyperkalziurie (HHRH) kommt es durch Mutationen im *SLC34A3*-Gen zu einer verminderten Expression des renalen NaPi-IIc-Transporters und konsekutiv zu einer FGF23 unabhängigen, verminderten renalen Phosphatrückresorption. Entsprechend sind bei dieser sehr seltenen autosomal rezessiven Erkrankung die FGF23-Spiegel normwertig bzw. vergleichsweise niedrig und es kommt kompensatorisch zu einer Erhöhung der Calcitriolspiegel mit vermehrter enteraler Kalziumabsorption, was dann wiederum eine Hyperkalzurie nach sich zieht [42].

Dent Disease/X-chromosomal rezessive Hypophosphatämie

Die sog. Dent Disease bzw. das Dent-Syndrom beschreibt eine genetisch bedingte proximale Tubulopathie mit variabler klinischer Manifestation. Bislang sind Mutationen unter Beteiligung von zwei jeweils X-chromosomal lokalisierten Genen, nämlich *CLCN5* auf Xp11.23 bzw. *OCRL* auf Xq26.1, als Ursache des Dent Disease Typ 1 bzw.

des Dent Disease 2/Lowe-Syndroms beschrieben. Für Unterschiede und Gemeinsamkeiten der Krankheitsbilder in Abhängigkeit von der unterliegenden genetischen Veränderung sei an dieser Stelle auf eine aktuelle Übersichtsarbeit verwiesen [43]. Charakteristisch sind primär jeweils eine niedermolekulare Proteinurie, eine Hyperkalziurie sowie eine Nephrokalzinose bzw. Nephrolithiasis. Nachdem aber häufig klinisch weitere Manifestationen mit Kleinwuchs (insbesondere bei *OCRL*-Mutation) und Knochenprobleme sowie eine Hypophosphatämie und Hyperphosphaturie beobachtet werden, besteht gerade bei milderen, erst im Erwachsenenalter auffälligen oder bei klinischer Diagnosestellung im Kindesalter nie weiter kritisch hinterfragter Diagnose eine Verwechselungsgefahr mit der XLH. Wichtig ist ebenfalls zu wissen, dass darüber hinaus bei entsprechender Klinik und fehlendem Nachweis von Veränderungen in *CLCN5* und *OCRL* klinisch eine Typ 3 Dent Disease beschrieben wird, die ebenfalls mit einer Hypophosphatämie und Hyperphosphaturie einhergehen kann, deren molekulargenetischer Hintergrund aber nicht abschließend geklärt ist [43].

7.7. Bildgebung

■ Skelettsystem

Für die Erfassung der Skelettmanifestationen der XLH bilden konventionelle Röntgenbilder nach wie vor und gerade bei erwachsenen Patienten das diagnostische Fundament. Die Aufnahmen erlauben eine zuverlässige, standardisierte und longitudinal reproduzierbare Beurteilung der wesentlichen skelettalen Manifestationen der Erkrankung, von den arthrotischen Veränderungen und den osteophytären Anbauten über die Achsabweichungen und Deformitäten bis hin zu den Frakturen bzw. Looserschen Umbauzonen und den Enthesiophyten [14]. Die Indikation für entsprechende Aufnahmen richtet sich dabei nach der klinischen Symptomatik, wobei im Zuge einer Basisdiagnostik bei lange nicht radiologisch kontrollierter Erkrankung und klinscher Symptomatik im Bereich der Beine die Indikation für eine Ganzbeinaufnahme antero-posterior im Stehen durchaus großzügig gestellt werden sollte. Der dadurch gegebene Überblick über die Beinachse und stattgehabte Korrekturen sowie über das Ausmaß arthrotischer Veränderungen der großen Gelenke und das häufig von den Patienten klinisch nicht bemerkte Vorhandensein Looserscher Umbauzonen erlaubt eine gute Einschätzung sowohl bzgl.

der Ursache aktueller Beschwerden als auch hinsichtlich prognostisch sinnvoller therapeutischer Maßnahmen. Die Indikation für weitergehende gezielte Aufnahmen ergibt sich bei entsprechend spezifischen Fragestellungen bzw. im Hinblick auf entsprechende therapeutische Maßnahmen, insbesondere geplante Operationen. Auch die Indikation für CT- und MRT-Untersuchungen ergibt sich analog der Situation bei anderen Erkrankungen für gezielte Fragestellungen je nach Einzelfall und insbesondere im Hinblick auf die Planung von komplexen korrigierenden Eingriffen zur dreidimensionalen Erfassung der knöchernen Deformität bzw. der Gelenkkonfiguration.

■ Nervale Strukturen

Für die Erfassung und Visualisierung von Einengungen neuraler Strukturen, insbesondere des Myelons bei einer Spinalkanalstenose bzw. der Nervenwurzelabgänge bei neuroforaminalen Engstellen ist die MRT das diagnostische Verfahren der Wahl (→ Abb 7.2). Gerade bei Erwachsenen entwickelt sich eine entsprechende klinische Problematik bei der XLH häufig schleichend über einen langen Zeitraum hinweg als Folge progredienter mineralisierter Appositionen, weshalb auch das ansonsten typischerweise gegebene klinische Ereignis zur gezielten Indikationsstellung meist fehlt, d.h. die Indikation sollte hier im Zweifel großzügiger gestellt werden als bei Skelettgesunden, im Zweifel auch um eine Ausgangsdiagnostik für die Verlaufsbeurteilung zu haben.

■ Nieren

Eine Sonographie der Nieren sollte regelmäßiger Bestandteil der Verlaufskontrollen bei XLH-Patienten sein; bei bereits vorliegender Nephrokalzinose sinnvollerweise in 6- bis 12-Monatsintervallen, bzw. abhängig vom individuell vorliegenden Risikoprofil und der aktuellen Therapieform. Angesichts der bekannten Intra- und Interobserver-Variabilität des Verfahrens und zumal bei den konstitutionsbedingt oft nicht optimalen Schallbedingungen sollte eine Beschreibung der Nephrokalzinose möglichst reproduzierbar und standardisiert erfolgen, idealerweise unter Verwendung einer der etablierten Klassifikationen, etwa nach Patriquin oder nach Hoyer. Bei sonographisch im Einzelfall nicht ausreichend beurteilbarer Situation und klinischer Relevanz können alternativ bzw. ergänzend auch CT-basierte Verfahren zur Objektivierung des Befundes in Betracht kommen [44].

■ Nebenschilddrüsen

Zur Evaluation der im Erkrankungskontext häufig auch strukturell involvierten Epithelkörperchen ist deren sonographische und/oder MR-tomographische Darstellung zwar ein grundsätzlicher Baustein der Diagnostik, faktisch aber der funktionellen Bildgebung nachgeschaltet, d.h. die entscheidende Frage des Vorliegens einer parathyreoidalen Autonomie und des ursächlichen Fokus im Sinne eines oder mehrerer solitärer Adenome vs. einer Vierdrüsenhyperplasie wird regelhaft mit einer Nebenschilddrüsenszintigraphie adressiert. Alternativ und mit etwas höherer Sensitivität kann bei gegebener Verfügbarkeit ein Cholin-PET/CT als funktionelles Verfahren angewandt werden. Die nachfolgende anatomische Bildgebung mit Ultraschall und/oder MRT dient dann im Falle einer fokalen Autonomie im Wesentlichen der präoperativen Planung bei angedachter chirurgischer Intervention und Resektion.

■ Dual Energy X-ray Absorptiometry – DXA

Eine DXA-Messung ist nach den gängigen Empfehlungen kein obligater Bestandteil der Basisdiagnostik bei XLH, zumal die Knochendichte regelmäßig nicht erniedrig ist. Dennoch kann das Verfahren ggf. sinnvolle Zusatzinformationen im Sinne einer umfassenden Bewertung der skelettalen Ausgangssituation bzw. zur Verlaufsbeurteilung liefern [14, 17]. Die Interpretation sollte dabei aber stets vor dem Hintergrund der unterliegenden Stoffwechselstörung und nicht im Sinne einer klassischen Osteoporosediagnostik erfolgen, gerade auch weil die Mineralisierungsstörung zu falsch hohen Werten führen kann. Ähnlich liefern auch eine QCT oder das technisch aufwändigere Xtreme-CT-Verfahren im Einzelfall durchaus interessante Zusatzinformationen, beide Verfahren sind aber nach heutiger Datenlage ebenfalls nicht als Standarddiagnostik bei XLH zu sehen.

7.8. Interdisziplinäre Betreuung und konsiliarische Untersuchungen

Die Diagnostik und Therapie der XLH als komplexe metabolische Systemerkrankung mit Skelettdysplasie und vielschichtiger Organmanifestation erfordert grundsätzlich ein multi- und interdisziplinäres Vorgehen. Im Sinne der Patienten ist es dabei vorteilhaft, wenn einer der Beteiligten mit umfassender Expertise zur Erkrankung als zentrale Anlaufstelle firmiert und die Diagnostik koordiniert. Eine umfassende Diagnostik für erwachsene XLH-Patienten erfordert je nach Einzelfall erkrankungsspezifische Erfahrung insbesondere in den Bereichen Orthopädie und orthopädische Chirurgie, Endokrinologie, Nephrologie, Neurologie und Neurochirurgie, HNO-Heilkunde und Zahnmedizin, bedarfsweise auch Ophthalmologie, Radiologie und Rheumatologie sowie unterstützende Expertise in den Bereichen Physiotherapie, Psychologie, Diätetik und Sozialmedizin. Die Frage, welche Disziplin die koordinierende Rolle übernimmt, erscheint dabei vergleichsweise wenig relevant. Entscheidend ist vielmehr, dass jemand den diagnostischen Überblick behält und komplementär dazu nach individuellem Bedarf die erforderliche Expertise aus den jeweils anderen Disziplinen stimmig integriert.

7.9. Funktionsdiagnostik

Insgesamt ist die XLH mit einer beträchtlichen Krankheitslast assoziiert, welche die Alltagsaktivität und folglich auch die Lebensqualität erheblich beeinträchtigen kann [45]. Unter diesem Aspekt sollte eine regelmäßige, dahingehend fokussierte Diagnostik fester Bestandteil der Evaluation des Krankheits- und Therapieverlaufs sein. Bei der Wahl hierfür geeigneter Instrumente liegt es nahe, sich einerseits an den dahingehenden Empfehlungen für andere, ähnlich gelagerte Skelettdysplasien zu orientieren und andererseits zumindest in Teilen Untersuchungsmethoden zu verwenden, die altersgruppenübergreifend funktionieren und damit ein langfristiges Monitoring der Erkrankung erlauben.

Als geeignete Tests können in diesem Zusammenhang für Erwachsene der sog. Sechs-Minuten-Gehtest sowie der sog. *Chair-Rise*-Test isoliert bzw. letzterer auch in Verbindung mit Tests für Balance und die Gehgeschwindigkeit im Sinne der *Short Physical Performance Battery* erfolgen. Weitere alltagsrelevante Untersuchungen sind der *Timed-up-and-go*- und der *Timed-up-and-down-stairs*-Test.

Eine unkomplizierte und inzwischen breit verfügbare Möglichkeit zur Untersuchung der Muskulatur der oberen Extremität ist die Bestimmung der Handkraft. Abhängig von der jeweiligen Verfügbarkeit können darüber hinaus auch technisch aufwändigere Verfahren angewandt werden wie etwa eine videogestützte Ganganalyse oder Analysen der Beinkraft mit einer Kraftmessplatte zur Bestimmung von Bodenreaktionskräften bei definierten Testabläufen.

Literatur

1. Beck-Nielsen SS, Brusgaard K, Rasmussen LM, Brixen K, Brock-Jacobsen B, Poulsen MR, Vestergaard P, Ralston SH, Albagha OM, Poulsen S, Haubek D, Gjørup H, Hintze H, Andersen MG, Heickendorff L, Hjelmborg J, Gram J. Phenotype presentation of hypophosphatemic rickets in adults. Calcif Tissue Int: 2010;87(2):108-119.

2. Živičnjak M, Schnabel D, Staude H, Even G, Marx M, Beetz R, Holder M, Billing H, Fischer DC, Rabl W, Schumacher M, Hiort O, Haffner D. Three-year growth hormone treatment in short children with X-linked hypophosphatemic rickets: effects on linear growth and body disproportion. J Clin Endocrinol Metab. 2011;96(12): E2097-2105.

3. Skrinar A, Dvorak-Ewell M, Evins A, Macica C, Linglart A, Imel EA, Theodore-Oklota C, San Martin J. The Lifelong Impact of X-Linked Hypophosphatemia: Results From a Burden of Disease Survey. J Endocr Soc. 2019; 3(7): 1321-1334.

4. Gizard A, Rothenbuhler A, Pejin Z, Finidori G, Glorion C, de Billy B, Linglart A, Wicart P. Outcomes of orthopedic surgery in a cohort of 49 patients with X-linked hypophosphatemic rickets (XLHR). Endocr Connect. 2017;6(8):566-573.

5. Mindler GT, Kranzl A, Stauffer A, Haeusler G, Ganger R, Raimann A. Disease-specific gait deviations in pediatric patients with X-linked hypophosphatemia. Gait Posture. 2020;81:78-84.

6. Vega RA, Opalak C, Harshbarger RJ, Fearon JA, Ritter AM, Collins JJ, Rhodes JL. Hypophosphatemic rickets and craniosynostosis: a multicenter case series. J Neurosurg Pediatr. 2016;17(6):694-700.

7. Reid IR, Hardy DC, Murphy WA, Teitelbaum SL, Bergfeld MA, Whyte MP. X-linked hypophosphatemia: a clinical, biochemical, and histopathologic assessment of morbidity in adults. Medicine (Baltimore). 1989;68(6): 336-352.

8. Mills ES, Iorio L, Feinn RS, Duignan KM, Macica CM. Joint replacement in X-linked hypophosphatemia. J Orthop. 2019;16(1):55-60.

9. Steele A, Gonzalez R, Garbalosa JC, Steigbigel K, Grgurich T, Parisi EJ, Feinn RS, Tommasini SM, Macica CM. Osteoarthritis, Osteophytes, and Enthesophytes Affect Biomechanical Function in Adults With X-linked Hypophosphatemia. J Clin Endocrinol Metab. 2020;105(4): e1798-e1814.

10. Li H, Jing Y, Zhang R, Zhang Q, Wang J, Martin A, Feng JQ. Hypophosphatemic rickets accelerate chondrogenesis and cell trans-differentiation from TMJ chondrocytes into bone cells via a sharp increase in β-catenin. Bone. 2020;131:115151.

11. Kato H, Koga M, Kinoshita Y, Taniguchi Y, Kobayashi H, Fukumoto S, Nangaku M, Makita N, Ito N.

Incidence of complications in 25 adult patients with X-linked hypophosphatemia. J Clin Endocrinol Metab. 2021; 106(9):e3682-e3692.

12. Econs MJ. Conventional Therapy in Adults With XLH Improves Dental Manifestations, But Not Enthesopathy. J Clin Endocrinol Metab. 2015;100(10):3622-3624.

13. Chesher D, Oddy M, Darbar U, Sayal P, Casey A, Ryan A, Sechi A, Simister C, Waters A, Wedatilake Y, Lachmann RH, Murphy E. Outcome of adult patients with X-linked hypophosphatemia caused by PHEX gene mutations. J Inherit Metab Dis. 2018;41(5):865-876.

14. Seefried L, Genest F, Rak D, Böhle F. Die X-Chromosomale Hypophosphatämie – XLH. Osteologie. 2018;27(4):208-214.

15. DeLacey S, Liu Z, Broyles A, El-Azab SA, Guandique CF, James BC, Imel EA. Hyperparathyroidism and parathyroidectomy in X-linked hypophosphatemia patients. Bone. 2019;127:386-392.

16. Lecoq AL, Chaumet-Riffaud P, Blanchard A, Dupeux M, Rothenbuhler A, Lambert B, Durand E, Boros E, Briot K, Silve C, Francou B, Piketty M, Chanson P, Brailly-Tabard S, Linglart A, Kamenický P. Hyperparathyroidism in Patients With X-Linked Hypophosphatemia. J Bone Miner Res. 2020;35(7):1263-1273.

17. Haffner D, Francesco E, Eastwood DM, Duplan MB, Bacchetta J, Schnabel D, Wicart P, Bockenhauer D, Santos F, Levtchenko E, Harvengt P, Kirchhoff M, Di Rocco F, Chaussain C, Brandi ML, Savendahl L, Briot K, Kamenicky P, Rejnmark L, Linglart A. Clinical practice recommendations for the diagnosis and management of X-linked hypophosphataemia. Nature reviews. Nephrology. 2019;15(7):435-455.

18. Gaucher C, Walrant-Debray O, Nguyen TM, Esterle L, Garabédian M, Jehan F. PHEX analysis in 118 pedigrees reveals new genetic clues in hypophosphatemic rickets. Hum Genet. 2009;125(4):401-411.

19. Peacock M. Phosphate Metabolism in Health and Disease. Calcif Tissue Int. 2020;108(1):3-15.

20. Bijvoet OLM, Morgan DB, Fourman P. The assessment of phosphate reabsorption. Clinica Chimica Acta. 1969;26(1):15-24.

21. Bijvoet OLM, Morgan JD. Plasma-phosphate and tubular reabsorption of phosphate. The Lancet. 1970;295(7660):1345-1346.

22. Paterson CR. Tests of phosphate reabsorption. The Lancet. 1973;301(7814):1251.

23. Payne RB. Renal tubular reabsorption of phosphate (TmP/GFR): indications and interpretation. Ann Clin Biochem. 1998;35(Pt 2):201-206.

24. Walton RJ, Bijvoet OL. Nomogram for derivation of renal threshold phosphate concentration. Lancet. 1975; 2(7929):309-310.

25. Kenny AP, Glen AC. Tests of phosphate reabsorption. Lancet. 1973;2(7821):158.

26. Barth JH, Jones RG, Payne B. Calculation of renal tubular reabsorption of phosphate: the algorithm per-

forms better than the nomogram. Ann Clin Biochem. 2000;37 (Pt 1):79-81.

27. Imel EA, DiMeglio LA, Hui SL, Carpenter TO, Econs MJ. Treatment of X-linked hypophosphatemia with calcitriol and phosphate increases circulating fibroblast growth factor 23 concentrations. J Clin Endocrinol Metab. 2010;95(4):1846-1850.

28. Pavone V, Testa G, Gioitta Iachino S, Evola FR, Avondo S, Sessa G. Hypophosphatemic rickets: etiology, clinical features and treatment. Eur J Orthop Surg Traumatol. 2015;25(2):221-226.

29. Imel EA, Econs MJ. Fibroblast growth factor 23: roles in health and disease. J Am Soc Nephrol. 2005;16(9):2565-2575.

30. Shimada T, Muto T, Urakawa L, Yoneya T, Yamazaki Y, Okawa K, Takeuchi Y, Fujita T, Fukumoto S, Yamashita T. Mutant FGF-23 responsible for autosomal dominant hypophosphatemic rickets is resistant to proteolytic cleavage and causes hypophosphatemia in vivo. Endocrinology. 2002;143(8):3179-3182.

31. Huang X, Jiang Y, Xia W. FGF23 and Phosphate Wasting Disorders. Bone Res. 2013;1(2):120-132.

32. Acar S, BinEssa HA, Demir K, Al-Rijjal RA, Zou M, Çatli G, Anık A, Al-Enezi AF, Özışık S, Al-Faham MSA, Abacı A, Dündar B, Kattan WE, Alsagob M, Kavukçu S, Tamimi HE, Meyer BF, Böber E, Shi Y. Clinical and genetic characteristics of 15 families with hereditary hypophosphatemia: Novel Mutations in PHEX and SLC34A3. PLoS One. 2018;13(3):e0193388.

33. Bielesz B. Emerging role of a phosphatonin in mineral homeostasis and its derangements. Eur J Clin Invest. 2006;36 Suppl 2:34-42.

34. Feng JQ, Clinkenbeard EL, Yuan B, White KE, Drezner MK. Osteocyte regulation of phosphate homeostasis and bone mineralization underlies the pathophysiology of the heritable disorders of rickets and osteomalacia. Bone. 2013;54(2):213-221.

35. Imel EA, Liu Z, Coffman M, Acton D, Mehta R, Econs MJ. Oral Iron Replacement Normalizes Fibroblast Growth Factor 23 in Iron-Deficient Patients With Autosomal Dominant Hypophosphatemic Rickets. J Bone Miner Res. 2020;35(2):231-238.

36. Guven A, Al-Rijjal RA, BinEssa HA, Dogan D, Kor Y, Zou M, Kaya N, Alenezi AF, Hancili S, Tarım Ö, Baitei EY, Kattan WE, Meyer BF, Shi Y. Mutational analysis of PHEX, FGF23 and CLCN5 in patients with hypophosphataemic rickets. Clin Endocrinol. 2017;87(1): 103-112.

37. Ni X, Li X, Zhang Q, Liu C, Gong Y, Wang O, Li M, Xing X, Jiang Y, Xia X. Clinical Characteristics and Bone Features of Autosomal Recessive Hypophosphatemic Rickets Type 1 in Three Chinese Families: Report of Five Chinese Cases and Review of the Literature. Calcif Tissue Int. 2020;107(6):636-648.

38. Ferreira CR, Kavanagh D, Oheim R, Zimmerman K, Stürznickel J, Li X, Stabach P, Rettig RL, Calderone L, MacKichan C, Wang A, Hutchinson HA, Nelson T, Tommasini SM, von Kroge S, Fiedler IA, Lester ER, Moeckel GW, Busse B, Schinke T, Carpenter TO, Levine MA, Horowitz MC, Braddock DT. Response of the ENPP1-Deficient Skeletal Phenotype to Oral Phosphate Supplementation and/or Enzyme Replacement Therapy: Comparative Studies in Humans and Mice. J Bone Miner Res. 2021;36(5):942-955.

39. Brandi ML, Clunie GPR, Houillier P, Jan de Beur SM, Minisola S, Oheim R, Seefried L. Challenges in the management of tumor-induced osteomalacia (TIO). Bone. 2021;152:116064.

40. Florenzano P, Hartley IR, Jimenez M, Roszko K, Gafni RI, Collins MT. Tumor-Induced Osteomalacia. Calcif Tissue Int. 2021;108(1):128-142.

41. de Castro LF, Ovejero D, Boyce AM. DIAGNOSIS OF ENDOCRINE DISEASE: Mosaic disorders of FGF23 excess: Fibrous dysplasia/McCune-Albright syndrome and cutaneous skeletal hypophosphatemia syndrome. Eur J Endocrinol. 2020;182(5):R83-R99.

42. Bergwitz C, Roslin NM, Tieder M, Loredo-Osti JC, Bastepe M, Abu-Zahra H, Frappier D, Burkett K, Carpenter TO, Anderson D, Garabedian M, Sermet I, Fujiwara TM, Morgan K, Tenenhouse HS, Juppner H. SLC34A3 mutations in patients with hereditary hypophosphatemic rickets with hypercalciuria predict a key role for the sodium-phosphate cotransporter NaPi-IIc in maintaining phosphate homeostasis. Am J Hum Genet. 2006;78(2):179-192.

43. Gianesello L, Del Prete D, Anglani F, Calò LA. Genetics and phenotypic heterogeneity of Dent disease: the dark side of the moon. Hum Genet. 2021;140(3):401-421.

44. Colares Neto GdP, Ide Yamauchi F, Hueb Baroni R, de Andrade Bianchi M, Cavalanti Gomes A, Chammas MC, Matsunaga Martin R. Nephrocalcinosis and Nephrolithiasis in X-Linked Hypophosphatemic Rickets: Diagnostic Imaging and Risk Factors. J Endocr Soc. 2019;3(5):1053-1061.

45. Seefried L, Smyth M, Keen R, Harvengt P. Burden of disease associated with X-linked hypophosphataemia in adults: a systematic literature review. Osteoporos Int. 2021;32(1):7-22.

46. Imel EA, Econs MJ. Approach to the Hypophosphatemic Patient. J Clin Endocrinol Metab. 2012;97(3):696-706.

47. González-Lamuño D Adv. Ther 2020, Hypophosphataemic Rickets - Diagnosis Algorithm - How Not to Make a Mistake. Adv Ther. 2020;37(Suppl 2):95-104.

48. Wagner CA, Rubio-Aliaga I, Hernando N. Renal phosphate handling and inherited disorders of phosphate reabsorption - an update. Pediatr Nephrol. 2019;34(4):549-559.

49. Saraff V, Nadar R, Högler W. New Developments in the Treatment of X-Linked Hypophosphataemia - Implications for Clinical Management. Pediatric Drugs. 2020;22(2):113-121.

8. Therapie – Pädiatrie

■ Einleitung

Mehr als 40 Jahre lang basierte die Behandlung von Patienten mit X-chromosomaler hypophosphatämischer Rachitis auf der kombinierten Behandlung mit oralen anorganischen Phosphatsalzen und aktivierten Vitamin-D-Metaboliten (Calcitriol oder Alfacalcidol) [1]. Durch die Erkenntnis, dass wesentliche Krankheitssymptome der XLH durch erhöhte Serumkonzentrationen des phosphaturischen Hormons *fibroblast growth factor* 23 (FGF23) hervorgerufen werden, und die Verfügbarkeit eines humanen FGF23-Antikörpers (Burosumab, zunächst bekannt als KRN23), entstand eine moderne zielgerichtete Behandlungsoption für Patienten mit XLH, die einen großen Durchbruch in der Versorgung dieser Patienten darstellt (→ Abb. 8.1).

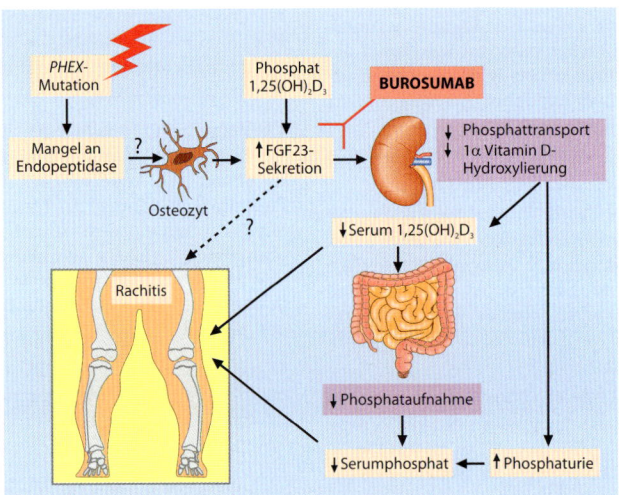

Abb. 8.1: Wirkmechanismus von Burosumab bei X-chromosomaler Hypophosphatämie (XLH). Die Mechanismen, durch die der Funktionsverlust der Endopeptidase (*phosphate-regulating endopeptidase homolog X-linked* (PHEX)) die Produktion des Fibroblasten-Wachstumsfaktors (*fibroblast growth factor* 23, FGF23) in Knochenzellen erhöht, sind nicht geklärt. Hohe FGF23-Spiegel hemmen die renale Phosphataufnahme und die renale Vitamin-D-Aktivierung (1-alpha-Hydroxylierung). Der letztgenannte Effekt senkt weiter die Serum-Phosphatspiegel durch Hemmung der intestinalen Phosphataufnahme. Zusammen beeinträchtigen diese Effekte die Knochenmineralisierung, was zu Rachitis und Osteomalazie führt. Darüber hinaus gibt es mehrere Hinweise auf eine direkte Wirkung von FGF23 auf die Knochenzellen. Paradoxerweise stimulieren sowohl die Gabe von Phosphat als auch von aktiviertem Vitamin D, die die konventionelle Therapie dieser Erkrankung darstellen, die FGF23-Sekretion im Sinne eines *circulus vitiosus*. Burosumab, ein humaner Antikörper gegen FGF23, blockiert zirkulierendes FGF23 und wirkt damit direkt auf die zugrundeliegenden Ursachen ein, die zur Entwicklung der Rachitis und Osteomalazie bei XLH führen. Modifiziert nach [2]. 1,25(OH)$_2$D$_3$: 1,25-Dihydroxyvitamin D3.

Die Behandlung mit Burosumab verglichen mit der konventionellen Behandlung hat mehrere Vorteile:

- Die konventionelle Behandlung muss mehrmals täglich eingenommen werden, was häufig mit einer mangelnden Adhärenz vor allem bei Jugendlichen einhergeht. Diese Belastung ist in der Therapie mit Burosumab (alle 2 Wochen subkutane Gabe) deutlich geringer.

- Es zeigte sich eine stärkere Beeinflussung der Rachitis gegenüber der konventionellen Behandlung.

- Das Sicherheitsprofil von Burosumab weist keine schweren Nebenwirkungen wie Nephrokalzinose, die bei konventioneller Behandlung beobachtet wird, auf.

Allerdings muss man bedenken, dass das Krankheitsspektrum und damit das Ausmaß der notwendigen Medikation sehr variabel ist – manche Personen sind auch ohne Behandlung nur minimal betroffen – und bisher keine Langzeitergebnisse einer Burosumab-Therapie im Kindesalter vorliegen [2]. Evidenzbasierte Empfehlungen für die Behandlung von XLH wurden kürzlich veröffentlicht und werden im Folgenden dargestellt [3].

8.1. Konventionelle Therapie mit Phosphat und aktiviertem Vitamin D

Die meisten Kinder mit XLH benötigen eine Behandlung mit aktiviertem Vitamin D (Calcitriol oder Alfacalcidol) und eine orale Phosphatsupplementierung ab dem Zeitpunkt der Diagnose bis zum Erreichen der Erwachsenengröße [3]. Kinder in betroffenen Familien sollten daher innerhalb des ersten Lebensmonats und nach 3 und 6 Monaten auf abnorme Serum- und Urinphosphatwerte sowie auf die Aktivität der alkalischen Phosphatase (ALP) im Serum untersucht werden. Eine *PHEX*-Genmutationsanalyse sollte nach Möglichkeit vor Beginn der Therapie mit Burosumab durchgeführt werden. Bei gesicherter Diagnose sollte sofort mit einer Therapie mit Phosphat und aktiviertem Vitamin D begonnen werden, wobei die erforderlichen Dosierungen stark vom Schweregrad der Rachitis abhängen (s.u.). Bislang ist Burosumab bei XLH-Patienten unter 12 Monaten nicht zugelassen. Bei Patienten mit negativer Familienanamnese für XLH sollte unbedingt eine Molekulargenetik auf hereditäre FGF23-vermittelte hypophosphatämische Rachitiden (Gen-Panel-Untersuchung) erfolgen (→ Kap. 6.3.).

Die Verabreichung von Phosphat erhöht über 1-2 Stunden die Plasma-Phosphat-Konzentration, was die Konzentration von ionisiertem Kalzium im Plasma senkt und die Plasma-Calcitriol-Konzentration weiter verringert (indem der hypophosphatämische Stimulus für seine Synthese wegfällt). Dies verursacht einen sekundären Hyperparathyreoidismus [3,4]. Letzterer kann die Knochenerkrankung verschlimmern und die Phosphatausscheidung im Urin erhöhen, wodurch das Ziel der Phosphattherapie im Sinne eines *circulus vitiosus* vereitelt wird. Der sekundäre Hyperparathyreoidismus kann durch eine zusätzliche Behandlung mit Calcitriol verhindert werden. Calcitriol erhöht die intestinale Kalzium- und in geringerem Maße auch die Phosphatresorption und unterdrückt so den sekundären Hyperparathyreoidismus. Darüber hinaus unterdrückt es auch direkt die Parathormon (PTH)-Freisetzung.

■ Initiale Behandlung

Die empfohlene Anfangsdosis von Phosphat auf der Basis von elementarem Phosphor beträgt bei Säuglingen und Vorschulkindern 20-60 mg/kg Körpergewicht (KG) pro Tag (0,7-2,0 mmol/kg KG pro Tag). Eine Anpassung erfolgt je nach Verbesserung der Rachitis, des Wachstums, der ALP und der PTH-Spiegel [3]. Dosen über 80 mg/kg KG pro Tag sollten vermieden werden, um gastrointestinale Beschwerden und Hyperparathyreoidismus zu vermeiden. Bei Säuglingen, die diagnostiziert wurden, bevor sie Knochenveränderungen entwickeln, ist das Ziel der Behandlung, eine Rachitis zu verhindern. Es ist wichtig zu beachten, dass der Serum-Phosphatspiegel nach oraler Einnahme schnell ansteigt, aber innerhalb von ca. 1,5 Stunden auf den Ausgangswert zurückgeht. Daher sollte Phosphat mindestens viermal am Tag verabreicht werden. Besonders bei Säuglingen und Kleinkindern kann eine nächtliche Gabe erforderlich sein, um zufriedenstellende Ergebnisse zu erzielen. Phosphatlösungen (Ampullen oder speziell in der Apotheke hergestellte Lösungen) können die Adhärenz verbessern und ermöglichen eine präzisere Dosierung bei Kleinkindern. Pulver und zerkleinerte Tabletten können ebenfalls verwendet werden. Diese können in Wasser aufgelöst werden und über den Tag verteilt in Abständen zum Trinken angeboten werden. Es ist wichtig, das Phosphatpräparat nicht mit Milchprodukten zu verabreichen, da deren Kalziumgehalt die Phosphatresorption im Darm beeinträchtigt. Da Phosphor in Kapsel- oder Tablettenform langsamer absorbiert wird als in flüssiger Form, ist es – wenn möglich – besser, erstere zu verwenden.

Die empfohlene Anfangsdosis von Calcitriol und Alfacalcidol beträgt 20-30 ng/kg Körpergewicht bzw. 30-50 ng/kg Körpergewicht täglich. Alternativ kann die Behandlung empirisch mit 0,5 µg Calcitriol bzw. 1 µg Alfacalcidol täglich bei Patienten im Alter von über 12 Monaten begonnen und auf der Grundlage des klinischen und biochemischen Ansprechens angepasst werden. Zusätzlich wird eine Supplementierung mit nativem Vitamin D bei Vitamin-D-Mangel empfohlen [3].

■ Überwachung und Dosisanpassung

Das primäre Ziel der Behandlung sind die Korrektur oder Minimierung der Rachitis/Osteomalazie, die durch klinische, biochemische und radiologische Befunde beurteilt wird. Die Aktivität der ALP ist ein nützlicher Surrogatmarker für die Normalisierung des Knochenumsatzes. Bei adäquater Behandlung sinken die ALP-Serumspiegel und erreichen normale oder leicht erhöhte Werte. Es wird häufig missverstanden, dass eine erfolgreiche Behandlung eine Normalisierung der Serum-Phosphatkonzentration erfordert. Dieses könnte bei den Patienten nur durch überhöhte Phosphatdosen erreicht werden. Der Preis dafür wären schwere Nebenwirkungen wie Nephrokalzinose und sekundärer Hyperparathyreoidismus. Hinweise für die therapeutische Wirksamkeit sind daher an einer erhöhten Wachstumsgeschwindigkeit, einer Verbesserung der Achsenfehlstellungen der unteren Extremitäten und der damit verbundenen Beschwerden sowie am radiologischen Nachweis der epiphysären Heilung zu messen.

Die Kinder sollten alle 2-4 Monate untersucht werden, um das Wachstum, die Serumkonzentrationen von Kalzium, Phosphat, die Aktivität der ALP, Kreatinin, PTH und die Kalziumausscheidung im Urin zu überwachen. Eine stichprobenartige "Spot"-Urinsammlung kann zur Überwachung der Kalziumausscheidung im Urin verwendet werden. Das Ziel ist es, einen Kalzium/Kreatinin-Quotienten im Spontanurin < 0,3 mg/mg aufrechtzuerhalten.

Ein Nieren-Ultraschall sollte in jährlichen Abständen durchgeführt werden, um eine Nephrokalzinose frühzeitig zu erkennen. Die Ätiologie der Nephrokalzinose, die sich in Nierenbiopsien aus Kalziumphosphat-Präzipitaten zusammensetzt, wurde entweder als Folge einer Hyperkalziurie, Hyperphosphaturie, Hyperoxalurie, eines Hyperparathyreoidismus oder einer Kombination dieser Störungen angesehen [3,5-7]. Die berichtete Prävalenz der Nephrokalzinose bei XLH-Patienten liegt zwischen 17% und 80% und hängt eindeutig mit der Dosis der Phosphatmedikation zusammen [8-10]. Darüber hinaus wurden bei XLH-Patienten mit persistierendem Hyperparathyreoidismus und/oder hochdosierter Behandlung auch andere Weichteilverkalkungen, z.B. Augen-, Myokard- und Aortenklappenverkalkungen,

berichtet [11,12]. Daher sollte die Calcitriol-Dosis entsprechend den PTH-Serumspiegeln und der Kalziumausscheidung im Urin angepasst werden. Ein hoher PTH-Spiegel erfordert eine Erhöhung der Calcitriol-Dosis und/oder eine Verringerung der Phosphatdosis. Die wichtigste Nebenwirkung einer überhöhten Calcitriol-Dosis ist die Entwicklung einer Hyperkalziurie. Bei Vorliegen einer Hyperkalziurie sollte die Calcitriol-Dosis reduziert oder mit Thiazid-Diuretika kombiniert werden. Letztere reduzieren nicht nur die Kalziumausscheidung im Urin, sondern erhöhen auch das Tubuläre Transportmaximum für Phosphat (TmP/GFR), vermutlich sekundär durch eine Volumenkontraktion. Es wurde gezeigt, dass die Behandlung mit Calcitriol und Phosphat die FGF23-Synthese und folglich die Serum-FGF23-Spiegel bei Menschen mit XLH und bei Hyp-Mäusen erhöht, wodurch die Phosphatausscheidung im Urin weiter stimuliert wird [11]. Daher sollte eine hochdosierte Behandlung nicht nur vermieden werden, um Hyperkalziurie und Nephrokalzinose zu verhindern, sondern auch um einen Teufelskreis aus therapiebedingter weiterer Stimulation des Phosphatverlusts zu vermeiden. Wenn der sekundäre Hyperparathyreoidismus durch die Calcitriol-Behandlung nicht ausreichend kontrolliert werden kann, d.h. bei persistierender Hyperkalzämie und/oder Hyperkalziurie, kann ein autonomer (tertiärer) Hyperparathyreoidismus auftreten, der eine Parathyreoidektomie erforderlich macht.

Während des pubertären Wachstumsschubs ist oft eine Dosiserhöhung von Phosphat und Calcitriol notwendig.

Die Therapie mit Phosphat und Calcitriol wird so lange beibehalten, wie die Wachstumsfugen noch nicht verschlossen sind.

■ Ergebnisse der Behandlung mit Phosphat und aktiviertem Vitamin D

Die Wachstumsgeschwindigkeit sollte sich in den ersten Therapiejahren verbessern. Beindeformitäten können sich nach mehreren Jahren adäquater Behandlung spontan korrigieren, so dass eine korrigierende Operation nur in manchen Fällen notwendig ist. Trotz der allgemeinen Wachstumsverbesserung während der Behandlung ist die Erwachsenengröße oft beeinträchtigt (→ Kap. 6.4.). Das Wachstumsergebnis ist signifikant besser, wenn die Behandlung früh (< 1. Lebensjahr) eingeleitet wird. In drei Studien war die mittlere standardisierte Körperhöhe nach Behandlungs-zeiträumen von ca. 10 Jahren bei XLH-Patienten mit früher im Vergleich zu später Behandlung deutlich höher (-0,7 SDS versus -2,0 SDS, p<0,01; -1,3 SDS versus -2,0 SDS, p=0,06; -0,7 SDS versus -2,0 SDS, p<0,01) [13-15] (→ Abb. 8.2). Allerdings führt selbst eine frühe Behandlung nicht zu einer vollständigen Normalisierung der Skelettentwick-lung. Der Haupteffekt der frühen Behandlung ist die Verhinderung eines schweren Körperhöhen-defizits in der frühen Kindheit.

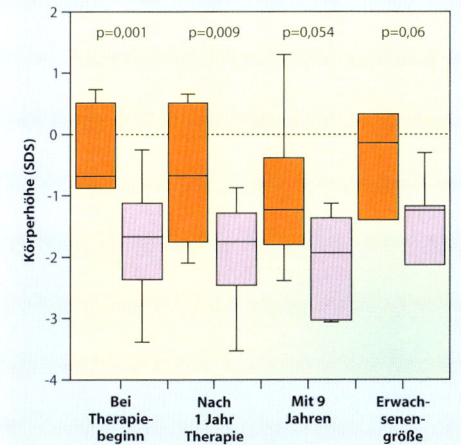

Abb. 8.2: Alterskorrigierte Körperhöhe (SD-Scores) bei XLH-Patienten, die innerhalb der ersten 12 Le-bensmonate (orange Kästen) und nach dem Alter von 12 Monaten (violette Kästen) mit einer Phosphat- und Calcitriol-Behandlung begonnen haben, jeweils zu Beginn der Behandlung, am Ende des ersten Behand-lungsjahres, im Alter von 9 Jahren und bei der Erwach-senengröße. Der untere Rand jedes Kästchens zeigt die 25., die Querlinie die 50. und der obere Rand die 75. Perzentile an; die untere und obere Linie zeigen die Minimal- und Maximalwerte an. P-Werte beziehen sich auf den Unterschied zwischen den Gruppen. Mo-difiziert nach [45].

Eine aktuelle nordamerikanische Querschnitts-studie an 232 erwachsenen XLH-Patienten, die alle im Kindes- und Jugendalter mit konventionel-ler Therapie behandelt wurden, ergab eine hohe Prävalenz von Kleinwuchs (80%), Knochen- oder Gelenkschmerzen/-steifigkeit (97%) und eine Vorgeschichte von Pseudofrakturen (44%) [13]. Darüber hinaus wurden Osteoarthritis, Enthesо-pathie und Spinalkanalstenosen bei 46%, 27% bzw. 19% der Patienten festgestellt. Ähnliche Ergebnis-se wurden in mehreren europäischen Studien be-

richtet [14-16]. Eine verminderte Lebensqualität wurde bei 84% der erwachsenen Patienten gezeigt und war mit dem Alter und dem Vorhandensein von strukturellen Läsionen wie Enthesopathie as-soziiert [14].

8.2. Behandlung mit Burosumab

Seit 2014 wurde die Wirksamkeit und Sicherheit der Burosumab-Behandlung in drei klinischen Studien bei Kindern mit XLH untersucht [17-19]. Zwei offene, unkontrollierte Studien, in denen Bu-rosumab bei insgesamt 65 Kindern im Alter von 1-12 Jahren mit schwerer XLH eingesetzt wurde, zeigten, dass Burosumab kurzfristig (12-16 Mona-te) zu den folgenden Ergebnissen führte:

- eine signifikante Erhöhung der TmP/GFR und damit einhergehend eine Anhebung der mitt-leren Serum-Phosphatwerte in den unteren Bereich des altersbezogenen Referenzbereichs sowie eine Normalisierung des Knochenumsat-zes (ALP)

- eine signifikante Reduktion des Schweregrads der Rachitis (gemessen mit dem *Rickets Severity Score* (RSS) und dem *Radiographic Global Im-pression of Change* (RGI-C))

- eine signifikante Verbesserung der körperlichen Leistungsfähigkeit (gemessen an der Gehstre-cke im Sechs-Minuten-Gehtest)

- eine signifikante Reduktion, der von Patienten berichteten Schmerzen und funktionellen Ein-schränkungen (gemessen mit dem *Pediatric Orthopedic Society of North America Outcomes Data Collection Instrument*) [17,18].

Ein direkter Vergleich zwischen Burosumab und der konventionellen Behandlung wurde in einer offenen Phase-3-Studie mit 61 Kindern im Alter von 1-12 Jahren über eine Behandlungsdauer von 64 Wochen untersucht [19]. Die primäre Ergeb-nisanalyse nach 40 Wochen zeigte, dass die mit Burosumab behandelten Kinder eine signifikant stärkere Verbesserung des RGI-C und des RSS aufwiesen im Vergleich zu den Patienten in der konventionellen Therapiegruppe (→ Abb. 8.3). Auch biochemische Parameter wie die ALP und der Serum-Phosphatspiegel normalisierten sich unter der Burosumab-Behandlung bereits nach wenigen Injektionen.

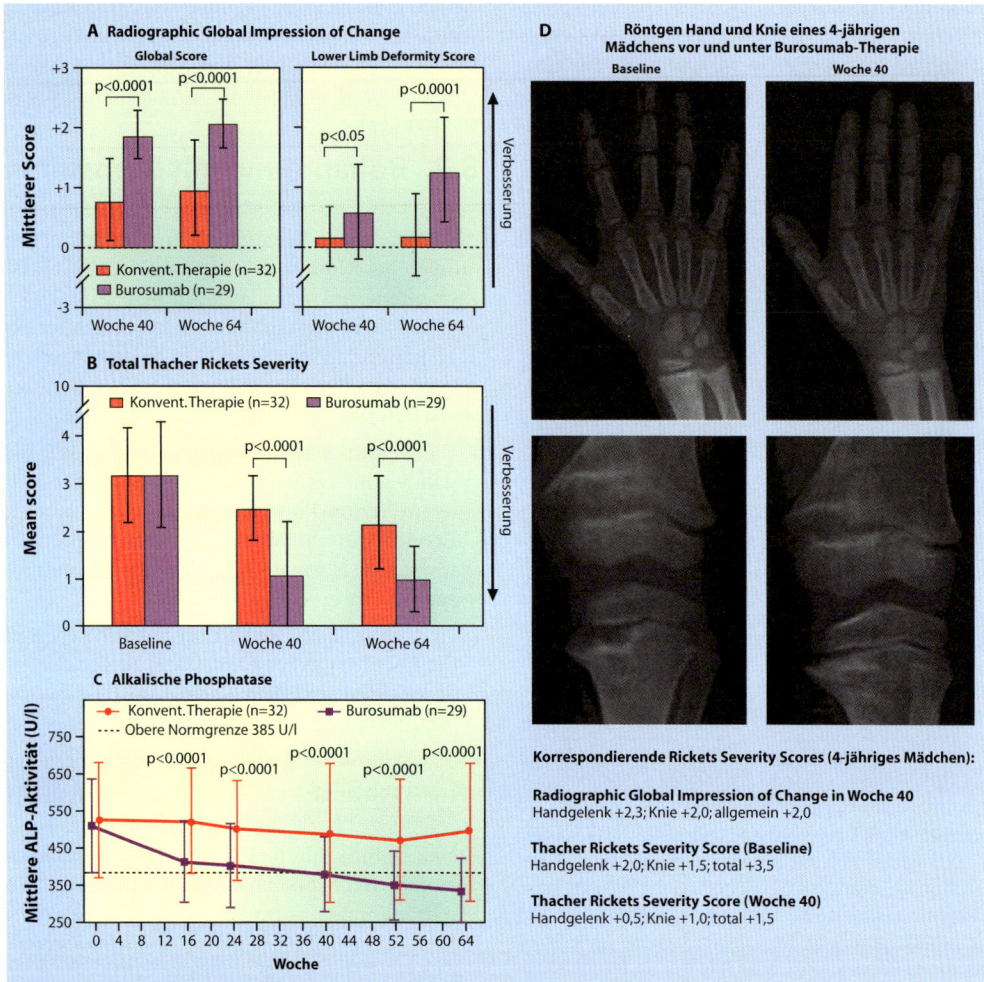

Abb. 8.3: Verbesserungen des Rachitis-Schweregrades bei Kindern unter Burosumab im Vergleich zur konventionellen Therapie mit Phosphat und aktiviertem Vitamin D. Die Daten in den Abbildungen A, B und C werden als Mittelwert (SD) angegeben. Die p-Werte basieren auf dem Vergleich zwischen den Behandlungsgruppen in der kleinsten quadrierten mittleren Veränderung gegenüber dem Ausgangswert unter Verwendung des ANCOVA-Modells für die Bewertungen des *Radiographic Global Impression of Change Global Score* in Woche 40 und des *Thacher Rickets Severity Scores* in Woche 40 sowie des verallgemeinerten Schätzgleichungsmodells für die Bewertungen der alkalischen Phosphatase, der Deformität der unteren Extremitäten und der Rachitis in Woche 64. Die obere Grenze der Normalwerte für die alkalische Phosphatase variiert nach Alter und Geschlecht: Mädchen im Alter von 1-4 Jahren 317 U/l, 4-7 Jahren 297 U/l, 7-10 Jahren 325 U/l und 10-15 Jahren 300 U/l; Jungen im Alter von 1-4 Jahren 383 U/l, 4-7 Jahren 345 U/l, 7-10 Jahren 309 U/l und 10-15 Jahren 385 U/l. Diese Bereiche wurden von Covance Labors zur Verfügung gestellt. Die Röntgenbilder in Abbildung D zeigen die Verbesserung der Rachitis mit Burosumab bei einem 4-jährigen Mädchen, das zuvor ca. 26 Monate lang eine konventionelle Therapie erhalten hatte (Verwendung mit freundlicher Genehmigung von Elsevier aus Imel et al. [19]).

Die häufigsten (>10%) unerwünschten Arzneimittelwirkungen, die bei pädiatrischen Patienten bis zu 64 Behandlungswochen in klinischen Prüfungen beobachtet wurden, waren: Reaktionen an der Injektionsstelle (56%), Kopfschmerz (50%), Fieber (43%), Schmerz in einer Extremität (40%).

Ein Applikationsintervall von zwei Wochen war einem vierwöchigen Intervall in Bezug auf die Normalisierung der Phosphat-Serumspiegel und die radiologische Verbesserung der Rachitis überlegen. Die konventionelle Behandlung muss mindestens eine Woche vor Beginn der Burosumab-Therapie abgesetzt werden. Dies dient dem unverfälschten Nachweis von Nüchtern-Serum-Phosphatwerten, die vor Therapiebeginn unter dem normalen Referenzwert für das Alter liegen sollten. Die gleichzeitige Anwendung von Burosumab mit oralen Phosphatpräparaten und aktivierten Vitamin-D-Derivaten ist kontraindiziert, da dies das Risiko von Hyperphosphatämie und Hyperkalzämie erhöhen kann.

Basierend auf den oben genannten Studien hat die Europäische Arzneimittelbehörde (EMA) im Jahr 2018 Burosumab in der Europäischen Union für die Behandlung von Kindern ab 1 Jahr und Jugendlichen in der Skelettwachstumsphase mit X-chromosomaler Hypophosphatämie (XLH) und röntgenologischem Nachweis einer Knochenerkrankung zugelassen.

Bei dem Einsatz von Burosumab entstehen mehrere offene Fragen, die in Zukunft geklärt werden sollten:

1. In allen bisher durchgeführten Studien wurde die Dosis von Burosumab angepasst mit dem Ziel, Serum-Phosphatwerte im unteren Normalbereich zu erreichen. Jedoch könnte sich die optimale therapeutische Strategie, einschließlich der Dosierungshäufigkeit und des Zielphosphatspiegels, bei Patienten, die eine zufriedenstellende klinische und laborchemische (ALP) Verbesserung erreicht haben, unterscheiden.

2. Angesicht der Therapiekosten von Burosumab und des Mangels an Langzeitdaten zur Wirksamkeit und Sicherheit besteht die Notwendigkeit, die Patienten, die am meisten von der Therapie profitieren würden, besser zu definieren.

3. Da die pädiatrischen Studien auf Patienten im Alter von 1-12 Jahren beschränkt waren, sollte die Wirksamkeit und Sicherheit von Burosumab bei

Säuglingen und während des pubertären Wachstums untersucht werden.

Auch war die kurzfristige Verbesserung des Wachstums bei den mit Burosumab behandelten Kindern nur gering ausgeprägt. Es ist nicht bekannt, ob die behandelten Kinder ein nachhaltiges Aufholwachstum erfahren und eine normale Erwachsenengröße erreichen.

Schließlich sollten auch die Auswirkungen von Burosumab auf andere schwere Komplikationen der XHL, wie z.B. Zahnabszesse, Enthesopathie und Innenohrschwerhörigkeit, in zukünftigen Studien untersucht werden [2,3].

Daher sind abschließende Empfehlungen für den Einsatz von Burosumab verfrüht. Angesichts der Schwere der Erkrankung bei einigen Patienten und der ermutigenden Ergebnisse, die die Europäische Arzneimittelbehörde (EMA) und die Amerikanische Arzneimittelbehörde (FDA) zur Erteilung der Zulassung veranlasst haben, wurden im Jahr 2019 von einem europäischen Expertengremium vorläufige Empfehlungen erarbeitet, die im Folgenden dargestellt werden [3].

■ Burosumab bei Kindern mit XLH

Grundsätzlich steht eine indikationsbezogene Behandlung der XLH für die Altersgruppe ≥ 1 Jahr -17 Jahre zur Verfügung.

Burosumab sollte mit einer Dosis von 0,8 mg/kg Körpergewicht (KG) begonnen werden, die alle zwei Wochen subkutan verabreicht wird. Die EMA hatte initial eine Startdosis von 0,4 mg/kg KG empfohlen, diese jedoch später analog zu den Empfehlungen der FDA auf 0,8 mg/kg KG pro Tag erhöht. Diese Dosierung entspricht der Dosierung, die sich in den pädiatrischen Studien als effektiv erwies.

Burosumab sollte in 0,4 mg/kg-Schritten titriert werden, um die Nüchtern-Serum-Phosphatspiegel innerhalb des unteren Endes des normalen Referenzbereichs für das Alter anzuheben, bis zu einer maximalen Dosierung von 2,0 mg/kg KG (maximale Dosis 90 mg). Die Halbwertszeit von Burosumab beträgt etwa 19 Tage und die maximale Serumkonzentration von Burosumab tritt 7-11 Tage nach der Injektion auf. Daher wird empfohlen, den Nüchtern-Serumphosphatspiegel während der Titrationsphase zwischen den Injektionen, idealerweise 7-11 Tage nach der letzten Injektion, zu überwachen, um eine Hyperphosphatämie zu erkennen. Nach Erreichen eines *Steady-States*, der nach 3 Monaten einer stabilen Dosierung angenommen werden kann, sollten die Nüchtern-Serum-Phosphatspiegel direkt vor den Injektionen bestimmt werden, um eine Hypophosphatämie zu erkennen. Bei einigen Patienten kann Burosumab anfänglich bereits den TmP/GFR verbessern, während der Serum-Phosphatspiegel aufgrund des hohen Phosphatbedarfs des Knochens noch unterhalb des Normalbereichs liegt. Daher sollte die TmP/GFR zusammen mit dem Nüchtern-Serum-Phosphatspiegel als Maß für die Wirksamkeit des Medikaments analysiert werden. Die Serumspiegel von 1,25(OH)$_2$-Vitamin D3 steigen unter der Burosumab-Therapie an. Daher wird empfohlen, diese Spiegel alle 6 Monate zu messen und sie zusammen mit der Kalziumausscheidung im Urin als Sicherheitsparameter zu analysieren. Burosumab sollte ausgesetzt werden, wenn der Nüchtern-Serum-Phosphatspiegel über dem altersbezogenen Referenzbereich liegt. Burosumab kann dann mit der Hälfte der vorherigen Dosis wieder aufgenommen werden, wenn die Serum-Phosphatkonzentration wieder im Normalbereich liegt. Es ist wichtig zu beachten, dass Burosumab nicht in Verbindung mit einer konventionellen Behandlung (orale Phosphatpräparate, aktivierte Vitamin-D-Derivate) verabreicht werden darf. Weitere Kontraindikationen sind ein Nüchtern-Serumphosphatwert oberhalb des altersbezogenen Normalbereichs aufgrund des Risikos für eine Hyperphosphatämie und das Vorliegen einer schweren Nierenfunktionsstörung.

■ Ergebnisse der Behandlung mit Burosumab

Die Behandlung mit Burosumab führte bei Kindern im Alter von 1-12 Jahren, die über einen Zeitraum von bis zu 16 Monaten behandelt wurden, zu einer deutlichen Verbesserung der rachitischen Knochenveränderungen und des Grades der Beindeformitäten sowie zu nicht signifikanten Veränderungen der Körpergröße (s.o.). Letzteres könnte auf die relativ kurzen Beobachtungszeiträume der klinischen Studien und/oder den bisher kaum verstandenen primären Osteoblastendefekt bei XLH zurückzuführen sein. Langfristige Outcome-Daten bei Kindern unter Burosumab-Behandlung in Bezug auf lineares Wachstum, Zahngesundheit und seltene Komplikationen wie vorzeitiger Verschluss einzelner Schädelnähte sind erforderlich, und es wurden multinationale Patientenregister initiiert, um diese Punkte zu

klären. Hörverluste werden frühestens in der 2. Lebensdekade beobachtet.

■ Labordiagnostik unter konventioneller Therapie und Burosumab

Der ALP-Serumspiegel ist ein zuverlässiger Biomarker für den Schweregrad der Rachitis und der Osteomalazie [20-24]. Da die knochenspezifische ALP etwa 80-90% der gesamten ALP im Serum von Kindern ausmacht, kann in dieser Altersgruppe die Gesamt-ALP verwendet werden. Im Falle einer Heilung der Rachitis normalisieren sich die ALP-Spiegel im Verlauf, die Kalziumwerte im Urin steigen an [1,20]. Das PTH sollte ebenfalls regelmäßig gemessen werden, da der sekundäre Hyperparathyreoidismus durch orale Phosphatzufuhr verstärkt wird [4,25-28]. Erniedrigte PTH-Spiegel legen nahe, dass die Dosis an aktiviertem Vitamin D im Vergleich zur Phosphatgabe unverhältnismäßig hoch ist; die Messung des Kalziumspiegels im Serum und im Urin (in der Regel reicht ein 2. morgentlicher Spontanurin) ist erforderlich, um die Sicherheit von aktiviertem Vitamin D zu beurteilen. Eine routinemäßige Messung der FGF23-Serumspiegels bei behandelten Patienten wird nicht empfohlen, da die konventionelle Therapie zu einem reaktiven FGF23-Serumanstieg führt [29-32].

Im Gegensatz zu der konventionellen Therapie ist der Nüchtern-Serum-Phosphatspiegel ein wichtiger Biomarker für die Wirksamkeit von Burosumab. Dieser sollte regelmäßig zusammen mit der TmP/GFR überwacht werden, um die Behandlung bei Kindern zu steuern und eine Hyperphosphatämie auszuschließen (s.o.). Außerdem steigen die Serumspiegel von 1,25(OH)$_2$-Vitamin D3 unter einer Burosumab-Therapie an, deshalb wird dazu geraten, diese Spiegel ca. alle 6 Monate zu messen und sie zusammen mit der Kalziumausscheidung im Urin als Sicherheitsparameter [33-36] zu analysieren.

8.3. Therapie mit biosynthetischem Wachstumshormon

Die Körperhöhe ist bei bis zu 60% der erwachsenen XLH-Patienten trotz konventioneller Therapie im Kindes- und Jugendalter reduziert (< 3. Perzentile). Burosumab hat in klinischen Studien bei pädiatrischen XLH-Patienten das Längenwachstum über einen Beobachtungszeitraum von 12-16 Monaten nicht wesentlich verbessert [3].

Obwohl eine Beeinträchtigung der Wachstums-hormon (GH)-*Insulin-like Growth Factor*-1-Achse nicht die primäre Ursache für die Kleinwüchsig-keit bei XLH-Patienten ist, könnte die physiolo-gische antiphosphaturische Wirkung von GH durch Stimulation der renalen Phosphatrückre-sorption eine nützliche Ergänzung zur konventi-onellen Behandlung sein, um das Wachstum bei kleinwüchsigen XLH-Patienten zu verbessern. Mehrere unkontrollierte Studien und zwei rando-misierte Studien haben nachhaltige Steigerungen der altersstandardisierten Körperhöhe (SD-Score, SDS) während Behandlungszeiträumen von bis zu 3 Jahren dokumentiert, wobei präpubertäre Pati-enten besser auf GH ansprachen als pubertäre Pa-tienten [37-43]. Der Anstieg der alterskorrigierten Körperhöhe betrug in diesen Studien bei einer me-dianen Behandlungsdauer von 3 Jahren (Spann-weite 1-9 Jahre) 1,1 SDS (Spannweite 0,7-1,4 SDS). Darüber hinaus fand sich ein signifikanter, jedoch nur transienter Anstieg der Serum-Phosphatspie-gel in den ersten 3 bis maximal 48 Behandlungs-monaten. Hierbei bewirkt GH eine Stimulierung der hepatischen Synthese von *Insulin-like Growth Factor* 1 (IGF-1). Die konsekutiv erhöhten Serum-IGF-1 Konzentrationen stimulieren wiederum die Natrium-abhängigen Phosphattransporter (Na/Pi 2a/c) im proximalen Nierentubulus und damit die Phosphatrückresorption und Phosphatserumkon-zentrationen. Da es sich hierbei jedoch um einen transienten Effekt handelt, erklärt dies nicht die andauernde Stimulierung des Längenwachstums unter GH-Therapie, könnte sich jedoch positiv auf die Knochengesundheit der Patienten im Sin-ne einer verbesserten Mineralisierung auswirken.

In einer Pilotstudie bei 3 präpubertären Patienten wurde vermutet, dass eine GH-Therapie evtl. zu einer weiteren Verschlechterung der Körperdis-proportionen im Sinne eines bevorzugten Rumpf-wachstums bei weitgehend unverändertem Bein-längenwachstum beitragen könnte. Allerdings wurde in dieser Studie die Beinlänge nur indirekt durch Subtraktion der Sitzhöhe von der Gesamt-körperhöhe ermittelt. Um die Effekte von GH auf die einzelnen Körpersegmente näher zu untersu-chen, führten Zivicjnak et al. (2011) eine 3-jährige randomisierte, kontrollierte, offene GH-Studie bei stark kleinwüchsigen (< -2,5 SDS) präpubertären Kindern mit XLH (n = 16) unter Phosphat- und Calcitriol-Behandlung durch [43]. Eine Kohorte

von XLH-Patienten (n = 76) unter konservativer Behandlung diente als XLH-Referenzpopulation. Die primären Endpunkte waren neben der al-terskorrigierten Körperhöhe die SDS-Werte der linearen Körpersegmente, d.h. Sitzhöhe, Bein- und Armlänge, und der Sitzhöhenindex (d.h. das Verhältnis zwischen Sitzhöhe und Körperhöhe als Maß der Körperdisproportion). Die XLH-Pa-tienten zeigten zum Zeitpunkt der Aufnahme in die Studie einen ausgeprägten Kleinwuchs (Kör-perhöhe: -3,3 SDS) und eine deutliche Verkür-zung der linearen Körpersegmente im Vergleich zu gesunden Kindern. Die Beinlänge (-3,8 SDS) war am stärksten beeinträchtigt, während die Sitzhöhe (-1,7 SDS) am besten erhalten war. Der deutlich erhöhte mittlere Sitzhöhenindex (+3,3 SDS) spiegelte eine schwere Körperdisproportion wider. Die GH-Therapie führte zu einer anhalten-den Zunahme des linearen Wachstums (Körper-höhe: +1,1 SDS; Sitzhöhe: +1,3 SDS; Beinlänge: +0,8 SDS; Armlänge: +1,1 SDS; jeweils $P < 0,05$ vs. Ausgangswert), während bei den Kontrollen keine signifikanten Veränderungen beobachtet wurden. Der Sitzhöhenindex blieb sowohl bei den GH-behandelten Patienten als auch bei den nicht mit GH behandelten Kontrollen stabil, nahm aber in der XLH-Referenzpopulation weiter zu. In Übereinstimmung mit früheren unkontrollierten Studien wurde während der ersten 6 Monate der GH-Behandlung ein vorübergehender Anstieg des TmP/GFR und folglich der Serumphosphat-konzentrationen festgestellt, nicht jedoch bei den Kontrollen. Die GH-Therapie wurde gut toleriert und es zeigten sich keine Einflüsse auf die renale Kalziumausscheidung oder den Grad der Nephro-kalzinose.

Die langfristige Nachbeobachtung derselben Stu-die (→ Abb. 8.4) zeigte jedoch keine signifikante Zunahme der Erwachsenengröße unter GH-The-rapie im Vergleich zur Kontrollgruppe (-2,4 SDS vs. -3,3 SDS, p = 0,082) [44]. Dies ist höchstwahr-scheinlich auf die geringe Anzahl von Patienten zurückzuführen, die bis zur Erwachsenengröße nachbeobachtet wurden (n=11). Im Gegensatz dazu zeigte sich in einer anderen Studie eine si-gnifikante Erhöhung der mittleren Endgröße bei GH-behandelten Patienten im Vergleich zu nicht-randomisierten Kontrollen [38]. Die generelle Gabe von GH bei XLH-Patienten ist daher nicht zu empfehlen.

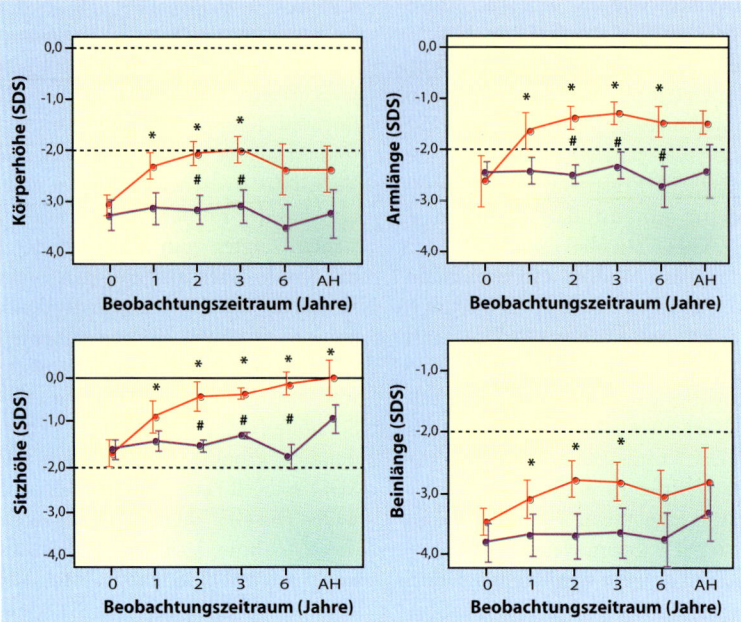

Abb. 8.4: Effekte von Wachstumshormon (GH) auf die linearen Körperdimensionen (Körperhöhe, Sitzhöhe, Armlänge und Beinlänge) und den Sitzgrößenindex bei Kindern mit XLH (3 Jungen, 2 Mädchen, rot) und Kontrollen (3 Jungen, 3 Mädchen, violett). Dargestellt sind jeweils die Mittelwerte ± SEM der Standard Deviation Scores (SDS). *p < 0,05 vs. basal; # p < 0,05 GH-behandelte Patienten vs. Kontrollen. AH = Erwachsenengröße (modifiziert nach [44]).

8.4. Orthopädische Probleme und ihre operativen Therapiemöglichkeiten

■ Klinische und radiologische Hinweise auf das Vorliegen einer XLH auf orthopädischem Gebiet

Im orthopädischen Alltag stellen sich oftmals Patienten mit kniegelenksnahen Achsfehlstellungen oder Beinlängendifferenzen vor. Nur selten ist dafür jedoch eine veränderte ossäre Mineralisation auf dem Boden einer X-chromosomal vererbten, familiären Hypophosphatämie (*X-linked hypophosphatemia*, XLH) ursächlich. Bereits ab dem 3. Lebensjahr können bei Kindern Hinweise auf das Vorliegen einer XLH beobachtet werden [46]. Hierunter fallen insbesondere Kleinwuchs und ausgeprägte dreidimensionale Deformitäten der unteren Extremitäten mit Varusfehlstellungen der Hüft- und Kniegelenke sowie femoralen und tibialen Antekurvations- und Innentorsionsfehlstellungen, welche oftmals zu signifikanten Funktionsstörungen der Beine führen (→ Abb. 8.5). Die langbogige Deviation der langen Röhrenknochen führt zur Veränderung des Bewegungsausmaßes der angrenzenden Gelenke und zu muskulären Insuffizienzen, wodurch oftmals ein Trendelenburg-Hinken sowie ein einwärtsgerichtetes Gangbild verursacht werden. Zudem äußern betroffene Kinder gelegentlich Knochen- oder Gelenkschmerzen sowie eine allgemeine muskuläre Schwäche [46].

Zur differenzierten Analyse der Deformitäten erfolgt eine projektionsradiographische Untersuchung mittels anterioposteriorer Ganzbeinstandaufnahme und lateralen Aufnahmen von Ober- und Unterschenkel. Dabei fallen neben den Deviationen von Femur und Tibia eine überlange Fibula, aufgetriebene Metaphysen und Wachstumsfugen mit unregelmäßiger Breite auf (→ Abb. 8.5).

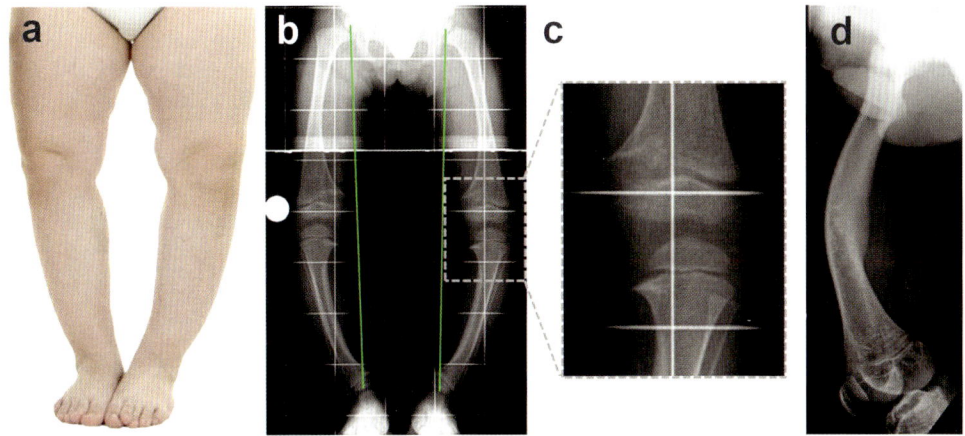

Abb. 8.5: a+b: Frontale Achsdeformität im Sinne eines beidseits ausgeprägten femoral und tibial bedingten Genu varum bei einem 3,5-jährigen Mädchen mit XLH. Die mechanischen Tragachsen der Beine sind grün dargestellt. **c:** Besonders auffällig sind die becherförmig aufgetriebenen Metaphysen und die unregelmäßigen Wachstumsfugen. **d:** 13-jähriger Jungen mit XLH. Die sagittale und/oder axiale Deformität wie die Antekurvation und Torsionsfehler des Femurs fallen in der Regel erst im Jugendalter auf.

■ Wachstumslenkung

Bis zu 65% aller XLH-Erkrankten benötigen heute noch im Laufe ihres Lebens eine operative Intervention aufgrund vorhandener Deformitäten der unteren Extremitäten [47]. Kommt es trotz medikamentöser Therapie bei Kindern im Wachstumsalter zu biomechanisch relevanten und damit therapiebedürftigen Achsabweichungen, kann eine operative Behandlung indiziert sein, da sich knöcherne Deformitäten bei Kindern mit XLH nicht spontan im Verlauf des Wachstums zurückbilden. Die sich schon im frühen Kindesalter manifestierenden frontalen Achsabweichungen können bei einer ausreichend aktiven Wachstumsfuge mittels Wachstumslenkung im Sinne einer temporären Hemiepiphysiodese (HED) effektiv behandelt werden [48]. Da mit diesem Verfahren ausschließlich Achsfehlstellungen in der Frontalebene adressiert werden, bleiben die zwar biomechanisch, jedoch funktionell nicht weniger relevanten Deformitäten in der Sagittal- und Transversalebene mit diesem Verfahren unberücksichtigt.

Zur temporären HED erfolgt die minimalinvasive Implantation eines wachstumsfugenüberbrückenden Implantats auf der konvexen Seite der Deformität, wodurch eine asymmetrische Wachstumsblockade herbeigeführt wird [49]. Gleichzeitig bewirkt das unbeeinflusste Wachstumspotenzial des konkavseitigen, nicht überbrückten Fugen-

anteils eine sukzessive Korrektur der Deformität (→ Abb. 8.6). Zur Kontrolle des Therapieerfolgs und des noch verbleibenden Restwachstums erfolgen im vierteljährlichen Abstand radiologische Verlaufskontrollen. Bei vollständiger Korrektur kann die Materialentfernung zur Beendigung der Wachstumslenkung erfolgen. Während der gesamten Therapiezeit ist eine Vollbelastung der Beine problemlos möglich. Insgesamt handelt es sich um ein risikoarmes Verfahren mit geringem Komplikationsprofil zur Korrektur frontaler Fehlstellungen [49].

Bei der wachstumsmodulierenden Therapie von Kindern mit XLH muss jedoch besonders beachtet werden, dass eine Veränderung der Beinachsen auch nach Wachstumsabschluss aufgrund der verminderten ossären Mineralisation möglich ist. Die Implantatentfernung wird bei Kindern mit XLH zum Zeitpunkt exakter Korrektur empfohlen. Wird dieser Zeitpunkt verpasst, entstehen entweder schlangenförmige Deformitäten (→ Abb. 8.6) oder ein Rebound-Phänomen mit Rezidiv der ursprünglichen Fehlstellung. Beide Komplikationen erfordern in der Regel eine erneute operative Intervention. Schlangendeformitäten entstehen dadurch, dass das Zentrum der frontalen Achsfehlstellungen bei XLH-Kindern nicht gelenknah liegt, sondern diaphysär. Mittels temporärer HED erfolgt jedoch eine gelenknahe Korrektur, während die Achsdeformitäten im Schaftbereich bestehen bleiben. Gelegentlich wird ein „Umkippen" der frontalen Beinachse beobachtet. Hier wird zunächst über längere Zeit während einer temporären HED keine Auswirkung beobachtet, bis sich überraschend in einem recht kurzen Zeitraum aus einer varischen eine valgische Fehlstellung und umgekehrt entwickelt. Dies kann auch trotz zwischenzeitlicher Implantatentfernung

nicht immer verhindert werden. Insgesamt ist das Wachstum der kniegelenksnahen Fugen bei Kindern mit XLH deutlich verlangsamt, weshalb die Therapiedauer schlecht vorhersagbar ist. Daher ist eine frühzeitige und in der Regel mehrjährige wachstumslenkende Therapie notwendig. Nicht immer kann mit diesem Verfahren eine vollständige Korrektur bei Wachstumsabschluss erreicht werden [47].

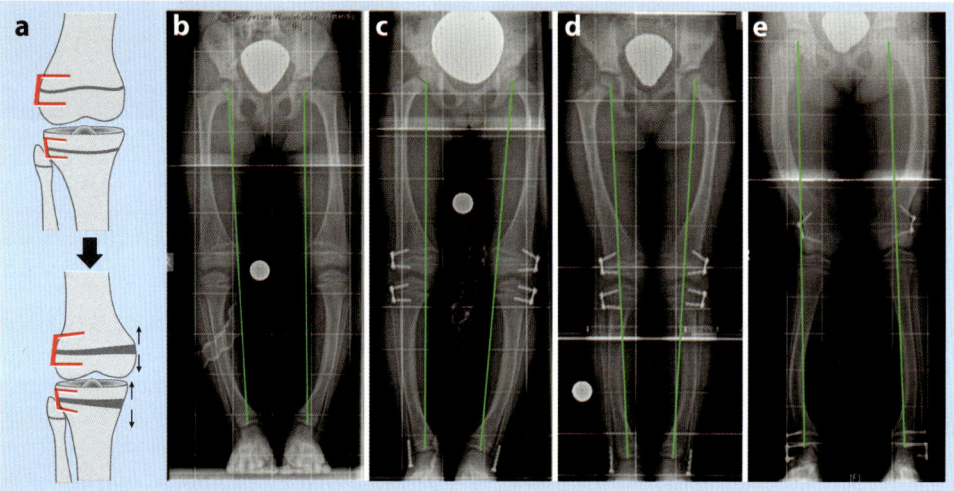

Abb. 8.6: a: Schematische Darstellung einer temporären Hemiepiphysiodese (HED) mittels FlexTack™. **b-d:** 5-jähriges Mädchen mit Genua vara, die sich nach 12 Monaten durch temporäre HED vollständig korrigieren ließen. **e:** Überkorrektur mittels temporärer HED und Ausbildung von Schlangendeformitäten.

■ Korrekturosteotomien

Bei abgeschlossenem Skelettwachstum kann das Prinzip der Wachstumslenkung nicht mehr zum Einsatz kommen. Ausgeprägte Fehlstellungen werden dann mittels Korrekturosteotomien und Implantation intramedullärer Nägel (IMN) korrigiert. Dieses Verfahren stellt den therapeutischen Goldstandard bei ausgewachsenen XLH-Patienten mit therapiebedürftigen Achsfehlstellungen der Beine dar [50]. Dabei werden die anatomisch korrekten Winkel am proximalen und distalen Ende des deformierten Knochens markiert und damit das Zentrum der Deformität bestimmt [51]. Abhängig davon werden eine oder häufiger zwei Korrekturstellen pro Knochen festgelegt, an denen die Osteotomien minimalinvasiv erfolgen. Die Implantation des IMN erfolgt in der Regel femoral retrograd und tibial antegrad. Der Verlauf des IMN im Knochen kann mithilfe von gezielt

gesetzten Schrauben gelenkt werden, sodass die anatomisch korrekten Winkel nach Rekonstruktion wiederhergestellt werden können (→ Abb. 8.7).

Die Korrekturosteotomien und Implantation von IMN sind ein aufwendiges Verfahren. Zur Vermeidung eines übermäßigen Blutverlustes und zur Eingrenzung der OP-Dauer werden in der Regel der Ober- und Unterschenkel einer Seite in einem operativen Eingriff durchgeführt. Hiernach ist zur Frakturheilung eine Entlastung des Beins an Unterarmgehstützen für sechs Wochen notwendig. Da zumeist beide Beine eines XLH-Patienten eine therapiebedürftige Fehlstellung aufweisen, erfolgt die Operation der Gegenseite meist in einem zeitlichen Abstand von 3-6 Monaten, wenn eine ausreichend sichere und schmerzfreie Mobilisation mithilfe des bereits operierten Beins und eine vollständige Konsolidierung der Osteotomien vorliegen.

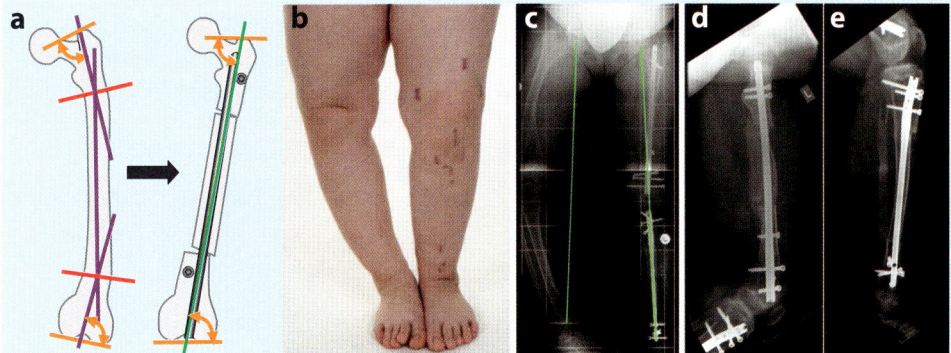

Abb. 8.7: a: Schematische Darstellung der Planung einer Deformitätenkorrektur mit Markierung des anatomischen proximalen und distalen Femurwinkels (gelb) sowie der Osteotomiestellen (rot). Die Pollerschrauben proximal und distal erlauben eine exakte Führung des intramedullären Marknagels (IMN) zur Rekonstruktion der anatomischen und mechanischen Verhältnisse. **b-e:** 19-jährige Patientin mit linksseitig erfolgten Korrekturosteotomien und IMN bei rechtsseitig noch nicht korrigierter Deformität.

Ziel der Rekonstruktion ist die Wiederherstellung mechanisch korrekter Stellungsverhältnisse der unteren Extremität. Im Gegensatz zur Wachstumslenkung können über die Osteotomien Korrekturen in allen betroffenen Dimensionen vorgenommen werden. Durch Wiederherstellung der normalen Biomechanik können Muskelinsuffizienzen beseitigt und ein unauffälliges Gangbild mit deutlich längeren Gehstrecken ermöglicht werden. Daneben werden die Ausbildung von Looser-Umbauzonen mit Spontanfrakturen aufgrund progredienter Deformitäten sowie die Entwicklung einer frühzeitigen Arthrose des Hüft- oder Kniegelenks oftmals verhindert. Häufig kommt es durch Begradigung von Femur und Tibia auch zu einer Zunahme der effektiven Beinlängen und damit der Gesamtkörperhöhe um mehrere Zentimeter.

Eines der größten Risiken der operativen Therapie von ossären Fehlstellungen bei XLH-Patienten ist die Ausbildung von Rezidivdeformitäten verbunden mit der Notwendigkeit mehrerer operativer Eingriffe [47]. Folglich verbleiben die IMN zur Rezidivprophylaxe als dauerhafte Kraftträger in den langen Röhrenknochen. Eine Entfernung ist nur bei notwendigen Revisions- oder Folgeeingriffen wie der Implantation von Gelenkendoprothesen sinnvoll. Auswertungen unserer Arbeitsgruppe zeigen bei diesem Vorgehen zufriedenstellende klinische und radiologische Ergebnisse sowie bislang kein beobachtetes Rezidiv bei 37 operierten unteren Extremitäten von 22 XLH-Patienten [52].

■ Weitere rekonstruktive Verfahren

Je nach Korrekturrichtung können nicht alle komplexen Achsdeformitäten akut mittels IMN korrigiert werden. Durch die Korrektur entsteht immer gleichzeitig eine Verlängerung mit besonderer Zugbelastung der Weichteile auf Seiten der Konkavität der Fehlstellung. Beispielsweise resultiert bei Valguskorrekturen der proximalen Tibia eine entsprechende Belastung des lateral verlaufenden N. peroneus, die schon bei Korrekturen über 5° zu einer Lähmung mit konsekutivem Fallfuß führen kann. In diesen Fällen muss zur Minimierung der Weichteilbelastung graduell mittels zirkulärem Fixateur externe vorgegangen werden [53]. Bei diesem Verfahren werden die zu korrigierenden Knochensegmente mittels Pins und Drähten proximal und distal der minimalinvasiv perkutan durchzuführenden Osteotomie fixiert. Die Fehlstellungskorrektur erfolgt dann graduell durch meist tägliche vom Patienten vorzunehmende Verstellung des Fixateurs anhand eines Korrekturprotokolls über mehrere Tage bis Wochen hinweg.

Vorteile dieses Verfahrens sind einerseits die Möglichkeit der Therapie jeder komplexen, multidimensionalen Deformität, andererseits das engmaschigere Monitoring der Zwischenergebnisse und – falls notwendig – der Modifikation des Protokolls und somit die Optimierung des Endresultats [54]. Zudem kann bei geringer Schmerzausprägung eine sofortige postoperative Vollbelastung bei montiertem Fixateur externe erfolgen. Falls notwendig, kann zusätzlich eine vorhandene Beinlängendifferenz mit dem Fixateur externe durch Kallusdistraktion ausgeglichen werden. Nachteilig sind der geringe Komfort der Fixateur-gestützten Therapie sowie die meist lange Therapiedauer bis zur vollständigen Konsolidierung. Zudem ist aufgrund der bereits erwähnten Gefahr eines Rezidivs oder einer Refraktur im Osteotomiebereich nach Abbau des Fixateurs eine anschließende Stabilisierung des korrigierten Segmentes mittels IMN empfehlenswert.

■ **Zusammenfassung**

Die Behandlung therapiebedürftiger Deformitäten der unteren Extremität bei XLH-Patienten stellt orthopädisch eine große Herausforderung dar. Zwar kann im Wachstumsalter eine frontale Achsfehlstellung mittels Wachstumslenkung minimalinvasiv therapiert werden, jedoch stellen die exakte Festlegung des Interventionszeitpunktes bei vermindertem und oft schlecht abzuschätzendem Wachstumspotenzial der Epiphysenfugen bei XLH-Patienten schwierige Herausforderungen dar. Nicht selten resultieren anatomisch ungünstige postoperative Deformitäten, die später eine erschwerte operative Rekonstruktion über komplexe multifokale Osteotomien bedingen können. Rekonstruktionen mittels Korrekturosteotomien und Implantation von IMN zeigen trotz hohen

Planungsaufwands und langer Operationsdauer eine sinnvolle langfristige Therapiemöglichkeit mit geringer Rezidivwahrscheinlichkeit. Bei gefährlichen Korrekturrichtungen kann mittels gradueller Korrektur über Fixateur externe das Risiko für Nervenschäden minimiert werden.

8.5. Das bio-psycho-soziale Betreuungskonzept für Patienten mit XLH

Die an der Multiorganerkrankung XLH erkrankten Patienten benötigen optimalerweise ein multiprofessionelles Betreuungs-Team, das neben ärztlichen Spezialisten u.a. auch aus Professionen des psycho-sozialen Teams, der Physiotherapie und der Ernährungsberatung bestehen sollte (→ Abb. 8.8). Idealerweise findet sich ein derartiges multiprofessionelles Kompetenzteam in einem Sozialpädiatrischen Zentrum für chronisch kranke Kinder und Jugendliche. Ziel der Betreuung muss es sein, den Patienten mit ihrer schweren chronischen Erkrankung die bestmögliche Lebensqualität zu ermöglichen und eine möglichst geringe Auswirkung der Grunderkrankung auf andere Organe, wie z.B. Nieren, Zähne, Gehör, zu erreichen.

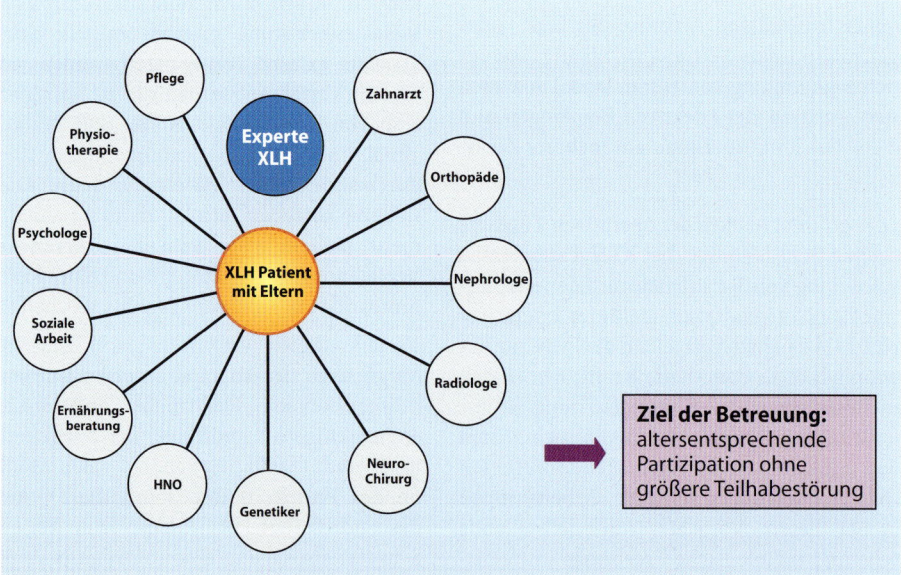

Abb. 8.8: Multiprofessionelles Team für die Behandlung der XLH (modifiziert nach [55]).

Nur bei einer engen Verzahnung aller Professionen kann eine altersentsprechende Partizipation ohne größere Teilhabestörung erreicht werden. In der Adoleszenz sollten die XLH-Patienten mit einem strukturierten Transitions-Programm auf ihre Verantwortungsübernahme in Bezug auf ihre Erkrankung sowie die Weiterbehandlung im Erwachsenenalter vorbereitet werden.

Der multiprofessionelle Betreuungsansatz für XLH-Patienten, berücksichtigt neben den (bio-)medizinischen auch die psycho-sozialen Facetten der schweren Multiorganerkrankung auf universitärem Wissens- und Forschungsstand.

In Tab. 8.1 sind Empfehlungen aus verschiedenen Arbeitsgruppen zu sinnvollen Untersuchungen von Geburt bzw. Diagnosestellung bis zur Transition in die Erwachsenenmedizin dargestellt.

	0-5 Jahre	6-10 Jahre	Pubertät	Transition
Intervalle der Vorstellungen	alle 1-3 Monate	alle 3-6 Monate	alle 3 Monate	
Auxologie: Körperhöhe, Gewicht, Kopfumfang, Körperproportionen, Blutdruck	+	+	+	+
Laboruntersuchungen*	+	+	alle 3-6 Monate	+
Radiologische Diagnostik	bei Erstdiagnostik, danach nach Bedarf	nach Bedarf	nach Bedarf	+
Nieren-Sonographie	1x jährlich	1x jährlich	1x jährlich	+
Physiotherapie: Prüfung der muskuloskelettalen Funktionen, 6-Minuten-Gehtest, ICD, IMD		+	alle 3-6 Monate	+
Orthopädie	jährlich bei signifikanten Beinachsenfehlstellungen			+
Kardiologie: Echokardiographie, Langzeit-Blutdruckmessung	bei Blutdruck-Werten >95. Perzentile			+
Zahnarzt	2x jährlich nach Zahndurchbruch	2x jährlich		+
HNO/Gehör		ab dem 8. Lebensjahr: Prüfung des Hörvermögens, Wiederholung zum Ausschluss einer Hörstörung		+
Lebensqualität (QoL)/Psychologie	für die Eltern zu jedem Zeitpunkt Angebot zur psychologischen Betreuung	ab dem 8. Lebensjahr jährlich		+
Soziale Arbeit	nach Bedarf	nach Bedarf		+

Tab. 8.1: Betreuungskonzept für Kinder und Jugendliche mit XLH (modifiziert nach [55], angelehnt an [56], Betreuungsprotokoll Kinder des Bundesverbands Kleinwüchsiger Menschen und ihrer Familien (BKMF); Charité-Protokoll). Anmerkung: Die Notwendigkeit der Untersuchungen richtet sich neben den allgemeinen Empfehlungen nach der Klinik des einzelnen Patienten und kann deshalb variieren. * ALP, Serum-Phosphat, Serum-Kalzium, Serum-Kreatinin, 25(OH)D$_3$, Parathormon, TmP/GFR, Urin-Kalzium, Urin-Phosphat, Urin-Kreatinin. In der Titrationsphase des Medikaments Burosumab sollten die in der Produktinformation empfohlenen Blutentnahme-Intervalle beachtet werden. Die Bestimmung von 1,25(OH)$_2$D$_3$ ist nur unter Burosumab-Therapie sinnvoll. ICD = Interkondylarabstand, IMD = Intermalleolarabstand.

8.6. Transition bei XLH

■ Hintergrund

Übergänge bzw. Transitionen stellen einen normalen und notwendigen (Entwicklungs-)Schritt im Leben eines Menschen dar. Im medizinischen Kontext steht „Transition" für den Prozess, der den Wechsel aus dem pädiatrischen Versorgungssektor in den des Erwachsenenalters beschreibt. Übergaben bergen stets die Gefahr einer mangelhaften interprofessionellen Zusammenarbeit, einer daraus resultierenden Informationslücke und im Gesundheitsbereich somit einer potentiellen Gefährdung der Patientensicherheit. Studien konnten nachweisen, dass etwa 90% der vermeidbaren Fehler im Gesundheitsbereich auf eine mangelnde Kommunikation im Rahmen einer Übergabesituation zurückzuführen sind [57]. Ergänzend dazu stellt der Übergang von der Adoleszenz in das Erwachsenenalter für junge Menschen ohnehin eine Zeit besonderer körperlicher, emotionaler, sozialer und psychologischer Herausforderungen dar. Für Menschen mit komplexen Gesundheitsbedürfnissen kommen zusätzliche Anforderungen in Bezug auf die Art und Weise, wie und ob ihre weitere medizinische Betreuung im gewohnten Ausmaß fortgesetzt wird, hinzu. Der Transfer der Patienten, also der Zeitpunkt der reinen Übergabe aus dem pädiatrischen in den Erwachsenenbereich fällt also in eine vulnerable Zeit, welche durch einen persönlichen Entwicklungsprozess, der im Allgemeinen noch nicht abgeschlossen ist, verkompliziert wird [58]. Während die Betreuung im pädiatrischen Bereich insbesondere durch eine familienzentrierte, ressourcenorientierte Versorgung geprägt ist (→ Abb. 8.9), bestehen im Erwachsenenalter deutlich veränderte Vorgaben und Strukturen für Betroffene.

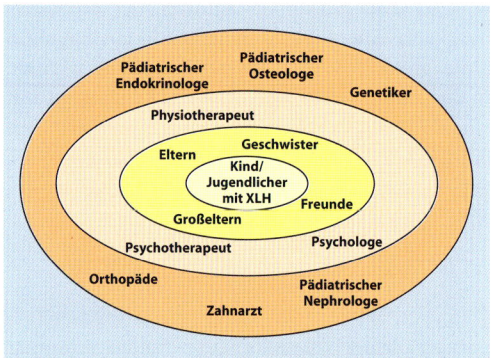

Abb. 8.9: Familienzentriertes, ressourcenorientiertes Versorgungsmodell bei XLH im Kindes- und Jugendalter.

■ Chancen und Risiken der Transition

Eine misslungene Transition kann mit einer Unterversorgung und daraus resultierenden gesundheitlichen Folgen für die Patienten einhergehen. Aufgrund fehlender logistischer Voraussetzungen, mangelnder Akzeptanz gegenüber des weiterversorgenden Konzepts oder endogener psychosozialer Faktoren, wie beispielsweise Schamgefühl, kommt es nicht selten zu einem völligen Verlust der Weiterversorgung [59].

Eine Lost-in-transition-Situation geht einher mit

- Erhöhter Gesundheitsgefahr
- Verminderter Lebensqualität
- Erhöhter Mortalität und Morbidität

Die Beurteilung einer gelungenen Transition wird im medizinischen Kontext zumeist anhand von Messparametern wie Organfunktion oder Laborergebnissen beurteilt. Umfragen unter Patienten nach Transition zeigen die erhaltene oder wiedergewonnene Lebensqualität als erstrebenswertestes Maß der erfolgreichen Transition aus deren Blickwinkel auf [60]. Eine gelungene Transition geht demzufolge mit einer Reduktion von Akutkomplikationen, ausreichender Kenntnis aller Beteiligten am Beschwerdebild und der Erkrankungsentität sowie -prognose, einer Reduktion von Begleit- und Folgeerkrankungen und einer guten Therapieadhärenz und Compliance einher.

Die Herausforderungen, denen die Transition begegnen muss, sind in Tab. 8.2 dargestellt. Sie beinhalten den Abbruch langjähriger Beziehungen mit dem vorher im pädiatrischen Kontext betreuenden Team, die bestehenden Unterschiede in der Gesundheitsversorgung von erwachsenen und pädiatrischen Patienten und die zumeist noch nicht ausgereiften Kompetenzen des Selbstma-

nagements, der Autonomie und der logistischen Planungsstruktur von jungen Erwachsenen zum Zeitpunkt des Transfers.

	Pädiatrische Versorgung	Versorgung im Erwachsenenalter
Zentrale Rolle der Versorgung	Ganzheitliche, familienzentrierte Versorgung	Patientenzentrierte Versorgung
Beteiligte in der Gesprächsführung	Betreuung durch Eltern, soziales Umfeld, Betreuungsteam	Eigenständige Selbstversorgung
Therapieorganisation (Terminvereinbarung (Hilfsmittel-, Rezeptversorgung etc.)	Überwiegend durch Eltern	Durch Patient
Juristischer Entscheidungsträger	Eltern	Patient
Einbezug in Therapie	Eltern, Patient; ggf. Geschwister	Patient, ggf. Partner
Rolle der Verantwortlichkeit	Eltern fühlen sich verantwortlich für Krankheitsmanagement und Therapieadhärenz	Eigenverantwortlichkeit Betroffener
Krankenversicherung	Mit Eltern mitversichert	Selbst versichert
Versorgungsstruktur durch Ärzte und Therapeuten	Häufig zentrumsgebundene Versorgung im multiprofessionellen Ansatz mit medizinischem Case Manager	Häufig individualtherapeutische Versorgung mit spezialisierter, jedoch eingegrenzter medizinischer Verantwortlichkeit
Soziales Umfeld	Lebenssituation mit spezifischen Umständen (bspw. Geschwisterkinder, Elternbeziehung etc.) zumeist bekannt	Familiensituation zumeist unbekannt
Schulische/berufliche Situation	Schulsituation, Karriere-/Ausbildungswunsch werden in Betreuung mit berücksichtigt	Soziale Situation der Patienten wird in der Routinebetreuung zumeist nicht mit berücksichtigt
Kenntnisstand über die Erkrankung	Wissensvermittlung an das Umfeld des Kindes	Krankheitswissen wird vom Patienten erwartet

Tab. 8.2: Unterschiede der Patientenversorgung im Gesundheitssektor für pädiatrische und erwachsene Patienten.

Evaluierungen von Transitionsprojekten zeigen einen Benefit für strukturierte Prozessprotokolle für komplexe Übergabeverfahren auf [61, 62]. Für die XLH bestehen bisher keine ausgereiften überregional geltenden und anerkannten Transitionsempfehlungen.

■ **Transition bei XLH – wie kann sie gelingen?**

Die XLH ist eine Erkrankung, die heutzutage häufig im Kleinkindes- oder Schulkindalter diagnostiziert wird. In dieser Lebensphase werden zunächst insbesondere die Sorgeberechtigten im Erkrankungsmanagement, der Therapieführung, der Entität und Prognose unterrichtet. Das betreuende Team darf jedoch nicht verpassen, die betroffenen Kinder und Jugendlichen rechtzeitig und in altersgerechter Form ebenfalls in das Therapie- und Erkrankungsmanagement mit einzubeziehen und auch mit ihnen entsprechende Aufklärungsarbeit zu leisten. Dies ist im Sinne der Bewusstwerdung der eigenen Erkrankung und letztlich der Förderung der Eigenverantwortlichkeit in der Therapieführung der notwendige erste Schritt für eine später stattfindende optimale Transition. Im Rahmen eines optimalen Transitionsprozesses bei XLH ist ein kontinuierlicher schrittweiser Wechsel der Therapieverantwortlichkeit weg von den Erziehungsberechtigten und hin zu den Betroffenen wünschenswert, wobei dieser Prozess im Allgemeinen nicht mit dem 18. Geburtstag abgeschlossen ist (→ Abb. 8.10).

zinische Profession sowie unbedingt die Patienten selber anwesend sein sollten, müssen dann die vorliegenden Befunde und das Beschwerdebild der Patienten in zeitlich angemessenem Rahmen und patientengerechter Sprache kommuniziert werden. Hier wird auch das weitere Procedere, die Einbindung der bisherigen oder neuer begleitender Fachdisziplinen im Sinne einer Therapiezielvereinbarung festgelegt (→ Abb. 8.11). Ein Folgetermin muss mit dem Patienten vereinbart werden, um der Gefahr einer sich entwickelnden Versorgungslücke zu begegnen. Ggf. ist eine zweite Transfersprechstunde im Intervall (bspw. 6 Monate später) erforderlich, um im Verlauf auftretende Fragen endgültig klären zu können.

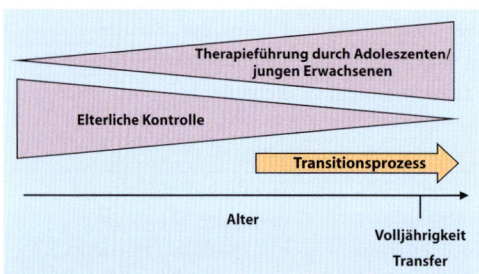

Abb. 8.10: Übergang der Therapieverantwortung von Kindern, Adoleszenten, jungen Erwachsenen und Sorgeberechtigten im zeitlichen Verlauf unter Einbezug des Transitionsprozesses.

Die XLH ist eine Erkrankung, die unabhängig vom Alter der Betroffenen unbedingt einer Betreuung im multiprofessionellen Ansatz bedarf. Im Idealfall sollten einer primär für die Therapiesteuerung verantwortlichen ärztlichen Disziplin – häufig als „pädiatrischer Case Manager" bezeichnet – die Befunde der weiteren in den Diagnostik- und Therapieprozess involvierten Fachkollegen zugehen. Für den Transitionsprozess bedeutet dies dann eine rechtzeitige Zusammenfassung der Befunde für den Patiententransfer, eine Sicherstellung ausreichender Patientenkenntnisse und die Initiierung des Patiententransfers. Die Aufnahme der Transition liegt im Allgemeinen in der Verantwortung der pädiatrischen Versorgung. Tabelle 8.3 gibt eine Übersicht über die mit Patient und ärztlichen Kollegen anzustrebenden Maßnahmen, die zu einem gelungenen Transitionsprozess führen. Spätestens in der Transfersprechstunde, zu der die pädiatrische und weiterversorgende medi-

Vorausschauende Transitionsplanung	
mit Fachkollegen	**mit Patient und sozialem Umfeld**
Frühzeitige Kooperationssuche mit Kollegen aus dem Erwachsenenbereich	Frühzeitige Benennung und Planung des Transitionsprozesses mit Patient/Familie
Rechtzeitige Einholung entsprechender Fachbefunde zur Erstellung eines umfassenden Beschwerdebildes und Erstellen einer umfassenden Transitionsepikrise	Einbindung der Patienten in die weitere Therapieplanung
Planung einer Transfersprechstunde	Förderung des Krankheitsverständnisses und der Therapieadhärenz (Empowerment)
Gemeinsame strukturierte Patientenübergabe im Beisein des Patienten	

- Schaffung einer angenehmen Kommunikationsatmosphäre
- Wahl einer patientengerechten Sprache
- Zusammenfassung des bisherigen Krankheitsverlaufs
- Erläuterung der Befunde und des aktuellen Beschwerdebildes
- Planung des weiteren Vorgehens
- Vereinbarung eine Folgetermins

Tab. 8.3: Transitionsfördernde Maßnahmen aus pädiatrischer Sicht.

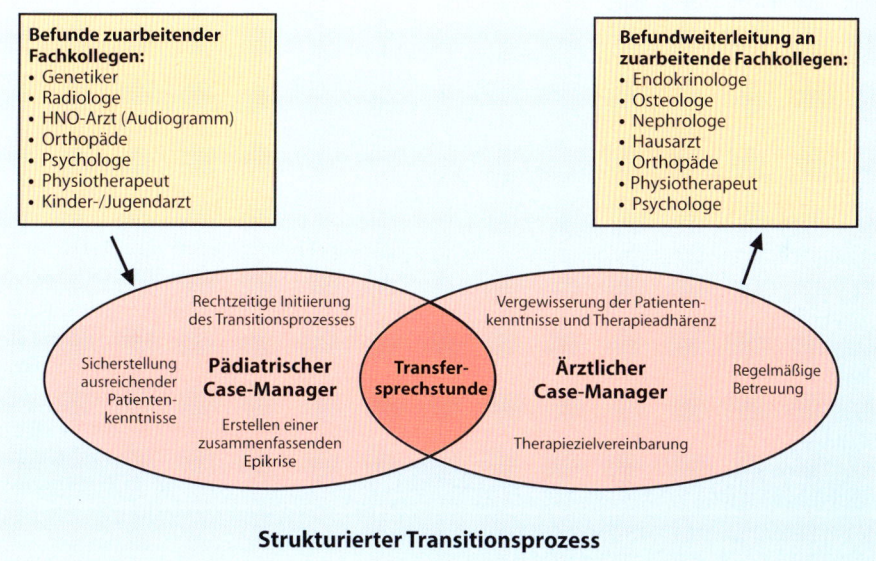

Abb. 8.11: Strukturierter Transitionsprozess von der pädiatrischen in die Versorgung im Erwachsenenalter.

Bisherige umfassende Studien konnten den hohen Stellenwert eines strukturierten Transitionsprozesses für chronisch erkrankte Kinder und Jugendliche deutlich belegen. Ein strukturiertes allgemein anerkanntes und geltendes Protokoll ist für die XLH bisher nicht vorhanden. Für die nahe Zukunft muss daher auch für diese Patienten ein entsprechender Standard erarbeitet und im Verlauf regelmäßig evaluiert werden. Die aktuell voranschreitende Errichtung eines Registers für XLH im deutschsprachigen Raum kann ideale Voraussetzungen für die Vernetzung unterschiedlicher Zentren untereinander, aber auch für das Gelingen eines optimalen Transitionsprozesses schaffen.

Literatur

1. Carpenter TO, Imel EA, Holm IA, Jan de Beur SM, Insogna KL. A clinician's guide to X-linked hypophosphatemia. J Bone Miner Res. 2011;26:1381-1388.

2. Emma F, Haffner D. FGF23 blockade coming to clinical practice. Kidney Int. 2018;94:846-848.

3. Haffner D, Emma F, Eastwood DM, Duplan MB, Bacchetta J, Schnabel D, et al. Clinical practice recommendations for the diagnosis and management of X-linked hypophosphataemia. Nat Rev Nephrol. 2019;15:435-455.

4. Schmitt CP, Mehls O. The enigma of hyperparathyroidism in hypophosphatemic rickets. Pediatr Nephrol. 2004;19:473-477.

5. Reusz GS, Latta K, Hoyer PF, Byrd DJ, Ehrich JH, Brodehl J. Evidence suggesting hyperoxaluria as a cause of nephrocalcinosis in phosphate-treated hypophosphataemic rickets. Lancet. 1990 26;335:1240-1243.

6. Patzer L, van't Hoff W, Shah V, Hallson P, Kasidas GP, Samuell C, et al. Urinary supersaturation of calcium oxalate and phosphate in patients with X-linked hypophosphatemic rickets and in healthy schoolchildren. J Pediatr. 1999;135:611-617.

7. Alon U, Donaldson DL, Hellerstein S, Warady BA, Harris DJ. Metabolic and histologic investigation of the nature of nephrocalcinosis in children with hypophosphatemic rickets and in the Hyp mouse. J Pediatr. 1992;120:899-905.

8. Zivicnjak M, Schnabel D, Billing H, Staude H, Filler G, Querfeld U, et al. Age-related stature and linear body segments in children with X-linked hypophosphatemic rickets. Pediatr Nephrol. 2011;26:223-231.

9. Friedman NE, Lobaugh B, Drezner MK. Effects of calcitriol and phosphorus therapy on the growth of patients with X-linked hypophosphatemia. J Clin Endocrinol Metab. 1993;76:839-844.

10. Verge CF, Lam A, Simpson JM, Cowell CT, Howard NJ, Silink M. Effects of therapy in X-linked hypophosphatemic rickets. N Engl J Med. 1991;325:1843-1848.

11. Sun GE, Suer O, Carpenter TO, Tan CD, Li-Ng M. Heart failure in hypophosphatemic rickets: complications from high-dose phosphate therapy. Endocr Pract. 2013;19:e8-e11.

12. Lecoq AL, Chaumet-Riffaud P, Blanchard A, Dupeux M, Rothenbuhler A, Lambert B, et al. Hyperparathyroidism in Patients With X-Linked Hypophosphatemia. J Bone Miner Res. 2020;35:1263-1273.

13. Skrinar A, Dvorak-Ewell M, Evins A, Macica C, Linglart A, Imel EA, et al. The Lifelong Impact of X-Linked Hypophosphatemia: Results From a Burden of Disease Survey. J Endocr Soc. 2019;3:1321-1334.

14. Che H, Roux C, Etcheto A, Rothenbuhler A, Kamenicky P, Linglart A, et al. Impaired quality of life in adults with X-linked hypophosphatemia and skeletal symptoms. Eur J Endocrinol. 2016;174:325-333.

15. Chesher D, Oddy M, Darbar U, Sayal P, Casey A, Ryan A, et al. Outcome of adult patients with X-linked hypophosphatemia caused by PHEX gene mutations. J Inherit Metab Dis. 2018;41:865-876.

16. Lo SH, Lachmann R, Williams A, Piglowska N, Lloyd AJ. Exploring the burden of X-linked hypophosphatemia: a European multi-country qualitative study. Qual Life Res. 2020;29:1883-1893.

17. Carpenter TO, Whyte MP, Imel EA, Boot AM, Hogler W, Linglart A, et al. Burosumab Therapy in Children with X-Linked Hypophosphatemia. N Engl J Med. 2018;378:1987-1998.

18. Whyte MP, Carpenter TO, Gottesman GS, Mao M, Skrinar A, San Martin J, et al. Efficacy and safety of burosumab in children aged 1-4 years with X-linked hypophosphataemia: a multicentre, open-label, phase 2 trial. Lancet Diabetes Endocrinol. 2019;7:189-199.

19. Imel EA, Glorieux FH, Whyte MP, Munns CF, Ward LM, Nilsson O, et al. Burosumab versus conventional therapy in children with X-linked hypophosphataemia: a randomised, active-controlled, open-label, phase 3 trial. Lancet. 2019;393:2416-2427.

20. Linglart A, Biosse-Duplan M, Briot K, Chaussain C, Esterle L, Guillaume-Czitrom S, et al. Therapeutic management of hypophosphatemic rickets from infancy to adulthood. Endocr Connect. 2014;3:R13-30.

21. Ros I, Alvarez L, Guanabens N, Peris P, Monegal A, Vazquez I, et al. Hypophosphatemic osteomalacia: a report of five cases and evaluation of bone markers. J Bone Miner Metab. 2005;23:266-269.

22. Tsuru N, Chan JC, Chinchilli VM. Renal hypophosphatemic rickets. Growth and mineral metabolism after treatment with calcitriol (1,25-dihydroxyvitamin D3) and phosphate supplementation. Am J Dis Child. 1987;141:108-110.

23. Costa T, Marie PJ, Scriver CR, Cole DE, Reade TM, Nogrady B, et al. X-linked hypophosphatemia: effect of calcitriol on renal handling of phosphate, serum phosphate, and bone mineralization. J Clin Endocrinol Metab. 1981;52:463-472.

24. Chesney RW, Mazess RB, Rose P, Hamstra AJ, DeLuca HF, Breed AL. Long-term influence of calcitriol (1,25-dihydroxyvitamin D) and supplemental phosphate in X-linked hypophosphatemic rickets. Pediatrics. 1983;71:559-567.

25. Blydt-Hansen TD, Tenenhouse HS, Goodyer P. PHEX expression in parathyroid gland and parathyroid hormone dysregulation in X-linked hypophosphatemia. Pediatr Nephrol. 1999;13:607-611.

26. Rasmussen H, Pechet M, Anast C, Mazur A, Gertner J, Broadus AE. Long-term treatment of familial hypophosphatemic rickets with oral phosphate and 1 alpha-hydroxyvitamin D3. J Pediatr. 1981;99:16-25.

27. Alon U, Lovell HB, Donaldson DL. Nephrocalcinosis, hyperparathyroidism, and renal failure in familial hypophosphatemic rickets. Clin Pediatr (Phila). 1992;31:180-183.

28. Makitie O, Kooh SW, Sochett E. Prolonged high-dose phosphate treatment: a risk factor for tertiary hyperparathyroidism in X-linked hypophosphatemic rickets. Clin Endocrinol (Oxf). 2003;58:163-168.

29. Carpenter TO, Insogna KL, Zhang JH, Ellis B, Nieman S, Simpson C, et al. Circulating levels of soluble klotho and FGF23 in X-linked hypophosphatemia: circadian variance, effects of treatment, and relationship to parathyroid status. J Clin Endocrinol Metab. 2010;95:E352-7.

30. Endo I, Fukumoto S, Ozono K, Namba N, Tanaka H, Inoue D, et al. Clinical usefulness of measurement of fibroblast growth factor 23 (FGF23) in hypophosphatemic patients: proposal of diagnostic criteria using FGF23 measurement. Bone. 2008;42:1235-1239.

31. Igaki JM, Yamada M, Yamazaki Y, Koto S, Izawa M, Ariyasu D, et al. High iFGF23 level despite hypophosphatemia is one of the clinical indicators to make diagnosis of XLH. Endocr J. 2011;58:647-655.

32. Kubota T, Kitaoka T, Miura K, Fujiwara M, Ohata Y, Miyoshi Y, et al. Serum fibroblast growth factor 23 is a useful marker to distinguish vitamin D-deficient rickets from hypophosphatemic rickets. Horm Res Paediatr. 2014;81:251-257.

33. Carpenter TO, Imel EA, Ruppe MD, Weber TJ, Klausner MA, Wooddell MM, et al. Randomized trial of the anti-FGF23 antibody KRN23 in X-linked hypophosphatemia. J Clin Invest. 2014;124:1587-1597.

34. Ruppe MD, Zhang X, Imel EA, Weber TJ, Klausner MA, Ito T, et al. Effect of four monthly doses of a human monoclonal anti-FGF23 antibody (KRN23) on quality of life in X-linked hypophosphatemia. Bone Rep. 2016;5:158-162.

35. Zhang X, Imel EA, Ruppe MD, Weber TJ, Klausner MA, Ito T, et al. Pharmacokinetics and pharmacodynamics of a human monoclonal anti-FGF23 antibody (KRN23) in the first multiple ascending-dose trial treating adults with X-linked hypophosphatemia. J Clin Pharmacol. 2016;56:176-185.

36. Zhang X, Peyret T, Gosselin NH, Marier JF, Imel EA, Carpenter TO. Population pharmacokinetic and pharmacodynamic analyses from a 4-month intradose escalation and its subsequent 12-month dose titration studies for a human monoclonal anti-FGF23 antibody (KRN23) in adults with X-linked hypophosphatemia. J Clin Pharmacol. 2016;56:429-438.

37. Wilson DM. Growth hormone and hypophosphatemic rickets. J Pediatr Endocrinol Metab. 2000;13 Suppl 2:993-998.

38. Baroncelli GI, Bertelloni S, Ceccarelli C, Saggese G. Effect of growth hormone treatment on final height, phosphate metabolism, and bone mineral density in children with X-linked hypophosphatemic rickets. J Pediatr. 2001;138:236-243.

39. Haffner D, Nissel R, Wuhl E, Mehls O. Effects of growth hormone treatment on body proportions and final height among small children with X-linked hypophosphatemic rickets. Pediatrics. 2004;113:e593-6.

40. Reusz GS, Miltenyi G, Stubnya G, Szabo A, Horvath C, Byrd DJ, et al. X-linked hypophosphatemia: effects of treatment with recombinant human growth hormone. Pediatr Nephrol. 1997;11:573-577.

41. Seikaly MG, Brown R, Baum M. The effect of recombinant human growth hormone in children with X-linked hypophosphatemia. Pediatrics. 1997;100:879-884.

42. Rothenbuhler A, Esterle L, Gueorguieva I, Salles JP, Mignot B, Colle M, et al. Two-year recombinant human growth hormone (rhGH) treatment is more effective in pre-pubertal compared to pubertal short children with X-linked hypophosphatemic rickets (XLHR). Growth Horm IGF Res. 2017;36:11-15.

43. Zivicnjak M, Schnabel D, Staude H, Even G, Marx M, Beetz R, et al. Three-year growth hormone treatment in short children with X-linked hypophosphatemic rickets: effects on linear growth and body disproportion. J Clin Endocrinol Metab. 2011;96:E2097-105.

44. Meyerhoff N, Haffner D, Staude H, Wuhl E, Marx M, Beetz R, et al. Effects of growth hormone treatment on adult height in severely short children with X-linked hypophosphatemic rickets. Pediatr Nephrol. 2018;33:447-456.

45. Makitie O, Doria A, Kooh SW, Cole WG, Daneman A, Sochett E. Early treatment improves growth and biochemical and radiographic outcome in X-linked hypophosphatemic rickets. J Clin Endocrinol Metab. 2003;88:3591-3597.

46. Haffner D, Emma F, Eastwood DM, Duplan MB, Bacchetta J, Schnabel D, Wicart P, Bockenhauer D, Santos F, Levtchenko E, Harvengt P, Kirchhoff M, Di Rocco F, Chaussain C, Brandi ML, Savendahl L, Briot K, Kamenicky P, Rejnmark L, Linglart A. Clinical practice recommendations for the diagnosis and management

of X-linked hypophosphataemia. Nat Rev Nephrol. 2019;15:435-455.

47. Horn A, Wright J, Bockenhauer D, Van't Hoff W, Eastwood DM. The orthopaedic management of lower limb deformity in hypophosphataemic rickets. Journal of Children's Orthopaedics. 2017;11:298-305.

48. Novais E, Stevens PM. Hypophosphatemic rickets: the role of hemiepiphysiodesis. Journal of pediatric orthopedics. 2006;26:238-244.

49. Vogt B, Schiedel F, Rödl R. Wachstumslenkung bei Kindern und Jugendlichen. Der Orthopäde. 2014;43:267-284.

50. Wirth T. The orthopaedic management of long bone deformities in genetically and acquired generalized bone weakening conditions. J Child Orthop. 2019;13:12-21.

51. Paley D. Principles of deformity correction. Springer Science & Business Media, 2002

52. Toporowski G, Rödl R, Gosheger G, Bröking J-N, Frommer A, Laufer A, Rachbauer A, Vogt B. Surgical reconstruction of complex lower limb deformities by multilevel correction osteotomies and intramedullary nailing in adolescents and adults with hereditary hypophosphatemic rickets. Deutscher Kongress für Orthopädie und Unfallchirurgie (DKOU 2019). Berlin, 22.-25.10.2019. Düsseldorf: German Medical Science GMS Publishing House; 2019. DocAB47-513

53. Stanitski DF. Treatment of deformity secondary to metabolic bone disease with the Ilizarov technique. Clinical orthopaedics and related research. 1994;301:38-41.

54. Sharkey MS, Grunseich K, Carpenter TO. Contemporary Medical and Surgical Management of X-linked Hypophosphatemic Rickets. J Am Acad Orthop Surg. 2015;23:433-442.

55. Schnabel D. Biopsychosoziales Betreuungskonzept für Kinder mit X-chromosomaler Hypophosphatämie (XLH). Bundesgesundheitsbl. 2020;63:813-820.

56. Haffner D, Emma F, Eastwood D, Biosse Duplan M, Bacchetta J, Schnabel D, Wicart P, Bockenhauer D, Santos F, Levtchenko E, Harvent P, Kirchhoff M, Di Rocco, F Chaussain C, Brandi LM, Savendahl L, Briot K, Kamenicky P, Rejnmark L, Linglart A. Clinical practice recommendations for the diagnosis and management of X-linked hypophosphatemia. Nat Rev Nephrol. 2019;5:435-455.

57. Leonard M, Graham S, Bonacum D. The human factor: the critical importance of effective teamwork and communication in providing safe care. Qual Saf Health Care. 2004;13 Suppl 1:i85-90.

58. Touraine P, Polak M. Challenges of the Transition from Pediatric Care to Care of Adults: "Say Goodbye, Say Hello". Endocr Dev. 2018;33:1-9.

59. Medforth N, Huntingdon E. Still Lost in Transition? Compr Child Adolesc Nurs. 2018;41:128-142.

60. Bert F, Camussi E, Gili R, Corsi D, Rossello P, Scarmozzino A, Siliquini R. Transitional care: A new model of care from young age to adulthood. Health Policy. 2020;124:1121-1128.

61. Anton CM, Anton K, Butts RJ. Preparing for transition: The effects of a structured transition program on adolescent heart transplant patients' adherence and transplant knowledge. Pediatr Transplant. 2019;23:e13544.

62. Kosteria I, Kanaka-Gantenbein C. Turner Syndrome: transition from childhood to adolescence. Metabolism. 2018;86:145-153.

9. Therapie – Erwachsene

Während sich bei Kindern und Heranwachsenden die Indikation für Therapiemaßnahmen primär aus dem Ziel einer möglichst physiologischen Skelettentwicklung ergibt, müssen sowohl die Therapiestrategie als auch die Therapieziele nach Abschluss des Skelettwachstums reevaluiert und neu definiert werden. Bislang gibt es dafür keine wissenschaftlich hart belegten bzw. konsentierten Entscheidungskriterien. Vielmehr handelt es sich um eine patientenindividuell vorzunehmende Abwägung von Chancen und möglichen Risiken vor dem Hintergrund der Pathophysiologie, der Literaturdaten und persönlicher Empirie. Wegweisend dabei sind das klinische Beschwerdebild, das laborchemische Ausmaß der Regulationsstörung und das Vorliegen von Organmanifestationen im Kontext der Erkrankung. Daneben haben auch Aspekte der jeweiligen Lebenssituation wie etwa das Alter, das Geschlecht, anstehende Operationen oder eine geplante Schwangerschaft Einfluss auf die Therapieentscheidung.

Konkrete Kriterien für eine Therapieindikation bzw. -anpassung bei Erwachsenen können beispielhaft sein:

- Muskuloskelettale Symptome und Beschwerden im Kontext der Erkrankung

- Anzeichen einer relevanten Osteomalazie (bioptisch oder ggf. laborchemisch gesichert)

- Vorhandensein von Pseudofrakturen/Looserschen Umbauzonen oder Insuffizienzfrakturen

- Anstehende chirurgische Eingriffe am Skelett bzw. im Mund-/Kieferbereich; hier können auch transiente Behandlungsregime erwogen werden, inkl. Dosisfindung beginnend ab 3 Monate vor dem Eingriff und bis zum Abschluss der knöchernen Heilung

- Veränderter Bedarf bei Auftreten zusätzlicher Erkrankungen mit Auswirkungen auf den Mineralstoffwechsel

- Schwangerschaft und Stillzeit

Abhängig vom jeweiligen Einzelfall können aber auch andere Konstellationen eine Therapieindikation begründen. Umgekehrt kann in der Abwägung von Chancen und Nutzen einerseits sowie Risiken und unerwünschten Wirkungen andererseits auch der bewusste Verzicht auf eine gezielte Therapie der Phosphatverlusterkrankung bei Erwachsenen eine Option sein. Wichtig ist, auch in diesen Fällen regelmäßige Verlaufskontrollen sicherzustellen, um den Zeitpunkt für eine im Verlauf ggf. doch wieder erforderliche gezielte therapeutische Intervention nicht zu versäumen.

Die beiden grundsätzlichen Therapieprinzipien sind bei gegebener Indikation analog der Situation im Kindesalter entweder ein kontinuierlicher Ausgleich der krankheitsassoziierten Defizite durch eine konventionelle Therapie mit Phosphat und aktiviertem Vitamin D oder eine Reduktion des Phosphatverlustes und eine Disinhibition der Vitamin-D-Aktivierung durch die Antagonisierung von FGF23 mit Burosumab. Abhängig vom gewählten therapeutischen Ansatz sind dabei auch unterschiedliche Parameter für das Monitoring und die Therapiesteuerung geeignet.

Die wesentlichen Ziele der Behandlung der XLH bei Erwachsenen sind – abhängig von der unterliegenden Indikationsstellung – einerseits die Verbesserung des Mineralstoffwechsels und der sich daraus ergebenden Organmanifestationen sowie andererseits die Limitierung der mit dem gestörten Stoffwechsel assoziierten muskuloskelettalen Beschwerden und Einschränkungen. Dies erfordert jenseits der Behandlung des Phosphat- und Vitamin-D-Stoffwechsels regelhaft ein multimodales und interdisziplinäres Vorgehen mit individuell angepassten weiteren Behandlungen für spezifische Krankheitsmanifestationen sowie allgemeine, supportive Therapiemaßnahmen, auf die in diesem Kapitel ebenfalls eingegangen wird.

9.1. Konventionelle Therapie

■ Phosphat und aktiviertes Vitamin D

Die historisch gewachsene Behandlungsstrategie bei XLH besteht in einer Substitution des kontinuierlichen Phosphatverlusts sowie einer Zufuhr des unzureichend gebildeten, aktiven 1-alpha-hydroxylierten Vitamin D. Die Dosierungen müssen dabei an den individuellen Bedarf angepasst werden und starre Dosierungsvorgaben sind insofern wenig hilfreich.

Zielparameter für die Dosierung der konventionellen Therapie sind eine gute Kontrolle der klinischen Beschwerdesymptomatik sowie eine nachhaltige Kompensation des Mineralstoffwechsels bzw. der Osteomalazie bei gleichzeitiger Vermeidung der unerwünschten Effekte hoher Einzel- oder Gesamtdosen. Während die Kontrolle der unmittelbaren Beschwerden anamnestisch und klinisch gut monitoriert werden kann, sind wiederholte Knochenbiopsien zur direkten Evaluation der Mineralisationsstörung nicht zumutbar. Dieser Aspekt lässt sich insofern am ehesten indirekt anhand einer Normalisierung der Knochenumbaumarker, insbesondere der knochenspezifischen ALP bzw. der Ausheilung ggf. vorhandener Looserscher Umbauzonen nachweisen. Während es für das Erreichen dieser Zielparameter sowie eine bessere Zahngesundheit durch eine konventionelle Therapie auch eine gewisse Evidenz gibt [1, 2], ist mit Blick auf Langzeitmanifestationen der Erkrankung wie die frühzeitige Entwicklung arthrotischer Veränderungen, die Entstehung von Osteophyten und Enthesiophyten bzw. das Auftreten einer Spinalkanalstenose oder das Risiko einer Hörminderung ein positiver Effekt der konventionellen Therapie nicht ausreichend belegt.

■ Präparate für die konventionelle Therapie

Ausgehend von dem pathophysiologischen Verständnis, dass bei XLH die Aktivierung von Vitamin D durch eine unzureichende 1-alpha-Hydroxylierung gestört ist, kommen als Präparate für die Vitamin-D-Substitution grundsätzlich sowohl Alfacalcidol (1-alpha-Hydroxyvitamin D3) als auch Calcitriol (1,25-Dihydroxyvitamin D3, $1,25(OH)_2D_3$) in Betracht. Die unmittelbaren Rationalen dahinter sind eine Verbesserung der enteralen Phosphat- und Kalziumresorption sowie die Vermeidung eines sekundären Hyperparathyreoidismus. Beide Substanzen haben für sich genommen eine kurze Halbwertszeit von 4 h (Alfacalcidol) bzw. 5-8 h (Calcitriol), wobei Alfacalcidiol insbesondere angesichts der noch erfolgenden weiteren Modifikation zu $1,25(OH)_2D_3$ und weiteren Metaboliten eine prolongierte pharmakologische Wirkung hat. Insofern wird bei Alfacalcidol häufig bei stabiler langfristiger Dosierung eine Einmalgabe als adäquat erachtet, während für Calcitriol insbesondere bei höheren Dosen häufig eine Verteilung auf zwei Gaben täglich favorisiert wird. Mit Blick auf die oben erwähnte Metabolisierung von Alfacalcidiol wir auch nachvollziehbar, dass die entsprechende Äquivalentdosis um den Faktor 1,5-2,0 über der von Calcitriol liegt.

Wichtig ist zu berücksichtigen, dass die Behandlung der XLH mit aktiviertem Vitamin D eine suffiziente Basisversorgung mit nativem Vitamin D nicht ersetzt, d.h. wie bei anderen Personen auch sollte auf eine ausreichende $25(OH)D_3$-Versorgung geachtet und ggf. supplementiert werden, um einer Hypovitaminose D bis hin zu einem sekundären Hyperparathyreoidismus und einer zusätzlichen Mineralisationsstörung auch von dieser Seite vorzubeugen. Die angestrebten Zielwerte für das native Vitamin D sind dabei analog den Empfehlungen für die Allgemeinbevölkerung zu sehen und Supplement-Dosen in einer Größenordnung um 1000 IE Vitamin D3 pro Tag haben sich bei entsprechendem Bedarf auch bei XLH empirisch bewährt.

Die Substitution von Phosphat erfolgt bei erwachsenen XLH-Patienten regelhaft mit oral verabreichten Phosphatsalzen. Hinsichtlich der Dosierung muss dabei in erster Linie gezielt auf die Menge an elementarem Phosphor je Einheit geachtet werden und weniger auf die hochgerechnete Gesamtmenge an teils unterschiedlichen Phosphatsalzen, die aufgrund des differenten Molekülgewichts keine Vergleichbarkeit der Therapie erlauben.

Nicht zu vergessen ist in diesem Zusammenhang auch, dass die Substitution mit Phosphatsalzen je nach Präparat auch mit einer nicht unerheblichen Zufuhr von in der Regel Natrium und/oder Kalium einhergeht. Dieser Aspekt bekommt besondere Bedeutung bei koinzidenten Erkrankungen und/oder Therapien. Beispielhaft genannt seien hier eine chronische Niereninsuffizienz, eine arterielle Hypertonie oder eine Nebennierenrindeninsuffizienz sowie laufende Behandlungen etwa mit unterschiedlichen Diuretika, Herzglykosiden oder (Mineralo-)Kortikoiden.

Nachdem Phosphatsalze eine bekannt abführende Wirkung haben und unterschiedliche Präparate insofern eine individuell differente gastrointestinale Verträglichkeit aufweisen, ist es durchaus empfehlenswert, das patientenspezifisch optimale Präparat zu identifizieren. In Deutschland problemlos verfügbar und am weitesten verbreitet sind Phosphat-Tabletten. Allerdings ist nach Darlegung der entsprechenden Gründe durchaus eine Kostenübernahme für die Versorgung mit anderen Präparaten über eine internationale Apotheke möglich und sinnvoll. Dies umso mehr, als es sich um eine langfristige bzw. auf Dauer angelegte Therapie mit multiplen Einnahmen täglich handelt und die gastrointestinale Verträglichkeit, speziell Oberbauchschmerzen, Diarrhoe und Meteorismus zu den häufigsten limitierenden Faktoren gehören. Eine Übersicht international verfügbarer Präparate sowie deren Zusammensetzung und Gehalt an elementarem Phosphor, Kalium und Natrium als Grundlage für eine individuelle Therapieplanung gibt Tab. 9.1.

Präparat	Darreichungs-form	Elementarer Phosphor (mmol / mg)	Kalium (mmol / mg)	Natrium (mmol / mg)
Reducto-spezial	Tablette	6,4 mmol / 200 mg	4,4 mmol / 173 mg	4,1 mmol / 93 mg
Phosphate Sandoz	Brause-tablette	16,1 mmol / 500 mg	3,1 mmol / 121 mg	20,4 mmol / 469 mg
K-Phos Neutral	Tablette	8 mmol / 250 mg	1,1 mmol / 43 mg	13 mmol / 298 mg
K-Phos Original	Tablette	3,7 mmol / 114 mg	3,7 mmol / 144 mg	-
Neutra-Phos	Kapsel	8 mmol / 250 mg	7,1 mmol / 277 mg	7,1 mmol / 163 mg
Neutra-Phos K	Kapsel	8 mmol / 250 mg	14,25 mmol / 556 mg	-
Phos NaK	Pulver	8 mmol / 250 mg	7,1 mmol / 277 mg	7,1 mmol / 163 mg

Tab. 9.1: Übersicht international verfügbarer Präparate sowie deren Zusammensetzung (Angaben z.T. gerundet) [3-9].

■ Dosierung

In der Literatur wiederholt zu lesende Dosisempfehlungen, die eine lineare Extrapolation der körpergewichtsbezogenen Dosierungen bei Kindern auf die ungleich schwereren Erwachsenen darstellen, sind insbesondere mit Blick auf die Phosphatdosis häufig zu hoch gegriffen. Dies insbesondere vor dem Hintergrund des mutmaßlich geringeren Bedarfs bei abgeschlossener Skelettentwicklung. Häufig liegt diesen Dosisempfehlungen auch die irrige Intention zugrunde, normwertige Phosphatspiegel erreichen zu wollen, was angesichts des krankheitsbedingt raschen und kontinuierlichen renalen Phosphatverlustes notwendigerweise zu einer progredienten Dosiseskalation führt.

Erfahrungsgemäß sind regelmäßig auch moderate Dosierungen ausreichend sowohl für eine symptomatische Verbesserung als auch für den Ausgleich der skelettalen Mineralisationsstörung bei gleichzeitig geringerem Nebenwirkungspotential.

Als konkrete Empfehlung kann bei einem normokalzämischen Patienten mit ausgeglichenem nativem 25(OH)-Vitamin-D-Spiegel beispielsweise zunächst mit 0,25 µg Calcitriol und 1-2x täglich 200 mg elementarem Phosphor begonnen werden. Bei sehr milden Fällen kann sogar schon der Ausgleich eines Defizits an nativem Vitamin D und die Gabe von Calcitriol durch eine Optimierung der enteralen Phosphatabsorption und die Limitierung eines (ggf. auch nur relativ) erhöhten PTH eine suffiziente klinische Verbesserung erzielen. Bei manifestem Hyperparathyreoidismus sollte ohnehin zunächst für eine Woche mit 1-2x täglich 0,25 µg Calcitriol gestartet werden, bevor man Phosphat hinzunimmt, um eine weitere Stimulation des meist sekundären Hyperparathyreoidismus zu vermeiden.

Abhängig vom klinischen Ansprechen und dem Verlauf der initial engmaschig zu kontrollierenden Laborwerte kann die Phosphatdosis dann wöchentlich gesteigert werden, um z.B. 200 mg elementaren Phosphors. Erforderlich ist unter der dargelegten Maxime der Vermeidung eines sekundären Hyperparathyreoidismus parallel dazu eine Anpassung der Calcitriol-Dosis, erfahrungsgemäß auf zumindest 2x 0,25 µg ab > 400 mg Phosphor sowie 0,75 µg Calcitriol aufgeteilt auf mindestens zwei Dosen täglich ab > 600 mg Phosphor bzw. insgesamt 1 µg Calcitriol aufgeteilt auf zwei Tagesdosen ab 1 g elementaren Phosphors. Alternativ zu Calcitriol kann auch der Einsatz von nur 1-alpha-hydroxyliertem Vitamin D (Alfacalcidol) erwogen werden in einer wie oben erwähnt entsprechend um den Faktor 1,5-2 höheren Äquivalenzdosis.

Da oral verabreichtes Phosphat je nach individuellen Voraussetzungen (Nierenfunktion, PTH, Vitamin-D-Status etc.) sehr rasch überwiegend renal eliminiert wird, sollten die Phosphatgaben idealerweise auf möglichst viele kleine Portionen gleichmäßig über den Tag verteilt werden, um über möglichst weite Strecken des Tages ausreichende Spiegel zu gewährleisten, ohne situative Phosphat-Peaks zu generieren und eine entsprechende parathyreoidale Gegenreaktion zu provozieren. Konkret erscheint somit bei einem Bedarf von beispielsweise drei Phosphat-Tabletten täglich eine Einnahme um 7h – 14h – 21h sinnvoll, bei 4 Tabletten entsprechend eine Einnahme um 7h – 12h – 17h – 22h. Eine praktikable Alternative dazu ist eine Phosphatsubstitution mittels Phosphat-Brausetabletten (z.B. mit jeweils 500 mg elementarem Phosphor), die in Wasser aufgelöst und damit im Zuge der regelmäßigen Flüssigkeitszufuhr über den Tag verteilt zugeführt werden können.

Dosissteigerungen erfolgen sinnvollerweise immer in kleinen Schritten bis zu der stabilen Dosierung, mit der das individuell definierte Therapieziel erreicht wird. Dabei ist durchaus ein gewisses Maß an Geduld erforderlich, da eine messbare Verbesserung der Mineralisationsstörung laborchemisch Wochen und röntgenologisch Monate in Anspruch nehmen kann. Gerade bei nicht allzu extensiver Erfahrung sollte dabei immer nur jeweils eine der beiden Substitutionskomponenten, d.h. Phosphat oder aktiviertes Vitamin D, angepasst und der Effekt monitoriert werden, um in dem durchaus komplexen Regulationssystem nicht die therapeutische Kontrolle zu verlieren. Einige basale Überlegungen zur Dosisanpassung im Hinblick auf eine bestmögliche Wirksamkeit und Sicherheit sind in Tab. 9.2 dargestellt.

Klinische Auffälligkeit	Mögliche Anpassung
Persistierende Schmerzen/hohe (Knochen-) ALP/ausbleibende Knochenheilung	Phosphat ↑ Calcitriol ↑
Serum-Phosphat ↓	Keine Indikation zur Dosisanpassung
Urin-Kalzium ↑ und/oder Serum-Kalzium ↑ bei normalem PTH	Calcitriol ↓ Phosphat ↑
PTH ↑ mit Normokalzämie	Phosphat ↓ + harmonischere Verteilung im Tagesverlauf Calcitriol ↑
PTH ↑ + Serum-Kalzium ↑	Abklärung Nebenschilddrüsen-Autonomie/Adenom, ggf. Resektion, anschl. umsichtigere Neueinstellung Wenn keine chirurgische Sanierung möglich (4-Drüsen-Hyperplasie, kein Adenomnachweis, Kontraindikationen) optional zusätzlich Cinacalcet
GFR ↑ ± PTH ↑	Phosphat ↓ bzw. absetzen Calcitriol ggf. als Monotherapie, ggf. ebenfalls absetzen Bei Hyperkalzzämie Abklärung Nebenschilddrüsen

Tab. 9.2: Dosisanpassung zur Verbesserung der Wirksamkeit und Sicherheit. ALP = Alkalische Phosphatase, PTH = Parathormon, GFR = Glomeruläre Filtrationsrate.

■ Behandlungsmonitoring und Caveats

Eine sehr unmittelbare praktische Herausforderung der konventionellen Therapie stellt die Frage der gastrointestinalen Verträglichkeit dar. Das Spektrum entsprechender Beschwerden reicht dabei von Oberbauchschmerzen und Übelkeit bis hin zu chronischen Durchfällen und Meteorismus. Wesentliche Maßnahmen zur Optimierung der Verträglichkeit liegen in der patientenindividuellen Wahl eines geeigneten Präparats in Verbindung mit einer angepassten Dosis und einer gleichmäßigen tageszeitlichen Verteilung, ggf. in Verbindung mit einer Mahlzeit.

Die Behandlungsziele und damit die zu kontrollierenden Parameter im Therapieverlauf ergeben sich ganz wesentlich aus der jeweils zu Grunde liegenden Indikationsstellung, d.h. wenn die klinische Symptomatik das entscheidende Kriterium für die Therapie war, ist die regelmäßige Reevaluation und das Ansprechen dieser Beschwerden auch ein zentraler Baustein der Therapiekontrollen.

Darüber hinaus sind selbstverständlich auch regelmäßige Kontrollen des Mineralstoffwechsels erforderlich. Berücksichtigt man den nur jeweils kurzzeitigen, prägnanten Anstieg des Serum-Phosphatspiegels durch die orale Zufuhr, so wird nachvollziehbar, dass der in der Regel nüchtern bestimmte Phosphatspiegel im Serum bei erkrankungsbedingt kompromittierter Phosphatretention nicht geeignet ist für das Monitoring der Therapie oder zur Steuerung der Substitutionsdosis. Geeignete Parameter für die Therapiekontrolle inklusive Dosissteuerung sind bei der konventionellen Therapie das klinische Ansprechen sowie gegebenenfalls die radiographische Verbesserung einer Mineralisationsstörung einerseits und laborchemisch die (Knochen-) ALP, das PTH in Verbindung mit dem Kalziumspiegel und der Mineral-Umsatz, d.h. die Nüchtern-Laborwerte für Kalzium und Phosphat sowie deren Ausscheidung im Urin andererseits. Sinnvoll sind auch regelmäßige Kontrollen des Vitamin D. Primär wichtig ist die Kontrolle eines ausgeglichenen Spiegels für das native Vitamin D. Intermittierend sollte auch trotz der bekannten kurzfristigen Variabilität das 1,25-Dihydroxyvitamin D3 kontrolliert werden, um die Versorgungssituation einschätzen zu können. Darüber hinaus monitoriert werden müssen auch die Retentionsparameter zur Kontrolle der Nierenfunktion.

Die Bestimmung von FGF23 ist geeignet und sinnvoll im Rahmen der Diagnostik, aber weder die Werte des c-terminalen noch des intakten FGF23 eignen sich zur Kontrolle einer konventionellen Therapie. Im Gegenteil muss man sich bewusst sein, dass diese Werte unter dem Einfluss der therapeutischen Zufuhr von Phosphatsalzen und aktiviertem Vitamin D therapiebedingt sogar noch ansteigen. Insofern kann der Wert allenfalls hilfreich sein als indirekter Indikator für eine ggf. zu hoch dosierte Therapie.

Die Intervalle der Laborkontrollen sind abhängig von der Stabilität der Therapieeinstellung, d.h. bei Neueinstellung und Dosisanpassung sinnvollerweise engmaschig z.B. im 2-Wochen-Abstand, bei langjährig stabiler Behandlungssituation sind Kontrollen zumindest alle 6 Monate sinnvoll.

Insbesondere ist dies auch deshalb relevant, weil die oftmals recht großen und in Schüben mit intermittierenden Peaks zugeführten Mengen an Phosphat, teilweise begünstigt durch eine zusätzliche Hypokalzämie oder eine Hypovitaminose D, einen sekundären bzw. bei Persistenz einen tertiären, hyperkalzämischen Hyperparathyreoidismus nach sich ziehen können. Dies gilt es frühzeitig zu erkennen und durch eine differenzierte Dosierung der Behandlung zu vermeiden. Gleiches gilt für das Risiko der Entstehung und Progredienz eine Nephrokalzinose. In diesem Zusammenhang sind auch regelmäßige sonographische Kontrollen der Nieren erforderlich. Gerade das Auftreten dieser Sekundärkomplikationen scheint unmittelbar assoziiert mit der zugeführten Menge an Phosphat [10, 11].

In der Zusammenschau des oben Gesagten wird deutlich, dass ein entscheidender Schlüssel zu einer differenzierten konventionellen Therapie nicht nur in der Gesamtmenge an aktiviertem Vitamin D und insbesondere Phosphor liegt, sondern vor allem auch in dessen homogener Verteilung über den Tagesverlauf.

■ Calcimimetica

Angesichts der genuinen phosphaturischen Wirkung von PTH mit Reduktion der TmP/GFR kommt insbesondere im Falle eines Hyperparathyreoidismus bei XLH pathophysiologisch durchaus der Einsatz von Calcimimetica in Betracht und es gab Überlegungen, auch schon frühzeitig unabhängig vom Vorhandensein eines HPT durch deren Einsatz eine bessere Therapiekontrolle mit geringeren Dosierungen von Phosphat und aktiviertem Vitamin D zu erreichen. Kurzzeit-Studien bestätigten die grundsätzliche Machbarkeit [12], zeigten aber auch das Risiko einer Hypokalzämie auf. Langzeitstudien zu diesem Konzept gibt es nicht. Dennoch sollten das Prinzip und die Möglichkeit dahinter als therapeutische Option bewusst und verstanden sein.

9.2. Burosumab

Auf Grundlage eines verbesserten Verständnisses der Pathophysiologie der XLH wurde mit Burosumab ein rekombinanter, humaner monoklonaler IgG1-Antikörper gegen FGF23, dem Schlüsselmolekül der Stoffwechselstörung, entwickelt. Details dazu sind im Kapitel zur Pathophysiologie näher erläutert. Während man im Zuge der konventionellen Therapie versucht, den kontinuierlichen Verlust an Phosphat und das Defizit an aktiviertem Vitamin D durch entsprechende Zufuhr auszugleichen, zielt die Antikörpertherapie darauf ab, wieder eine physiologische Retention von Phosphat und eine Aktivierung von Vitamin D zu ermöglichen. Nach der initialen Einführung der Therapie für Kinder und Jugendliche im Jahr 2018 wurde Burosumab ab September 2020 auch für erwachsene XLH-Patienten zugelassen. Die zulassungskonforme Dosierung bei Erwachsenen beträgt 1 mg/kg Körpergewicht, jeweils auf- bzw. abgerundet auf die nächstgelegene 10 mg Stufe bis zu einer Höchstdosis von 90 mg. Die Applikation erfolgt subkutan alle 4 Wochen und nicht wie bei den Heranwachsenden alle 2 Wochen. Nachdem die höchste verfügbare Konzentration des Präparats 30 mg/ml beträgt und das maximale Volumen pro Injektionsstelle auf 1,5 ml begrenzt ist, müssen größere Mengen im Einzelfall auf mehrere Injektionsstellen aufgeteilt werden. Grundsätzlich wird zur Schonung des Gewebes eine Rotation der Applikation zwischen den möglichen subkutanen Injektionsstellen an Bauch, Oberarm, Gesäß und Oberschenkel empfohlen.

■ Gegenanzeigen und Caveats

Die gleichzeitige Anwendung mit oralen Phosphatpräparaten und aktiviertem Vitamin D im Sinne einer Substitution gilt als kontraindiziert. Die konventionelle Therapie muss im Falle einer Therapieumstellung auf Burosumab mit mindestens einwöchigem Vorlauf beendet werden. Jenseits dessen ist sicherzustellen, dass der Spiegel an nativem Vitamin D ausgeglichen ist bzw. durch eine entsprechende Supplementation mit Vitamin D3 ausgeglichen wird, um einen sek. Hyperparathyreoidismus und eine damit verbundenen, FGF23-unabhängige Absenkung der TmP/GFR zu vermeiden.

Weitere Gegenanzeigen sind bereits vor Therapie hohe bzw. erhöhte Phosphatspiegel sowie aufgrund unzureichender Evidenz eine schwer eingeschränkte Nierenfunktion bzw. eine terminale Niereninsuffizienz. Aufgrund von tierexperimentellen Untersuchungen, die eine Reproduktionstoxizität gezeigt haben, ist eine Anwendung während der Schwangerschaft zu vermeiden. Bei Frauen im gebärfähigen Alter sollte dieser Umstand im Vorfeld einer Therapie auch klar kommuniziert werden und eine sichere Verhütung gewährleistet sein. Bei bereits laufender Therapie ab dem Kindesalter sollte darauf auch im Zuge der Transition nochmal hingewiesen werden. Inwiefern Burosumab auf die Muttermilch übergeht, ist nicht abschließend geklärt, so dass hier individuell und entsprechend umsichtig und zurückhaltend abgewogen werden muss.

Eine besondere Herausforderung bei geplanter Therapieeinstellung mit Burosumab ist ein vorbestehender Hyperparathyreoidismus. Im Fall eines sekundären HPT mit noch kompensierten, normwertigen Kalziumspiegeln kann man in der Regel durch eine Reduktion oder ein temporäres Aussetzen der häufig sehr hoch dosierten Phosphatsubstitution sowie ggf. durch eine leichte Erhöhung des aktivierten Vitamin D sowie den Ausgleich eines ggf. vorher nicht adressierten Mangels an nativem Vitamin D eine Normalisierung erreichen und damit sichere Voraussetzungen für einen Therapiebeginn schaffen. Im Falle einer bereits manifesten Autonomie der Nebenschilddrüsen im Sinne eines tertiären, hyperkalzämischen Hyperparathyreoidismus spricht vieles dafür, vor Behandlungsbeginn eine Sanierung dieser Ausgangssituation anzustreben. Dies umso mehr, als das langfristige Nebeneinander eines hyperkalzämischen Hyperparathyreoidismus mit einer Burosumab-Therapie bei unterliegender XLH pathophysiologisch plausibel diverse Langzeitkomplikationen triggern könnte und in jedem Fall die Absenkung der TmP/GFR durch das hohe PTH dem Therapieerfolg durch die FGF23-Blockade entgegensteht. Konkret sollte damit im Falle eines hyperkalzämischen HPT mittels NSD-Szintigraphie bzw. Cholin-PET/CT das oder die autonome(n) Areal(e) identifiziert und eine chirurgische Resektion erwogen werden. Im Fall etwa einer Vierdrüsen-Hyperplasie oder bei bereits früher erfolgter Resektion mit Autonomie des belassenen Restgewebes ist das individuell sehr zurückhaltend zu sehen, um nicht das Risiko eines postoperativen Hypoparathyreoidismus einzugehen.

Studiendaten

In der für die Zulassung bei Erwachsenen wesentlichen klinischen Phase-III-Studie wurden insgesamt 134 symptomatische erwachsene XLH-Patienten beiderlei Geschlechts im Alter von 19-66 Jahren für initial 24 Wochen randomisiert (1:1) und doppelt verblindet mit Burosumab vs. Placebo behandelt [13]. Anschließend erfolgte eine langfristige Behandlung aller Teilnehmer open-label mit Burosumab, wofür inzwischen Daten über insgesamt 96 Wochen publiziert sind [14, 15]. Neben dem Erreichen des primären Endpunktes einer überlegenen Normalisierung der Serum-Phosphatspiegel gegenüber Placebo konnte in der initialen Arbeit u.a. auch eine Verbesserung der von den Patienten im WOMAC (*Western Ontario and the McMaster Universities Osteoarthritis Index*) berichteten Steifigkeit und eine deutlich höhere Ausheilungsrate vorbestehender (Pseudo-) Frakturen bzw. Looserscher Umbauzonen unter Burosumab gezeigt werden. Im Verlauf ergab sich nach 48 Wochen gegenüber den Ausgangswerten eine signifikante Verbesserung in allen Aspekten des WOMAC-Scores, der mittels BPI-SF (*Brief Pain Inventory-Short Form*) erfragten Schmerzen sowie auch im 6-Minuten-Gehstreckentest (6 MWT). Im weiteren Behandlungsverlauf stabilisierten sich die Veränderungen dann auf diesem Niveau. In einer ergänzenden Phase-III-Studie konnte anhand von gepaarten Knochenbiopsien bei insgesamt 11 Teilnehmern jeweils vor und 48 Wochen nach Therapiebeginn auch eine signifikante Verbesserung histomorphometrischer Marker des Knochenumbaus im Sinne einer Verbesserung der vorbestehenden Osteomalazie gezeigt werden.

Weitere Projekte wie beispielsweise die BurGER-Studie (NCT04695860) und die Auswertung klinischer Behandlungsdaten werden sicher weitere Erkenntnisse liefern, inwiefern mit dieser Behandlung auch eine konkrete Verbesserung der alltagsrelevanten Aktivität und Leistungsfähigkeit sowie eine nachhaltige Verbesserung der Lebensqualität erreicht werden kann. Zudem wird man daraus auch Rückschlüsse ziehen können zum Nutzen-/Risikoprofil der Therapie, das in der o.g. Zulassungsstudie aufgrund der Selektionskriterien nicht berücksichtigt wurde.

Nebenwirkungen

Unerwünschte Arzneimittelwirkungen (UAW) im Sinne unmittelbarer Reaktionen auf die subkutane Injektion mit Gewebsreaktionen an der Einstichstelle (Erythem, Juckreiz, Schmerzen etc.) und unspezifische Allgemeinsymptome sind zwar mit >10% Häufigkeit beschrieben, erweisen sich im Alltag aber regelhaft nicht als kritische oder Therapie-limitierende Faktoren. Gerade angesichts der kontinuierlich wachsenden Behandlungserfahrung sei an dieser Stelle unter dem Aspekt der Therapiesicherheit auf die jeweils aktuelle Version der Fachinformation verwiesen. Unter anderem beachtet werden sollten das Risiko einer Hyperphosphatämie unter der Standarddosierung mit entsprechender Notwendigkeit einer Dosisanpassung sowie das Auftreten vermehrter Unruhe und Schlafstörungen bis hin zu einer sog. Restless-Legs-Symptomatik. Nachdem derartige Symptome – wenngleich mutmaßlich weniger häufig – auch von Patienten berichtet werden, die nicht mit Burosumab behandelt werden, bedürfen sowohl die Aufklärung der Pathophysiologie wie auch deren optimale Handhabung noch weiterer Untersuchungen und Erfahrungen.

Therapiemonitoring

Entsprechend dem Ziel einer Wiederherstellung der physiologischen renalen Phosphatabsorption und Vitamin-D-Aktivierung kommt den laborchemischen Kontrollen eine wegweisende Bedeutung zu, insbesondere in der Initialphase der Therapieeinstellung.

Für das 4-wöchige Dosierungsintervall bei Erwachsenen sind initial Kontrollen im 2-wöchigen Rhythmus sinnvoll. Die Kontrollen sind auch hier morgens nüchtern zu planen. Bestimmt werden sollten dabei jeweils die Werte für Phosphat und Kalzium sowie die ALP, das PTH und Kreatinin bzw. die GFR, ebenso die Werte von Kalzium und Phosphat im Urin zur Berechnung der TmP/GFR und der Ca/Krea-Ratio (vergleiche Kap. 7.). Darüber hinaus empfiehlt sich, gerade in dieser Phase auch eine Mitbestimmung der Werte für das aktivierte und das native Vitamin D. Während die Bestimmung des Serum-Phosphatwerts unter einer Phosphat-Substitution für die Therapiekontrolle nicht aussagekräftig ist, erlaubt der Wert unter einer FGF23-Antikörpertherapie durchaus Rückschlüsse im Hinblick auf die Wiederherstellung einer suffizienten renalen Phosphatschwelle. Während die Laborbestimmung 2 Wochen nach der Applikation einen hohen Plateauspiegel für das Serum-Phosphat reflektiert (der Peak liegt zwischen Tag 7-10), der idealerweise stabil im Normbereich liegt, zeigt die Laboruntersuchung nach 4 Wochen, d.h. vor der nächsten Dosisgabe den Talspiegel, der typischerweise nahe der unteren Normbereichsgrenze liegt. Bei einem Anstieg der des Serum-Phosphatwertes über die Obergrenze des Normalbereichs ist eine Dosisreduktion gemäß Fachinformation angezeigt, d.h. die

turnusgemäß anstehende Dosisgabe entfällt, und erst wenn der Nüchtern-Phosphatwert wieder unter den Normalbereich abfällt, wird die Therapie mit der zunächst halben initial angesetzten Dosis wieder aufgenommen.

Die Bestimmung von FGF23 ist für das Therapiemonitoring auch im Zuge einer Burosumab-Behandlung nicht hilfreich, da die gängigen Assays den Antikörper mitdetektieren und sich somit regelhaft falsch-hohe Werte über der oberen Messbereichsgrenze ergeben.

Das klinische Therapiemonitoring unter der Therapie mit Burosumab erfolgt analog der konventionellen Therapie (→ Tab. 9.3).

Monitoring	Intervall
Anamnese/allgemeine klinische Untersuchung (orientierend internistisch, orthopädisch, neurologisch)	6 Monate
Konstitution (Größe/Gewicht)	6 Monate
Labor (nüchtern, morgens) Serum/Plasma: Kalzium, Phosphat Urin: Kalzium, Phosphat Berechnung: TmP/GFR, TRP, Kalzium/Kreatinin-Ratio	Therapieeinstellung: Initial 2-wöchentlich, später 4-wöchentlich Bei stabiler Situation: 6 Monate
ALP, PTH, GFR, Vitamin D ($25(OH)D_3$ und $1,25(OH)_2D_3$)	Therapieeinstellung: 3 Monate Bei stabiler Situation: 6 Monate
Zahnärztliche Vorsorge	6 Monate
Nieren-Ultraschall	Therapieeinstellung: 6 Monate Bei stabiler Situation: 1-2 Jahre
HNO/Hörtest	2 Jahre
Lebensqualität/Fragebogen-Scores (optional)	Jährlich
Funktionsdiagnostik/Leistungsfähigkeit (optional)	Jährlich

Tab. 9.3: Klinisches Therapiemonitoring bei XLH. ALP = Alkalische Phosphatase, PTH = Parathormon, TmP = tubuläres Maximum der Phosphatrückresorption, GFR = glomeruläre Filtrationsrate, TRP = Phosphatresorption im proximalen Tubulus, HNO = Hals-Nasen-Ohren.

9.3. Chirurgische Therapie

Die Indikation für chirurgische Interventionen im Kontext der XLH ergibt sich bei erwachsenen Patienten insbesondere durch die Deformitäten und Achsabweichungen einerseits sowie andererseits durch die häufig frühzeitig auftretenden arthrotischen Veränderungen vor allem in den großen Gelenken. Mutmaßlich begünstigen dabei die Deformitäten im Zuge einer unphysiologischen Biomechanik das Risiko der Arthroseentwicklung

zusätzlich. Wenngleich deren attributiver Anteil nicht gut quantifiziert werden kann, so unterstreicht dies doch die langfristige Bedeutung der Maßnahmen für eine möglichst achsgerechte Skelettentwicklung im Kindes- und Jugendalter.

■ Arthrose

Residuelle bzw. persistierende Fehlstellungen im Erwachsenenalter im Sinne einer präarthrotischen Deformität können bei noch nicht entscheidend fortgeschrittener Arthrose im betreffenden

Skelettabschnitt durchaus noch mit Gewinn korrigiert werden (→ Abb. 9.1). Das operative Vorgehen erfolgt dabei entsprechend den etablierten Prinzipien korrigierender Eingriffe, die nicht zuletzt auch im Kapitel zur kinderorthopädischen Versorgung bereits aufgegriffen wurden. Das zeitliche Fenster für solche Maßnahmen ist angesichts der frühzeitig manifesten arthrotischen Veränderungen aber eher kurz. Orientierend kann man davon ausgehen, dass im Alter von 30 Jahren bereits bei 50% der Betroffenen eine relevante Arthrose der großen Gelenke vorliegt [16, 17].

Daraus ergibt sich regelmäßig bereits in vergleichsweise jungen Jahren die Indikation für eine endoprothetische Versorgung. Damit einher geht ein entsprechend hoher Anspruch an eine lange Haltbarkeit bzw. Standzeit der Implantate, verbunden mit der Notwendigkeit, schon bei der Erstversorgung perspektivisch erforderliche Wechseleingriffe mitzudenken.

Grundsätzlich kann sich das chirurgische Vorgehen dabei an den etablierten Prinzipien endoprothetischer Versorgung orientieren, wobei einige Spezifika zu berücksichtigen sind. So sollte sich der Operateur vor dem Eingriff über die zu erwartende Knochenstruktur- und -qualität bewusst werden, um einschätzen zu können, inwiefern eine zementierte bzw. zementfreie Versorgung möglich ist oder Schäfte und deren Dimensionierung angepasst werden müssen. Hier spielt sicher die Erfahrung im chirurgischen Umgang mit XLH eine Rolle, sinnvoll ergänzt durch Informationen über die Behandlungshistorie und die Chronologie der Mineralstoffwechsel- und Knochenumbaumarker im Verlauf. Eine Knochendichtemessung kann ebenfalls ergänzende Informationen liefern.

Wesentlich ist auch, im Zuge der endoprothetischen Versorgung gerade an der unteren Extremität die Gesamtachse bzw. etwaige Deformitäten des Beines in sämtlichen Ebenen im Blick zu behalten im Sinne eines umfassenden Versorgungskonzeptes. Jenseits der Versorgung eines einzelnen Gelenks muss das perspektivische Ziel sein, mit einem für den Patienten tolerablen Ausmaß an invasiven Maßnahmen eine möglichst optimale, physiologische Belastbarkeit und Funktionalität zu erreichen. Dabei spielt im Falle der XLH auch die Konstitution eine entscheidende Rolle. So muss bereits im Vorfeld bei der Implantatwahl

der mehr oder weniger stark ausgeprägte Kleinwuchs ebenso berücksichtigt werden wie die osteophytären Anbauten und Kalzifikationen sowie die Deformität und die Anatomie des Knochens mit tiefer Pfanne und weiten Markräumen. Bei der Verwendung von Schäften sollte eine punktuelle diaphysäre Druckbelastung als Risikofaktor für eine fokale Demineralisation bzw. Loosersche Umbauzone vermieden werden. Darüber hinaus bestehen bei den Patienten häufig eine Adipositas sowie Kontrakturen durch die langfristigen Bewegungseinschränkungen. Hier ist ebenfalls bereits präoperativ abzuwägen, was davon durch welche Maßnahmen optimiert werden kann, um nicht nur eine röntgenmorphologisch passende und stabile Versorgung, sondern auch einen funktionellen Mehrwert mit Zugewinn an Lebensqualität zu erreichen.

In einer kleinen retrospektiven Aufarbeitung endoprothetischer Versorgungen bei XLH wurden zuletzt insgesamt positive Ergebnisse berichtet. Das Auftreten einer aseptischen Lockerung und einer periprothetischen Fraktur bei 11 Knie-Totalendoprothesen (TEPs) und 7 Hüft-TEPs [18] unterstreicht auch ein nicht unerhebliches Risiko für Komplikationen, insbesondere wenn sich nicht spezifisch mit den Besonderheiten der Ausgangssituation auseinandergesetzt wird.

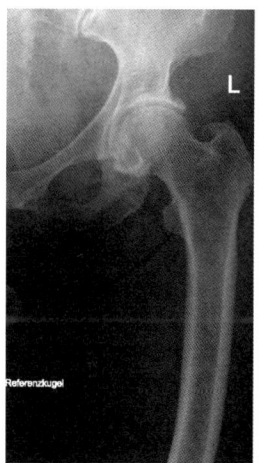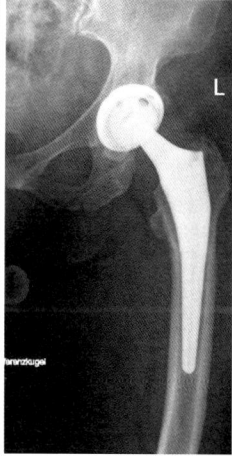

Abb. 9.1: Zementfreie Hüftgelenksendoprothese links mit Ausgleich der vorbestehenden Beinverkürzung und Wiederherstellung der präoperativ eingeschränkten Beugefähigkeit bei 65-jähriger Patientin mit XLH.

■ Frakturen und Loosersche Umbauzonen

Darüber hinaus ist bei sehr stark frakturgefährdeten oder bereits frakturierten Looserschen Umbauzonen (Pseudofrakturen) im Einzelfall auch eine operative Stabilisierung in Betracht zu ziehen. Tatsächlich ist das Auftreten einer solchen Demineralisation aber immer auch ein Hinweis auf Verbesserungspotential bei der pharmakologischen Therapie und es lässt sich durch eine optimierte Behandlung sowohl im Sinne einer adäquaten Phosphat-Substitution als auch recht gut belegt mit Burosumab oftmals auch ohne Operation eine Ausheilung erreichen [13, 14, 19]. Im Fall einer bereits vollständigen Diskontinuität bzw. bei bereits eingetretener Dislokation ist letztlich eine osteosynthetische Versorgung ggf. nach vorheriger Reposition erforderlich. Angesichts der prinzipiell unterliegenden Mineralisationsstörung mit entsprechenden Konsequenzen für die Knochenqualität, der antizipierbaren Dauer der vollständigen Durchmineralisation und des Risikos eines situativen Rezidivs bei Verschlechterung der Therapiesituation sind hier intramedulläre Kraftträger zu präferieren mit möglichst langstreckig homogener Kraftverteilung zur Vermeidung fokaler Belastungsspitzen.

■ Spinalkanalstenose

Die Notwendigkeit für eine chirurgische Intervention ergibt sich häufig bei der mit steigendem Lebensalter zunehmenden Inzidenz von Spinalkanalstenosen. Diese resultieren in der Regel aus einer Kombination von Verdickungen und Verkalkungen der Bandstrukturen, insbesondere der Ligamenta flava und des Ligamentum longitudinale posterius einerseits sowie einer Hypertrophie der degenerativ veränderten Facettengelenke mit osteophytären Anbauten andererseits. Während derartige Veränderungen in anderen anatomischen Regionen mit noch tolerablen Einschränkungen einhergehen, kann die konsekutive Einengung des Myelons und der abgehenden Nervenwurzeln zu schwerwiegenden, bei langer Persistenz irreversiblen neurologischen Defiziten führen. Hier ist bei entsprechendem Verdacht eine zielgerichtete Bildgebung erforderlich, auf deren Basis dann über die Indikation für eine neurochirurgische Dekompression entschieden werden kann. Operationstechnisch kann nach etablierten neurochirurgischen Therapieprinzipien und indi-

vidueller Erfahrung des Operateurs vorgegangen werden. Im Einzelfall kann im Rahmen einer sehr umfassenden Entlastung nachfolgend eine Instrumentierung zur Stabilisierung erforderlich sein. Wichtig ist auch, in diesem Kontext die Therapie der Stoffwechselstörung kritisch zu hinterfragen, da ein kausaler Zusammenhang zu dem Auftreten dieses Zustandes und damit auch dem Rezidivrisiko pathophysiologisch naheliegend ist.

Grundsätzlich ist bei jedweder chirurgischen Maßnahme am Skelettsystem bei XLH möglichst bereits im Vorfeld eine optimale therapeutische Einstellung der Stoffwechselstörung sicherzustellen, ggf. durch das Hinzuziehen entsprechender Expertise. Das Scheitern einer für den Patienten immer auch belastenden Operation aufgrund unzureichender Berücksichtigung der Stoffwechselsituation ist nicht akzeptabel.

9.4. Supportive Therapiemaßnahmen

Vergegenwärtigt man sich die systemische Manifestation der XLH mit Beteiligung sämtlicher Organ- und Gewebestrukturen des Bewegungsapparates und deren Wechselbeziehung, so wird auch unmittelbar die Notwendigkeit weitergehender nicht-pharmakologischer, nicht-operativer Maßnahmen bewusst. Eine zentrale Rolle kommt dabei gerade mit zunehmendem Alter dem Erhalt der körperlichen Leistungs- und Funktionsfähigkeit zu als Grundlage für eine unabhängige und selbstbestimmte Lebensweise und gute Lebensqualität.

Hilfreich sind hier nach individuellem Bedarf und persönlicher Präferenz verschiedene Optionen körperlicher Betätigung sowohl unter fachkundiger Anleitung als auch – und dies sollte mit den Patienten auch immer besprochen werden – in Eigenregie und Eigenverantwortung. Physiotherapeutische Behandlungen können einen guten, professionell unterstützten Einstieg bieten, gerade für Patienten, die lange nicht selbst aktiv waren, bzw. bei Patienten mit akuten Störungen, die mit Training in Eigenregie nicht ausreichend adressiert werden können. Auch hier sollte die Anleitung zur Selbstbeübung nicht vernachlässigt werden. Ggf. können durch Verordnungen im Intervall immer wieder neue Impulse gesetzt werden. Nach größeren medizinischen Maßnahmen ist es gerade für Patienten mit XLH in den meisten Fällen sinnvoll, die Möglichkeiten einer stationären Rehabilitationsmaßnahme zu nutzen. Bzgl. der Wiederherstellung und dem Erhalt der Arbeitsfähigkeit sind zudem im Einzelfall ergotherapeutische Behandlungen oder auch in der Gesamtbetrachtung eine Kurmaßnahme zu erwägen. Für Patienten mit längerfristigem Bedarf für Bewegung unter fachlicher Supervision im ambulanten Bereich können je nach Ausgangssituation auch Rehasport oder Funktionstraining hilfreiche Maßnahmen darstellen, um die Leistungsfähigkeit zu erhalten.

Hinsichtlich der von den Patienten selbst regelhaft erfragten Möglichkeiten bezüglich spezieller Ernährungsempfehlungen bei XLH ist zu konstatieren, dass es bislang keine belastbare Evidenz gibt, die diätetische Ratschläge jenseits der allgemeinen Empfehlungen für gesunde Ernährung untermauert.

Literatur

1. Sullivan W, Carpenter T, Glorieux F, Travers R, Insogna K. A prospective trial of phosphate and 1,25-dihydroxyvitamin D3 therapy in symptomatic adults with X-linked hypophosphatemic rickets. J Clin Endocrinol Metab. 1992;75(3):879-885.

2. Connor J, Olear EA, Insogna KL, Katz L, Baker S, Kaur R, Simpson CA, Sterpka J, Dubrow R, Zhang JH, Carpenter TO. Conventional Therapy in Adults With X-Linked Hypophosphatemia: Effects on Enthesopathy and Dental Disease. J Clin Endocrinol Metab. 2015;100(10):3625-3632.

3. Fachinformation Reducto-spezial (Stand 12.08.2022)

4. Phosphate Sandoz, https://www.medicines.org.uk/emc/product/958/smpc (Stand 12.08.2022)

5. K-Phos Neutral, https://www.drugs.com/pro/k-phos-neutral.html (Stand 12.08.2022)

6. K-Phos Original, https://www.drugs.com/pro/k-phos-original.html (Stand 12.08.2022)

7. Neutra-Phos, https://www.chemeurope.com/en/encyclopedia/Neutra_Phos.html (Stand 12.08.2022)

8. Neutra-Phos K, https://www.drugs.com/cdi/neutra-phos-k-powder-for-solution.html (Stand 12.08.2022)

9. Phos NaK, https://www.drugs.com/mtm/phos-nak.html (Stand 12.08.2022)

10. Colares Neto GdP, Ide Yamauchi F, Hueb Baroni R, de Andrade Bianchi M, Cavalanti Gomes A, Chammas MC, Matsunaga Martin R. Nephrocalcinosis and Nephrolithiasis in X-Linked Hypophosphatemic Rickets: Diagnostic Imaging and Risk Factors. J Endocr Soc. 2019;3(5):1053-1061.

11. DeLacey S, Liu Z, Broyles A, El-Azab SA, Guandique CF, James BC, Imel EA. Hyperparathyroidism and parathyroidectomy in X-linked hypophosphatemia patients. Bone. 2019;127:386-392.

12. Alon US, Levy-Olomucki R, Moore WV, Stubbs J, Liu S, Quarles LD. Calcimimetics as an adjuvant treatment for familial hypophosphatemic rickets. Clin J Am Soc Nephrol. 2008;3(3):658-664.

13. Insogna KL, Briot K, Imel EA, Kamenický P, Ruppe MD, Portale AA, Weber T, Pitukcheewanont P, Cheong HI, Jan de Beur S, Imanishi Y, Ito N, Lachmann RH, Tanaka H, Perwad F, Zhang L, Chen CY, Theodore-Oklota C, Mealiffe M, San Martin J, Carpenter TO. A Randomized, Double-Blind, Placebo-Controlled, Phase 3 Trial Evaluating the Efficacy of Burosumab, an Anti-FGF23 Antibody, in Adults With X-Linked Hypophosphatemia: Week 24 Primary Analysis. J Bone Miner Res. 2018;33(8):1383-1393.

14. Portale AA, Carpenter TO, Brandi ML, Briot K, Cheong HI, Cohen-Solal M, Crowley R, Jan De Beur S, Eastell R, Imanishi Y, Imel EA, Ing S, Ito N, Javaid M, Kamenicky P, Keen R, Kubota T, Lachmann R, Perwad F, Pitukcheewanont P, Ralston SH, Takeuchi Y, Tanaka H, Weber TJ, Yoo HW, Zhang L, Theodore-Oklota C, Mealiffe M, San Martin J, Insogna K. Continued Beneficial Effects of Burosumab in Adults with X-Linked Hypophosphatemia: Results from a 24-Week Treatment Continuation Period After a 24-Week Double-Blind Placebo-Controlled Period. Calcif Tissue Int. 2019;105(3):271-284.

15. Briot K, Portale AA, Brandi ML, Carpenter TO, Cheong HI, Cohen-Solal M, Crowley RK, Eastell R, Imanishi Y, Ing S, Insogna K, Ito N, Jan de Beur S, Javaid MK, Kamenicky P, Keen R, Kubota T, Lachmann RH, Perwad F, Pitukcheewanont P, Ralston SH, Takeuchi Y, Tanaka H, Weber TJ, Yoo HW, Nixon A, Nixon M, Sun W, Williams A, Imel EA. Burosumab treatment in adults with X-linked hypophosphataemia: 96-week patient-reported outcomes and ambulatory function from a randomised phase 3 trial and open-label extension. RMD Open. 2021;7(3):e001714.

16. Skrinar A, Dvorak-Ewell M, Evins A, Macica C, Linglart A, Imel EA, Theodore-Oklota C, San Martin J. The Lifelong Impact of X-Linked Hypophosphatemia: Results From a Burden of Disease Survey. J Endocr Soc. 2019;3(7):1321-1334.

17. Seefried L, Smyth M, Keen R, Harvengt P. Burden of disease associated with X-linked hypophosphataemia in adults: a systematic literature review. Osteoporos Int. 2021;32(1):7-22.

18. Mills ES, Iorio L, Feinn RS, Duignan KM Macica CM. Joint replacement in X-linked hypophosphatemia. J Orthop. 2019;16(1):55-60.

19. Reid I, Hardy DC, Murphy WA, Teitelbaum SL, Bergfeld MA, Whyte MP. X-linked hypophosphatemia: a clinical, biochemical, and histopathologic assessment of morbidity in adults. Medicine (Baltimore). 1989;68(6):336-352.

10. Patientenperspektive

10.1. Lebensqualität

Bei der Beschäftigung mit dem Thema Lebensqualität stellt sich die Frage, was die Qualität des Lebens eigentlich ausmacht. Was bedeutet konkret „das gute Leben"? Dies ist eine uralte Frage der Menschheit, die schon viele Philosophierende von Platon, Seneca, Mark Aurel bis hin zu Martha Nussbaum und Amartya Sen beschäftigt hat.

Mit Lebensqualität verbinden viele Menschen Wohlfühlen, Zufriedenheit mit dem eigenen Leben und eine gewisse Lebensfreude. Es bedeutet für andere aber auch berufliche Anerkennung, familiäres Glück, Selbstverwirklichung oder eine intakte Umwelt [1]. Je nach akademischer Disziplin gibt es unterschiedliche Zugänge. Verglichen mit den Sozialwissenschaften hat sich die Medizin relativ spät mit dem Begriff „Lebensqualität" auseinandergesetzt [2]. Der Begriff der Lebensqualität in der Medizin fokussiert mehr auf gesundheitsnahe Aspekte des menschlichen Erlebens und Verhaltens. Bereiche wie materielle Sicherheit oder politische Freiheit spielen hier eine geringere Rolle. Gesundheitsbezogene Lebensqualität wird in der Medizin als multidimensionales Konstrukt definiert, das körperliche, emotionale, mentale, soziale und verhaltensbezogene Faktoren des Wohlbefindens und der Funktionsfähigkeit aus Sicht der erkrankten Menschen und/oder Dritten beinhaltet [3].

Seit Mitte der 70er-Jahre änderte sich die Beurteilung von Ergebnissen medizinischer Behandlungsverfahren. Es ging nicht mehr nur vorrangig um die Veränderung der klinischen Symptomatik oder die Verlängerung des Lebens, sondern um die Art und Weise, wie erkrankte Menschen die Qualität ihres Gesundheitszustands bezogen auf ihr Leben wahrnehmen. Die Entwicklung der Lebensqualitätsforschung lässt sich in fünf Phasen einteilen. Zu Beginn wurden Konzepte der Lebensqualitätsmessung erarbeitet und darauf aufbauend wurden Messmethoden entwickelt und geprüft. Ab Mitte der 90er-Jahre wurden diese Messinstrumente verstärkt in klinischen Studien eingesetzt. Diese Studien führten in den 2000er-Jahren zu einer kritischen Prüfung von Behandlungsergebnissen unter dem Aspekt des subjektiven Erlebens, aber auch in der Epidemiologie, Gesundheitsökonomie und Versorgungsforschung. Seit Mitte der 2010er-Jahren beschäftigen sich Wissenschaft, Politik und Praxis mit den Implikationen dieser Umsetzung [4].

Aber auch wenn es schon eine lange Entwicklungsgeschichte gibt, bleibt die Erhebung der Lebensqualität sehr anspruchsvoll, da das Thema sehr komplex ist und sich Lebensqualität nicht eindeutig definieren und noch schwieriger messen lässt. In den nächsten Jahren sollte die transdisziplinäre Zusammenarbeit z.B. mit den Sozialwissenschaften intensiviert werden, um die Lebensqualitätsforschung kontinuierlich zu verbessern. Denn es gibt vielversprechende Ansätze zur Messung gesundheitsbezogener Lebensqualität über das erlebte Wohlbefinden und die funktionellen Verhaltensmöglichkeiten einer befragten Person. Diese Person kann als Experte in eigener Sache die Einschätzungen vornehmen. Zwar können auch Dritte ihre Beurteilungen abgeben, diese können sich aber sehr von der Selbstbeurteilung unterscheiden.

■ Sozialwissenschaftliches Forschungsprojekt

Im Auftrag der Patientenorganisation "Phosphatdiabetes e.V." wurde ein Forschungsprojekt zum „Leben mit einer Seltenen Erkrankung" durchgeführt, um die Erhebung der Lebensqualität von Menschen mit Phosphatdiabetes zu ermöglichen. Im Rahmen eines Masterstudiengangs Soziale Arbeit/Heilpädagogik an der Katholischen Hochschule NRW wurde das Thema Lebensqualität aus sozialwissenschaftlicher Perspektive erforscht [5].

Durch einen qualitativ angelegten, explorativen Feldzugang konnten im Rahmen eines Jahrestreffens der Patientenorganisation "Phosphatdiabetes e.V." relevante Themen und Hypothesen in Bezug auf die Lebensqualität von Menschen mit Phosphatdiabetes generiert werden. Neben der teilnehmenden Beobachtung wurde mit einer Gruppe von 25 betroffenen Jugendlichen und Erwachsenen ein zweistündiger Workshop durchgeführt, um die für die Betroffenen relevanten Themen zur Lebensqualität zu sammeln und inhaltsanalytisch auszuwerten.

Das Konstrukt der Lebensqualität wurde dadurch neben einer physischen, einer psychischen und einer sozialen Dimension um eine vierte Dimension, der Versorgungssituation, ergänzt. Diese Erweiterung erschien notwendig, weil die befragten Menschen mit einer X-chromosomalen Hypophosphatämie verschiedene Probleme in der Versorgungs- bzw. Behandlungssituation benannten, die sie als relevante Einflussfaktoren auf die Lebensqualität bezeichneten.

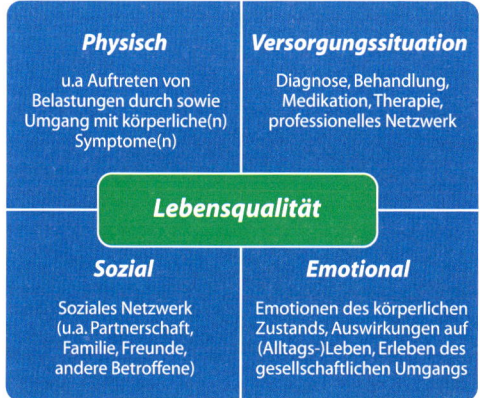

Abb. 10.1: XLH-Lebensqualitätsmodell des Forschungsprojekts.

Abbildung 10.1 veranschaulicht die ausgewählten Dimensionen zur Abbildung der gesundheitsbezogenen Lebensqualität sowie einen Ausschnitt der in den jeweiligen Dimensionen benannten

Themen. Eine anschließende Onlinebefragung richtete sich an Menschen mit XLH im deutschsprachigen Raum und vervollständigte das qualitativ-quantitative Mixed-Methods-Design. Neben den Menschen, die direkt an XLH erkrankt sind, wurde auch eine Fremdeinschätzung von Eltern bzw. Erziehungsberechtigten von erkrankten Kindern, die aufgrund ihres Alters nicht in der Lage waren den Fragebogen selbst auszufüllen, ermöglicht. Am Beispiel der physischen Dimension und der Versorgungssituation werden Ergebnisse der Untersuchung der Lebensqualität vorgestellt.

Die Stichprobe dieser Online-Erhebung setzte sich aus insgesamt 79 Teilnehmenden zusammen. Es antworteten ca. ein Drittel männliche und ca. zwei Drittel weibliche Betroffene im Alter von 4-70 Jahren aus fünf Ländern, wobei mit 63 Teilnehmenden ein deutlicher Schwerpunkt in Deutschland lag. Zwei Drittel der Befragten waren Mitglieder von Phosphatdiabetes e.V..

■ **Physische Dimension**

Die Dimension umfasst Aspekte wie Symptome und dadurch vorhandene Belastungen sowie körperliche Auswirkungen der Krankheit. Dabei werden Schmerzhäufigkeit sowie subjektive Einschätzungen zum Fitnessgefühl und Energiebedarf berücksichtigt.

Tabelle 10.1 gibt einen Überblick über die zehn häufigsten Symptome, die von den Befragten benannt wurden und die hier entsprechend der Häufigkeit der Nennungen aufgelistet sind.

	Symptome	Prozent	Antworten
1	Kleinwuchs	76,3%	n = 58
2.	Achsenabweichung	76,3%	n = 58
3.	Zahnschäden	69,7%	n = 53
4.	Gelenkverschleiß	42,1%	n = 32
5.	Kieferprobleme	35,5%	n = 27
6.	Wirbelsäulenverkrümmung	32,9%	n = 25
7.	Kopfschmerzen	26,3%	n = 20
8.	Hörbeeinträchtigung	18,4%	n = 14
9.	Nebenschilddrüsenüberfunktion	11,8%	n = 9
10.	Schädeldeformation	10,5%	n = 8

Tab. 10.1: Symptome.

Darüber hinaus wurden sonstige Symptome, wie etwa Fersensporne, Bluthochdruck, oder Blockade im Iliosakralgelenk genannt. Um die Auswirkung der vorhandenen Symptome auf die Lebens- qualität festzustellen, wurde die Belastung auf einer Skala von [1] „sehr stark" bis [5] „überhaupt nicht belastend" beurteilt (→ Tab. 10.2).

	Symptome	Mittelwert	Antworten
1.	Sonstige Symptome	1,42	n = 26
2.	Achsenabweichung	2,33	n = 58
3.	Zahnschäden	2,36	n = 55
4.	Gelenkverschleiß	2,49	n = 41
5.	Kleinwuchs	3,10	n = 63
6.	Kieferprobleme	3,16	n = 37
7.	Kopfschmerzen	3,18	n = 34
8.	Hörbeeinträchtigung	3,30	n = 20
9.	Wirbelsäulenverkrümmung	3,57	n = 30
10.	Nebenschilddrüsenüberfunktion	3,80	n = 15

Tab. 10.2: Beurteilung der Belastung durch die Symptome.

Die sonstigen Symptome wurden als stärkste Belastung eingestuft. Es wurde insbesondere eine Komorbidität als besondere Beeinträchtigung der Lebensqualität gewertet. Die Grunderkrankung mit Achsenabweichung, Zahnschäden und Gelenkverschleiß wird mehr oder minder akzeptiert, aber jede weitere Erkrankung beeinträchtigt die Lebensqualität unverhältnismäßig. Dies zeigt sich gut anhand des Kleinwuchses als eines der häufigsten Symptome, das aber als nur mäßig belastend bewertet wurde. Symptome, die unter den sonstigen Symptomen bei 79 Befragten nur ein- oder zweimal genannt wurden, wie der Fersensporn oder Bluthochdruck, wurden hingegen als sehr stark belastend gewertet.

Ein weiterer wesentlicher Faktor, der die Lebensqualität beeinträchtigt, zeigt sich in der subjektiv empfundenen Schmerzhäufigkeit der Befragten. Fast ein Drittel (29,1%) der Befragten erklärte, dass täglich oder mehrmals täglich Schmerzen aufgrund der Erkrankung auftreten. Ein weiteres Drittel (34,2%) berichtete, wöchentlich oder mehrmals wöchentlich an Schmerzen aufgrund der XLH-Erkrankung zu leiden. Ein gutes Drittel der Befragten (36,7%) gab an, monatlich, seltener oder nie Schmerzen aufgrund der Erkrankung zu empfinden.

Bei Fragen zu dem Fitnessgefühl und dem Energiebedarf zeigt sich, dass trotz der teilweise hohen Belastungen und Schmerzhäufigkeiten fast die Hälfte der Befragten (46,8%) der Aussage zustimmte, sich „fit" zu fühlen. Im Vergleich zeigt sich, dass das Fitnessgefühl umso geringer ist, je häufiger Schmerzen auftreten. Ergänzend dazu verneinte gut die Hälfte der Befragten (50,6%, n=76), dass Phosphatdiabetes ihnen täglich viel Energie nehme. Demgegenüber stehen 16,4% der befragten Personen, die diese Frage bejahten. Dabei handelt es sich um Menschen mit Phosphatdiabetes, die auch einen hohen Ausprägungsgrad und eine hohe Schmerzhäufigkeit angaben. Daraus lässt sich schlussfolgern, dass eine geringe Schmerzhäufigkeit und ein als gering empfundener Belastungsgrad zur körperlichen Fitness beitragen und den alltäglich empfundenen Energiebedarf beeinflussen.

■ **Dimension Versorgungssituation**

Die Diagnose von XLH dauert häufig sehr lange. Die Befragten benannten die Diagnosedauer als Kriterium für ihre Lebensqualität. Während die Diagnose bei einer familiär bekannten XLH-Erkrankung zum Teil schon pränatal bekannt war, dauerte die Diagnose bei einer Person mehr als 33 Jahre. Die durchschnittliche Diagnosedauer betrug 33,16 Monate, wobei etwa die Hälfte der Befragten innerhalb von sechs Monaten eine Diagnose erhalten haben. Bei 54,4% der Befragten waren die Kinder bei Diagnosestellung zwei Jahre alt oder jünger. Die Diagnosestellung erfolgte zum Teil auch im Erwachsenenalter. Je länger die Diagnosedauer, desto schlechter wird der Diagnoseprozess und die damit verbundene verzögerte Therapie bewertet.

Fast zwei Drittel der Befragten (62-%) wurden aufgrund der Erkrankung ein- oder mehrere Male operiert. Besonders häufig wurde von Operationen an den Beinen berichtet, um die Fehlstellungen zu beheben (n=33). Ebenfalls wurden Operationen an den Zähnen (n=5), der Schild- und Nebenschilddrüse (n=2) und den Ohren (n=2) vorgenommen. Auffällig ist, dass von allen Befragten, die sich Operationen unterzogen haben, nur die Hälfte (53%) der Aussage zustimmte, dass die Eingriffe eine Besserung herbeigeführt hätten (n=49).

Zur Versorgungssituation gehört auch die Zusammenarbeit mit in der Spitze bis zu sieben unterschiedlichen Fachkräften (n=77). Der Mittelwert liegt hier bei 3,66 Fachkräften. Die Seltenheit des Krankheitsbildes mit dem damit verbundenen fachrichtungsübergreifenden Therapieansatz stellen Menschen mit XLH vor die Herausforderung, geeignete Fachkräfte zu finden. So ist es nicht verwunderlich, dass die Suche nach Fachkräften, die sich mit XLH auskennen, von den Befragten (n=72) als nicht zufriedenstellend bewertet wurde. Die Befragten berichteten von ihrer Bereitschaft, weite Wege für eine einschlägige Expertise zurückzulegen. Die durchschnittliche Entfernung zu den Fachkräften beträgt 145 km, wobei der Median bei 70 km liegt (n=69). Es wurden von Einzelnen Fahrtstrecken von bis zu 1.000 km in Kauf genommen, um einen auf XLH spezialisierten Arzt zu konsultieren.

■ **Ausblick**

Dieses Forschungsprojekt wurde aus der Perspektive der Sozialwissenschaften vorgenommen. Der Einsatz eines auf der Grundlage des explorativen Feldzugangs erstellten Fragebogens ermöglichte eine umfassende Partizipation der Zielgruppe. Dieser Fragebogen wurde daher nicht bei einer größeren Gruppe von Menschen mit seltenen Erkrankungen oder bei gesunden Personen einge-

setzt. Die umfassende Partizipation ermöglichte eine Annäherung an das Thema Lebensqualität bei Menschen mit einer XLH-Erkrankung. Den psychometrischen Gütekriterien Reliabilität, Validität und Sensitivität zur Erfassung der Lebensqualität genügt dieser Zugang nicht. Für weitere Untersuchungen zur Lebensqualität empfehlen sich generische Instrumente zur Lebensqualitätsmessung, wie z.B. der KIDSCREEN [6] in Kombination mit qualitativen Interviews.

10.2. Patientenorganisation Phosphatdiabetes e.V.

Die X-chromosomale Hypophosphatämie ist eine seltene, chronische und fortschreitende Knochenstoffwechselerkrankung, die Auswirkungen auf das gesamte Leben der Betroffenen hat. Die Seltenheit (1:20.000 bis 1:25.000) dieser komplexen Multiorganerkrankung, die in Ausprägung und Schwere des Verlaufs selbst innerhalb einer Familie stark differieren kann, stellt Betroffene, Angehörige, die Gesellschaft, das Gesundheitssystem und nicht zuletzt Behandler vor besondere Herausforderungen [7].

Wie bei vielen seltenen Erkrankungen kommt es bei X-chromosomaler Hypophosphatämie häufig zu verspäteter Diagnosestellung und/oder Fehldiagnosen. Aufgrund der Komplexität und Seltenheit der Erkrankung ist ein vielschichtiges Behandlungskonzept durch ein multiprofessionelles Team spezialisierter Behandler notwendig. Durch die Symptome, die sich in allen Bereichen des Körpers manifestieren können, aber auch durch chronische Schmerzen, psychische Belastung und Immobilität ist die gesundheitsbezogene Lebensqualität im Vergleich zur Normalbevölkerung reduziert.

Historisch wurde die X-chromosomale Hypophosphatämie lange als Erkrankung des wachsenden Skeletts gesehen, so dass der Stellenwert einer lebenslangen Behandlung vielen Betroffenen und Ärzten noch nicht klar ist und Transition meist nicht oder unzureichend stattfindet. Die Versorgungsstrukturen und das Wissen um die Bedürfnisse erwachsener Patienten sind limitiert und im Hinblick auf Forschung fehlt für belastbare Studien oftmals eine ausreichende Patientenzahl.

Die Zugangswege zu einer spezialisierten Behandlung sind Betroffenen und ihren Angehörigen nicht immer klar und es fehlt mitunter an patientenverständlicher Aufklärung zur Erkrankung und Behandlung. Die fehlende Möglichkeit, sich mit anderen Betroffenen auszutauschen und so voneinander zu lernen, erschwert den alltäglichen Umgang mit der Erkrankung und kann zu Isolation und dem Gefühl von Einsamkeit und Depression führen.

Limitiertes Wissen Betroffener und nicht spezialisierter Behandler bildet daher unter anderem die Basis für fehlende oder unzureichende Behandlung und Adhärenz. Fehlende Resilienz und mangelnde Coping-Strategien können zusätzlich zu erschwerter Krankheitsbewältigung und -management beitragen.

Die X-chromosomale Hypophosphatämie kann aufgrund ihrer Chronizität nicht überwunden werden, ihre Bewältigung bleibt damit eine dauerhafte, lebensbegleitende Herausforderung. Nicht nur der Erkrankte selbst, sondern auch dessen Angehörige sind von den Auswirkungen dieser Erkrankung betroffen.

Ziel der Patientenorganisation ist die Förderung von Patientenkompetenz und Empowerment. Der Betroffene wird zum Experten seiner Erkrankung und so in die Lage versetzt, als mündiger Patient aktiv und selbstbestimmt mit seiner eigenen Gesundheit umzugehen und sich in die Behandlung einzubringen.

Die Patientenorganisation Phosphatdiabetes e.V. begleitet und berät deshalb Betroffene und ihre Angehörigen lebensphasenorientiert und vermittelt notwendige Informationen patientenverständlich. Um eine solide Grundlage für Adhärenz zu schaffen, werden Kindern und Jugendlichen gezielte Angebote offeriert und gemeinsam mit Spezialisten an Themen, wie der Transition, gearbeitet. Durch Unterstützung bei der Facharztsuche und Netzwerkarbeit werden die Zugangswege zu einer spezialisierten Behandlung erleichtert. Das Ermöglichen von Erfahrungsaustausch und Vernetzung Betroffener untereinander stärkt vorhandene Ressourcen, hilft Copingstrategien zu entwickeln und die Resilienz zu steigern.

Ein weiteres wichtiges Ziel der Patientenorganisation ist es, auf die Bedürfnisse von Menschen mit Phosphatdiabetes aufmerksam zu machen und die Versorgungssituation zu verbessern. Mit Informationsständen, Vorträgen und auf Veranstaltungen macht die Patientenorganisation auf die Erkrankung und ihre Besonderheiten sowie auf Missstände in der Versorgung aufmerksam. Durch Mitwirken in einer Vielzahl von Gremien und Unterstützung von Studien werden Impulse zu Themen gesetzt, die aus Sicht Betroffener verbessert werden müssen. Durch Verbreitung von Studien über das Netzwerk des Vereins kann die Zahl der Studienteilnehmer erhöht werden, um so die Ergebnisse belastbarer zu machen. Das Einbringen von Betroffensicht in das Studiendesign hilft, dass Forschung nicht an den Bedürfnissen der Erkrankten vorbei geht, sondern letztlich zur Verbesserung der Lebens- und Versorgungssituation beiträgt.

Zur Erreichung der gesteckten Ziele bietet die Patientenorganisation eine breite Palette von Angeboten: jährliche Gruppentreffen mit Fachvorträgen und Erfahrungsaustausch, virtueller Erfahrungsaustausch und Expertengespräche, Workshops zu verschiedenen Themen, Patienten-Informationsbroschüren, Updates per Mail und im Internet auf *phosphatdiabetes.de*. Die internationale Vernetzung mit Experten und anderen Organisationen sowie die Mitarbeit in verschiedenen Gremien und Arbeitsgruppen sorgen für die notwendige Sichtbarkeit und die Möglichkeit, für Patienteninteressen und -bedürfnisse zu sensibilisieren.

Durch das breite Angebotsspektrum sowie die gute Zusammenarbeit mit spezialisierten Behandlern stellt die Patientenorganisation eine wichtige Säule in der Versorgungslandschaft von Menschen mit X-chromosomaler Hypophosphatämie dar. Sie kann dazu beitragen individuelle Therapieziele zu unterstützen und durch gezielte Information und Kooperation den Therapieerfolg positiv beeinflussen.

10.3. Lebensqualität mit Phosphatdiabetes

Wer kann sich besser über die Qualität eines Lebens mit Phosphatdiabetes äußern als Menschen, die selbst betroffen sind? Das ist natürlich sehr subjektiv. Jedes Leben mit Phosphatdiabetes ist anders. Es ist immer eine andere Erzählung, eine andere Geschichte. Aber: Es gibt immer auch Parallelen. Ein zentraler Unterschied für das Leben mit Phosphatdiabetes ist der „Premierenfaktor".

Es ist ein großer Unterschied für eine Familie, ob die Erkrankung vor der Geburt eines Kindes den Eltern bekannt ist oder ob diese seltene Erkrankung erstmalig in der Familie diagnostiziert wird. Daher kommt an dieser Stelle eine Familie zu Wort, die beides kennengelernt hat. Die Premiere und die Fortsetzung.

Die Autorin des folgenden Textes und ihre beiden Kinder leben mit Phosphatdiabetes. Sie hat darum gebeten, auf eine Namensnennung zu verzichten und die Lebensgeschichte mit Phosphatdiabetes anonym zu veröffentlichen, da ihre Kinder noch zu klein sind, um eine informierte Zustimmung zur Veröffentlichung geben zu können.

■ „Hauptsache gesund!"

„Hauptsache gesund!" setzte meine Bekannte nach, als sie auf ihre neugierige Frage, was es denn werde, von mir, der werdenden Mutter, ein „Ganz egal!" erhalten hatte. „Autsch, Treffer, versenkt!" dachte ich. „Das tat weh." Dabei hatte sie mich gar nicht angesehen und auch nicht gesagt: „Hauptsache nicht wie Du!". Aber angefühlt hatte es sich trotzdem so. Irgendwie jedenfalls.

Ich habe Phosphatdiabetes. Schon immer. Nur hat das lange Zeit niemand gewusst. Wir auch nicht, denn es hatte niemand danach ge- bzw. untersucht, das war wohl das eigentliche Problem.

■ Vor der Diagnose

Meine Eltern, einfache Menschen vom Land, hatten damals bald gemerkt, dass mit mir etwas nicht stimmte. Ich war nicht ihr erstes Kind, meine Eltern waren also keine aufgeregten Anfänger mehr. In der Absicht, das Beste für ihr Kind zu tun, sind sie gleich bis zum regionalen Uniklinikum gereist. Da war ich sechs Wochen alt. Bis zur ersten Operation, mit acht Jahren, war ich den Orthopäden dort mehr als zwanzig Mal vorgestellt worden.

Jedes Mal ein anderer Arzt, jedes Mal Beurteilung nach Aktenlage, Röntgenbildervergleich mit den neuen Aufnahmen, neue Aktennotiz und neue Therapieempfehlungen. Die bestanden im Wesentlichen aus „Spreizhose" (womit ich Laufen lernte und dabei aussah wie ein Frosch), Einlagen und diversen Operationsideen. Wogegen nichts einzuwenden gewesen wäre, außer, dass „die Grundlage jeder Therapie die gesicherte Diagnose sein sollte", wie ich später in der ersten Vorlesung

meines eigenen Studiums lernte. Mit einer Operation waren meine Eltern zunächst zurückhaltend und holten aus Angst Zweitmeinungen ein, die zu diversen Orthesen- und Nachtschienenexperimenten führten. Alles jedoch vergeblich. Letztendlich, als es dann um das Operieren ging, weil ich mit immer weiter zunehmendem X-Bein kaum noch laufen konnte, fiel die Wahl auf die, nach Ansicht der Ärzte, am wenigsten belastende Operationsmethode. Eine Wachstumslenkung.

Ich erinnere mich, dass die Ärzte nach einem dieser langen und ermüdenden Tage ihre neuen Erkenntnisse verkündeten. Um die Erwachsenen nicht zu stören, musste ich, das Kind, dazu zurück in die Kabine, die aber nur durch textile Stellwände vom Untersuchungsraum abgetrennt war, und hörte – natürlich – gebannt zu. Meine Mutter fragte vorsichtig, ob mir vielleicht Vitamine fehlen würden oder Kalk, da meine Knochen ja wohl zu weich seien. Eigentlich war sie ja damit am Problem ganz nah dran. Herablassend verbat es sich der Arzt, seine Anweisungen anzuzweifeln. Er als Arzt wisse sehr genau, was er tue. Dies hat nicht nur meine Mutter nachhaltig eingeschüchtert. Dort, in der Orthopädie, traute ich mich als Kind seitdem nie wieder, etwas zu fragen. Aus Angst habe ich nicht einmal mehr zugegeben, wie schmerzhaft das Gehen manchmal war. In meiner Furcht kreiste als Siebenjährige die Frage, ob man mir meine „Beine abschneiden" wolle, wenn die Knochen „durchgesägt" werden würden…

Die Wachstumslenkung zeigte innerhalb eines Jahres zwei nachhaltige Erfolge. Zum einen hörten die Oberschenkelknochen mit acht Jahren auf zu wachsen. Zum anderen war das X-Bein vollständig verschwunden, ja sogar mehr als vollständig, denn nahtlos ging es von geraden Beinen zu O-Beinen über. Mit zehn Jahren konnte man Fußbälle durch meine Beine schießen, wenn sich die Knöchel berührten.

Die Ärzte sahen erneut Handlungsbedarf und schickten sich an, auch die O-Beine zu „korrigieren". Bevor sie das tun konnten, bestand mein inzwischen verzweifelnder Vater auf einem Termin beim Chefarzt persönlich, den er dafür aus eigener Tasche bezahlte. Dieser musterte mich intensiv, als er uns das erste Mal zur Tür reinkommen sah, warf einen Blick in die Akte und beauftragte, noch bevor er uns begrüßt hatte, seine Sekretärin über die Gegensprechanlage, bitte noch vor Weihnachten in der Kinderklinik eine Untersuchung auf Phosphatdiabetes zu veranlassen. Es war Nikolaus. Eine Woche später hatte ich nicht nur einen beeindruckenden Namen für meine Erkrankung, sondern auch die Aufgabe, täglich ganze Pausenbrotdosen voller Medikamente zu schlucken.

Ich war fast zwölf Jahre alt und ebenso lang am richtigen Ort gewesen. Für die richtige Diagnose hatte es nur die andere Flurseite des Klinikums und den dreifachen Satz bei der Abrechnung gebraucht.

Darüber, so nah dran gewesen zu sein und doch „zwölf Jahre nichts erreicht" zu haben, sind meine inzwischen betagten Eltern auch heute noch entsetzt. Mehr als ich leiden sie heute an den vielen Operationen, die in der Folge nötig wurden.

■ Nach der Diagnose

Dafür, dass es so lang bis zur Diagnose und eigentlichen Therapie gedauert hat, geht es mir jedoch ganz gut. Meine Beine sind zwar völlig vernarbt und ziemlich kurz, aber mehr oder weniger gerade. Ich konnte Sport treiben; zwar keine Laufsportarten, aber Schwimmen und Reiten. Und in der 10. Klasse lernte ich in einer Schulfreizeit das Skifahren, was so gut klappte, dass ich da von Anfang an zu den „Fortgeschrittenen" zählte, wodurch es für mich in meiner Klasse zu einem unvergesslichen Erlebnis wurde. Das Skifahren ist auch heute noch etwas, das „geht". Ein paar Jahre zuvor waren wir mit der Klasse Schlittschuhlaufen, das ging gar nicht. Der Lehrer hatte ein schlechtes Gewissen, denn er hatte mich vorher gefragt, ob ich Rollschuhlaufen könne, das sei doch genauso. Das Problem waren die Schuhe. Wegen der krummen Beine drückten die Schäfte unerträglich. Schlittschuhlaufen wäre mit solchen Beinen sicher auch nicht gegangen.

Im Schulsport machte ich „normal" mit, notenmäßig hielt ich mich jedoch – zugegeben – allein „durch das Schwimmen über Wasser". Dadurch, dass an unserer Schule Schwimmen immer Bestandteil des Sportunterrichts war, stand eine Sportbefreiung für mich nie zur Diskussion. Hätte ich vielleicht erwägen sollen, dann wäre das Abi wohl gefälliger geworden, aber es ist mir damals ehrlich nie in den Sinn gekommen. So übel waren die Noten aber auch nicht, andere Mitschüler hatten durchaus schlechtere Sportnoten.

Es gab natürlich auch unterirdische Momente. Wenn sich Leute über meinen Watschelgang amüsierten, wenn ich der „Sitzriese" genannt wurde oder auch mal „laufender Meter". Und besonders schön: Ein Reitturnier; ein Turnierrichter gab uns Kindern, die wir uns vor den Zuschauern mit den Pferden aufgereiht hatten, übers Mikrofon Tipps und „gutgemeinte" Kritiken mit auf den Weg. Neben mir eine langbeinige blonde Reiterin auf einem „Dressurkracher". Neben den Vorzügen des Pferdes wurde die Figur der Reiterin hervorgehoben: „So sieht eine Reiterin aus!" frohlockte er, dann kam er zu mir und leitete folgerichtig über: „Und so nicht…"

Die Logistik für Klassenfahrten und Ferienreisen war aufwendig, denn ich schluckte in Spitzenzeiten ganz beachtliche Mengen runter. Fünf Mal am Tag fünf Phosphat-Tabletten und zwei Mal zehn Vitamin-D-Tabletten täglich mussten für die Dauer der Reise immer erst mal besorgt werden, ehe ich starten konnte. Mein Traum vom Glück mit 16 Jahren? Einfach reisen können und dabei an nichts weiter als die Zahnbürste denken müssen… Wie eben alle anderen auch.

Mein Hauptansprechpartner war, vom Zeitpunkt der Diagnose an, der Professor in der Kinderklinik. Er begleitete mich durch die Jahre der Pubertät und ertrug meine immer schlechten Launen. Gnadenlos wollte ich ihm nicht verzeihen, dass seine herausragende Kompetenz leider nicht im Blutabnehmen lag. Das quittierte er mir in seinem letzten Bericht über mich, als mit 18 Jahren die Medikation beendet wurde, mit den Worten „… im Gegensatz zu früher, war sie heute sehr freundlich und aufgeschlossen, was vielleicht auch daran lag, dass sie in Begleitung eines jungen Mannes zum Termin erschien…"

Dieser Professor sprach wirklich mit mir und nicht über mich, was nach den Halbgöttern im Tempel der Orthopädie eine ganz neue Erfahrung war. Er nahm mich ernst. Übellaunigkeit wurde pariert, und statt Mitleid für mein Gejammer bekam ich –unauffällig – immer einen Blick auf meine Stärken, indem er mich ganz beiläufig nach Noten oder Turnierergebnissen ausfragte. Zum Glück hatte ich Jahre später die Gelegenheit, ihm dafür zu danken, denn er war es, der mich immer ermutigt hatte, meinen Weg zu gehen und mich durch nichts, am wenigsten aber durch Phosphatdiabetes, daran hindern zu lassen, meinen Berufswunsch zu verwirklichen.

So ergriff ich, gegen den Willen und den gutgemeinten Widerstand meiner Eltern, einen Beruf, der mir sowohl in der Ausbildung als auch so, wie ich ihn in den Praxisjahren ausübte, körperlich sehr viel abverlangte. Später waren es ganz pragmatische Gründe, die mich an den Schreibtisch trieben, denn in meinem Bereich gab es kaum geregelte und damit familienverträgliche Arbeitszeiten.

◼ Lebensplanung mit Phosphatdiabetes

Lange oder besser gesagt sehr lange beschäftigte mich die Frage, ob ich Kinder haben sollte, könnte oder, moralisch betrachtet, dürfte. Darf man sehenden Auges ein Kind in die Welt setzen, wenn es eine 50-prozentige Chance hat, „krank" zu sein? Mit 21, zu einer Zeit, als ich als „Solist" durchs Leben schlich, diskutierte ich das mit einem leitenden Arzt der Kinderklinik. Dieser hatte dazu eine eigene Meinung, riet mir aber, um für mich Klarheit zu erlangen, eine genetische Beratung zu konsultieren. Was dann auch umgehend erfolgte.

Ich war damals im Grundstudium einer medizinischen Fachrichtung und fand daher den Einstieg der Ärztin etwas schwerfällig, als sie mir, mit Mendel beginnend, Vererbungsregeln allgemein und – erst nach einem eingehenden Blick in eine humangenetische Enzyklopädie – für Phosphatdiabetes im Besonderen erklärte. Ihr Fazit allerdings habe ich nie ausblenden können und in den folgenden knapp zehn Jahren vermied ich es daher erfolgreich, eine feste Bindung einzugehen:

Aus der Tatsache, dass es meist ein x-chromosomaler Erbgang sei, schloss sie messerscharf, dass dann ja wohl zu erwägen sei, „jede männliche Schwangerschaft zu beenden".

Abgesehen davon, dass sie übersah, dass auch Mädchen erkranken und der Rat damit hinfällig war, stellte es nachfolgend für mich eine enorme Belastung dar. Die Vorstellung, mir mit einem Partner Kinder zu wünschen und ihm dann diese Quintessenz mitzuteilen, war für mich so furchtbar, dass ich lange brauchte, um überhaupt noch mal eine ernsthafte Beziehung eingehen zu können.

Aber Kinder waren in meinem Lebensentwurf fest verankert. Meine Geschwister hatten schon welche und über die Jahre bekam ich in der Familie und bei Freunden viele Patenkinder. Ich war der Typ Student, der die Semesterferien in Ferienfreizeiten verbrachte und mit Kindern Chaosspiele und Kinderschützenfeste feierte. Ich war die Tante, die 700 km Richtung Heimat düste, nur um einen einzigen tollen Tag mit den kleinen Neffen zu verbringen.

An der Vorstellung, dass ich unter diesen Umständen keine haben sollte oder dass ein bewusstes Eingehen dieses Risikos von Verantwortungslosigkeit oder Egoismus zeugt, wäre ich fast zerbrochen.

Ärzte sahen das meist nicht so. Weder die Kinderärzte noch die Allgemeinmediziner hielten das für einen Grund, auf Kinder zu verzichten. Was mir besonders zusetzte, waren zum Beispiel Begegnungen mit Eltern betroffener Kinder, die selbst nicht erkrankt waren und so bedauernd wie selbstverständlich davon ausgingen, dass ihre eigenen, betroffenen Kinder keine Kinder haben würden oder sollten. „Ein Behinderter in der Familie ist genug…" resümierte damals eine nichtbetroffene Mutter. Was sagte das über mich aus? Wie sahen sie mich denn? Führte ich ein Leben, das es besser gar nicht gäbe?

Meine Freunde dagegen begriffen mein Problem nicht: „…wieso, was hast Du denn?" Für sie hatte ich viele Eigenschaften, „klein" klar, „dick" wohl leider auch und „frech" ganz sicher, aber „krank"? Krank wäre in ihren Beschreibungen niemals aufgetaucht.

Was mich hoffen ließ, war die Begegnung mit Ärzten, die forschten. Zum Beispiel war die Aussicht, mittels einer genetischen Untersuchung sehr früh Klarheit hinsichtlich der Diagnose zu haben, für mich ein Lichtblick. Ich versprach mir viel von einer frühzeitigen Diagnose und hoffte, damit ggf. durch eine frühzeitige Therapie Symptome des Phosphatdiabetes „beherrschen" zu können.

Als ich schließlich dem „besten Mann von allen" begegnete und wir ein Paar wurden, habe ich ihn schon ganz zu Anfang mit diesem Thema bombardiert. Es wäre gut möglich gewesen, ihn damit erfolgreich in die Flucht zu schlagen, aber ich musste einfach Klarheit haben, wusste ich doch, dass auch er sich eigene Kinder wünschte. Ich schleppte ihn zum Professor in die Kinderklinik, damit er einen Eindruck bekäme, was auf uns zukommen könnte. Immer noch nicht abgeschreckt fuhren wir gemeinsam zu einem Selbsthilfetreffen, wo wir zwanglos mit betroffenen Familien in Kontakt kamen. Wir hofften einfach, dass eine frühe Diagnostik, gepaart mit unserem Wissen, unser Vorteil sein würde.

Wir heirateten. Und irgendwann erwarteten wir ein Kind. Pränataldiagnostik war ein Thema, bei dem wir sehr zurückhaltend blieben. Wir wurden zwar von Anfang an in einem Perinatalzentrum betreut, wo beide Kinder auch zur Welt kamen, ließen aber keine Fruchtwasseruntersuchung oder vergleichbare, invasive Untersuchungen vornehmen. Wie könnten wir uns sehenden Auges für das eine Risiko entscheiden und ein anderes „aussortieren"?

■ Phosphatdiabetes vererben

Bei unserem ersten Kind lief dann zum Glück alles rund. Problemlose Schwangerschaft, gesundes Kind. Alles gut. Wir stellten uns von Anfang regelmäßig in der Kinderklinik vor.

Der Professor, der uns schon zu Beginn in der Entscheidungsfindung zu eigenen Kindern unterstützt hatte, begleitete uns in der Schwangerschaft und übernahm schließlich auch die Betreuung unserer Kinder.

Anders als meine Eltern hatten wir das Glück, von Anfang an internistisch bestens betreut zu werden. Von Ärzten, die sich viel Zeit für die Kinder nahmen und sie in ihrer Entwicklung jeweils über Jahre begleiteten. Ihre Art mit den Kindern um- und auf sie einzugehen hat viel Druck aus unserer Situation genommen. Trotz der jedes Mal notwendigen Piekserei haben die Kinder sich auf den Professor (natürlich nicht auf die Blutentnahme…) gefreut. Und nicht ein einziges Mal, auch als sie noch sehr klein waren, haben wir mit einem weinenden Kind den Behandlungsraum verlassen. Auch heute noch ist der behandelnde Therapeut eine sehr wichtige Bezugsperson für sie (und auch für uns!), den die Kinder auch in weit mehr Belangen als nur den medizinischen ins Vertrauen ziehen.

Ich hatte mich in der Schwangerschaft genetisch testen lassen, aber leider keinen Nachweis für die Art der Mutation erhalten, der genaue „Genort" war also noch unklar. Somit mussten wir uns bei unserem Baby einzig auf die Laborwerte verlassen. Die waren „grenzwertig". Gemeinsam

mit dem Professor überlegten wir, wie wir damit umgehen. Es könnte sein, dass Phosphatdiabetes vorliegt und das Kind Phosphat verliert. Es könnte aber auch sein, dass meine Muttermilch wegen meines eigenen Phosphatdiabetes zu wenig Phosphat enthielte und unser Kind schlicht „phosphatmangelernährt" werde. Er ermutigte mich zu versuchen, die Milch untersuchen zu lassen. Ich telefonierte mit Unis, Laboren und Kinderernährungsexperten in der ganzen Republik. Quasi an jeder Straßenecke (also in etlichen Laboren) hätte ich die Milch auf Umweltbelastungen und Rückstände untersuchen lassen können, aber keine Chance, Muttermilch auf den Phosphatgehalt untersuchen zu lassen. Es lägen keine Referenzwerte vor, war noch das Beste, was ich zu hören bekam. Nach fünf Monaten kam die Nachricht, dass mittels einer neuen „Gensonde" in meiner Blutprobe der Genort identifiziert worden sei und unser Kind nun genetisch getestet werden konnte. Noch bevor das Ergebnis da war, war ich überraschend mit dem zweiten Kind schwanger. Für unser erstes Kind stand fest, dass es Phosphatdiabetes hat.

Als ich mit unserem zweiten Kind schwanger war, erwischte ich mich bei dem Gedanken, dass es für das erste Kind sehr schwer sein würde, wenn das andere „gesund" sei. Nicht dass ich mir Phosphatdiabetes gewünscht hätte, aber…

Man kann auch beides haben, „Läuse und Flöhe", heißt es. Für unser jüngeres Kind traf das zu. Es kam viel zu früh zur Welt, verbunden mit einer Reihe von Komplikationen. Am selben Tag, an dem wieder einmal notoperiert werden musste, kam auch das Ergebnis der genetischen Untersuchung. Wir wurden an diesem Tag mit etlichen möglichen und bestätigten Diagnosen konfrontiert und ich weiß noch genau, dass ich dachte, wenn es unbedingt eine Sache sein muss, die es für immer aushalten muss, dann soll es Phosphatdiabetes sein und nicht eine der anderen möglichen Krankheiten. Vorsichtig wünschen, sag ich da nur. Phosphatdiabetes ist ihm – natürlich – geblieben. Der Rest nicht. Aber auch Phosphatdiabetes hielt für uns noch Überraschungen bereit.

■ Zähne

Trotz pingeligster Zahnhygiene brachen bei einem Kind schon bei kleinsten Stürzen die Frontzähnchen ab und mit zwei Jahren hatte unser Kind zusätzlich den ersten fistelnden Abszess in der

Backe. Äußerlich war keine Karies zu sehen, der Zahnarzt war ratlos, weil er nicht sagen konnte, von welchem Zahn die Entzündung herrührte. Letztendlich mussten im weiteren Verlauf der erste Backenzahn und die abgebrochenen Frontzähne raus. Im Laufe der Jahre verlor es fünf seiner acht Milchbackenzähnchen. Jedes Mal unter Vollnarkose.

Eine eindrückliche Begegnung hatten wir mit einem der Kieferchirurgen. Er kannte uns nicht, musterte mich recht ungeniert und dann unser Kind mit den bereits vorhandenen Zahnlücken. Auf diese Weise „sortierte" er uns offensichtlich gleich in eine „Schublade". Jedenfalls bekamen unser Kind und ich eine Standpauke, in der Wörter wie „Süßes", „fehlende Zahnpflege", „schlechtes Vorbild" und „kein Wunder" vorkamen. Meinem Mann erzählte ich später, dass ich wohl die vorbereitete „Hartz-IV-Standpauke" bekommen habe und er mich, die Versagermutter, für die schlechte Zahngesundheit meines Kindes verantwortlich macht. Er übersah, wie unser Kind, das von Anfang an nie freien Zugang zu Süßigkeiten hatte, sichtlich geschockt und mit Tränchen in den Augen, im Behandlungsstuhl saß und diese Rede tapfer über sich ergehen ließ.

Gott sei Dank hatte dieser Mensch ein sehr schlechtes Personengedächtnis. Beim nächsten Mal ging ich in die Offensive und verwickelte ihn in ein Gespräch über Phosphatdiabetes. Er gab zu, sich leider nicht mit Phosphatdiabetes auszukennen, interessierte sich sehr für Details der Problematik, bat um Fachliteratur, fand das „enorm interessant" und lobte unser Kind ausgiebig für seine „Tapferkeit"…

Dennoch hatten wir, was die Zähne betrifft, eigentlich großes Glück, denn wir trafen schon früh auf eine Zahnärztin, die sich sehr engagiert in die Sache reinkniete. Sie hatte von Anfang an einen sehr guten Draht zu den Kindern; selbst wenn es mal wehtat, beteten sie sie an. Ihr Wort war Gesetz. Sie leitete früh eine kieferorthopädische Maßnahme ein, so dass die Lücken für die Folgezähne offen blieben. Auch heute noch läuft die komplette Zahngesundheit inklusive kieferorthopädischer Regulierung über diese Zahnärztin. So wurde z.B. aufgrund der empfindlichen Zahnsubstanz auf feste Zahnspangen verzichtet. Dank

ihrer Hilfe haben sie beide ein zahngesundes bleibendes Gebiss. Zumindest bis heute.

■ Schädel

Ein weiteres Problem, von dessen Existenz ich nur deshalb vage wusste, weil ich locker in der amerikanischen Mailingliste mitlas, tauchte bei einem unserer Kinder auf. Die aufmerksame Augenärztin entdeckte, dass die Sehnerven angeschwollen waren. Das ist gefährlich, denn wenn der Nerv zu Schaden kommt, kann man erblinden. Letztendlich resultierte das aus einer phosphatdiabetesbedingten Veränderung der Schädelknochen am Hinterhaupt, die zu einer Verlagerung des Kleinhirns führt, wodurch die Fließeigenschaften des Hirn- und Rückenmarkwassers beeinflusst werden. Es kann zu Stauungen der Flüssigkeit und damit zur Druckerhöhung im Schädel kommen. Das erklärte auch die immer wiederkehrenden, starken Kopfschmerzen. Wir haben daraufhin einige – zum Teil auch sehr lieb gewonnene – Hobbies, wie das Tauchen, aufgegeben, die den Druck im Schädel erhöhen könnten und kommen – toi, toi, toi – noch ohne diesbezügliche Medikamente aus. Aber es bleibt die Sorge, dass eine Operation am Schädel notwendig werden oder es zu Einschränkungen im Bewegungsapparat kommen kann.

■ Beine

Das andere Kind dagegen hat, trotz der frühen Behandlung, X-Beine bekommen. Auch hier ging meine allzu optimistische Rechnung, nämlich dass frühzeitige Therapie allen Symptomen vorbeugen könne, nicht auf. Durch mein eigenes Erleben war uns wichtig, einen Arzt zu finden, der die Kinder über Jahre begleitet, um sie nicht jedes Mal einem anderen vorführen zu müssen, der nur nach Aktenlage entscheiden kann. Wir hatten das große Glück, einen ebenso erfahrenen wie sehr engagierten Orthopäden kennenzulernen. Allerdings erst, nachdem wir die Flucht aus dem Klinikum angetreten hatten, denn dort läuft es noch immer wie vor 40 Jahren. Oberarzt und Assistenzarzt, die beide unser Kind noch nie, also weder zuvor, noch an diesem betreffenden Tag gesehen hatten, weder untersucht noch jemals hatten gehen sehen, entschieden vor dem Behandlungszimmer stehend (für uns nicht sichtbar, aber exzellent zu verstehen), allein anhand der Röntgenaufnahmen, wie die weitere Behandlung, genauer: welche Operation, jetzt erfolgen sollte. Im Jahr davor hatte die Zeit des seinerzeit verantwortlichen Facharztes hier nicht mal zum Entkleiden des Kindes gereicht; mittels zweier Finger war rasch der Knöchelabstand ermittelt und als nicht weiter besorgniserregend befunden worden. In diesem Jahr hatten wir als Eltern zuvor auf einer validen Messung, um einen Verlauf überhaupt beurteilen zu können, bestanden. Auf diese „Diagnose durch die Hose" haben wir künftig verzichtet.

■ Krankenkassen

Trotzdem dachte ich immer, „wir kennen uns mit Phosphatdiabetes ganz gut aus, das können wir, das schaffen wir…".

Falsch gedacht, denn was ich so gar nicht auf dem Schirm hatte, war die „putzige" Unterstützung durch die Krankenkassen. In Deutschland gab es zu dieser Zeit nur ein einziges Medikament, das für Phosphatdiabetes zugelassen war. Das waren runde, dicke, überzogene Phosphat-Tabletten, die man nicht teilen oder auflösen konnte. Und auch Calcitriol, das „aktivierte" Vitamin D gab es in Gelkapseln, die erstens groß und zweitens zu hoch dosiert für ein Baby oder Kleinkind waren. Für das Phosphat hatte der Professor eine praktikable Idee, wir haben einen vorhandenen phosphathaltigen Infusionszusatz in geringen Mengen über ein Löffelchen verabreicht und mit zunehmendem Gewicht in der Dosierung angepasst. Da es danach dann Milch gab, klappte das von Anfang an, trotz des salzigen Geschmacks. Das Calcitriol gab es als Tropfen aus der Schweiz, die passend zum Gewicht zu dosieren waren, das wurde zunächst auch genehmigt. Erst später, als die Schweizer Firma diese vom Markt nahmen und wir deswegen auf ein Importpräparat aus den USA zurückgreifen mussten, gab es richtig Stress. Die Krankenkasse lehnte eine Genehmigung ab. Am Telefon begründete die Sachbearbeiterin es so: Da die in Deutschland zugelassenen Gelkapseln die Lösung enthielten, solle ich das mit einer Spritze extrahieren und den Kindern verabreichen. Abgesehen davon, dass das sehr gewagt gewesen wäre, war es rechtlich völliger Blödsinn. Mit Geduld kam ich nicht mehr weiter. Ich stellte fest, dass ihr Büro nur eine Autostunde von uns entfernt war, und schlug ihr deswegen vor, die Kinder (1,5 und 2,5 Jahre alt) ins Auto zu packen, rüber zu fahren und mir dann von ihr zeigen zu lassen, wie ich das Medikament „korrekt" dosiere und den Kindern

verabreiche! Daraufhin hat sie wohl Verstärkung eingeschaltet, denn innerhalb weniger Minuten rief mich ihre Chefin an, bat um eine Stunde Beratungszeit und meldete sich dann erneut, um mir mitzuteilen, dass eine Ausnahmegenehmigung für ein Jahr möglich sei. Die ist in der Folge einige Male verlängert worden, inzwischen sind die Kinder alt und schwer genug für die Kapseln.

Es fühlte sich an, als wolle man goldene Löffel klauen. Dabei will man doch nur, dass sich das eigene Kind so gesund wie möglich entwickeln kann. In solchen Momenten habe ich mich gefragt, wie meine Eltern damit umgegangen wären. Vermutlich hätte meine Mutter sich das gefallen lassen, da sie sich nicht anders zu helfen gewusst hätte.

■ Alltagsleben mit Phosphatdiabetes

Für unsere Kinder bedeutet das sicherlich, dass sie ihre Stärken finden und darüber ihre Schwächen akzeptieren können. Eines der Kinder hat zum Beispiel eine Leidenschaft fürs Schwimmen entwickelt. Rennen geht gar nicht, aber das ist zu ertragen, wenn man den Anderen wegschwimmen kann. Das andere Kind hat es – von außen betrachtet – etwas schwerer, aber auch dieses Kind ist mit vielen Begabungen gesegnet. Es lebt ganz und gar für den Fußball und was es an Schnelligkeit nicht hat, macht es durch „Tricks", die es täglich stundenlang übt, wett. Trotzdem haben sie ihr Päckchen, das sie im Leben tragen müssen, früh realisiert. Nachdem der erste Backenzahn in Narkose, im Alter von knapp drei Jahren, gezogen worden war, saß eines unserer Kinder hinten im Auto und grübelte. Folgender Dialog entwickelte sich:

Kind: „Mama, warum ich Zahn raus?"

Ich: „Naja, jeder hat etwas. Manche Kinder haben eine Brille, andere brauchen Hilfe, damit sie besser hören können, bei Dir sind es eben die Zähne." (Ich Feigling versteckte mich, bei allem, was ich nicht erklären konnte oder mochte, gern hinter dem „lieben Gott" und sagte weiter:) „Wenn man ganz genau hinguckt, dann sieht man, dass der liebe Gott die Menschen nicht perfekt machen konnte. Und bei jedem ist es etwas anderes."

Kind (nach langem Grübeln): „Mamaaaa, lieber Gott ein Blödmann is!!!"

Es bedeutet, es auszuhalten beim Schulsport zuletzt „gewählt" zu werden, da auch wir derzeit eine Befreiung oder einen Verzicht auf die Benotung noch nicht erwogen haben. Es heißt für sie aber auch, in der Klasse, in neuen Gruppen zu ihren Besonderheiten stehen zu müssen, Erklärungen für die Medikamente, die tagsüber regelmäßig genommen werden müssen, bereit zu halten. Als sie kleiner waren, mussten Erzieher und Lehrer gebrieft werden, damit die Medikamente eingenommen würden. Da weder Erzieher noch Lehrer Medikamente verabreichen dürfen, führte das zu einem „Erinnerungssystem", bei dem die verantwortlichen Pädagogen das Kind erinnern und ihm den Zugang zum Medikament ermöglichen, um dann die Einnahme zu beaufsichtigen. Vermutlich lief es weit weniger kompliziert ab, aber offiziell war das der Weg. Jede neue Gruppe bedurfte einer Aufklärung der Eltern, um sie zu beruhigen, dass weder vom Kind noch vom Phosphat eine Gefahr für andere ausgeht. Es gab Gruppen, wo zu bestimmten Uhrzeiten die anderen Kinder unsere schon beiläufig erinnerten und alles unauffällig lief, es gab Versuche mit Vibrationsuhren, die leider weder wasser- noch fussballtauglich sind, es gab koffergroße Pakete mit vorsortierten Portionen fürs Ferienlager und es gab auch einen Haufen toller Eltern, Erzieher und Betreuer, die lebten, was sie uns versicherten: Alles kein Problem!

Körperliche Unzulänglichkeiten haben mir selber in den vergangenen Jahren wenig zugesetzt. Die sind natürlich vorhanden, klar, machen mir aber nicht so viel aus. Das liegt auch daran, dass links und rechts Menschen, die ich stets für gesund und glücklich gehalten habe, krank geworden sind und ich finde, im Vergleich dazu geht es mir gut!

Ärgerlich macht es mich, wenn ich z.B. für Zahnbehandlungen gleichermaßen zur Kasse gebeten werde wie bei selbst verschuldetem, sukzessivem Zahnverlust durch lebenslange schlechte Pflege. Die Krankenkassen kennen keinen „Schicksalsbonus". Die frühe kieferorthopädische Behandlung unserer Kinder (die im Milchgebiss definitiv keine Kassenleistung ist) und meine Zahnersatzbehandlungen stellen eine enorme finanzielle Belastung dar. Andererseits sind wir dankbar, dass wir es irgendwie gestemmt kriegen. Wie es sonst aussähe, mag ich mir kaum vorstellen.

Was mich ganz allgemein frustriert, sind auch heute noch manche Ärzte und Institutionen.

In der Selbsthilfe beginnt jede Geschichte, in der ein Kind ohne familiäre Vorerkrankung Phosphatdiabetes hat, mit der Schilderung der langen Odyssee durch Arzt- und Heilerpraxen, ehe – meist eher zufällig – die richtige Diagnose gestellt wird. Nach frustrierenden Therapien meiner Sehnenansatzprobleme in einer Orthopädiepraxis, die allesamt aus IG-Leistungen bestanden und ein kleines Vermögen, zumindest einen Familienurlaub gefressen hatten, verlor ich die Geduld und fragte, an welchen Orthopäden ich mich denn wenden müsse, um als Erwachsene hinsichtlich Phosphatdiabetes gut behandelt zu werden. Irgendwer müsse da doch fit sein, so hoffte ich. Die freimütige Antwort des Orthopäden lautete, dass er davon ausgehe, dass es keinen Orthopäden, sondern nur Internisten gäbe, die darin fit seien. Er sei selber weiterbildungsermächtigter Orthopäde und auch Facharztprüfer, er käme niemals auf die Idee, eine Krankheit zu thematisieren, bei der statistisch eine so geringe Wahrscheinlichkeit bestehe, jemals einen betroffenen Patienten vor sich zu haben. Als ich ihm ausführte, dass genau das der Punkt sei und Eltern mit ihrem „komisch laufenden Kind", das O-Beine entwickelt, immer zuerst beim Orthopäden landen und es deswegen so wichtig sei, als Orthopäde Stoffwechselkrankheiten zu kennen, die eine Skelettsymptomatik haben, beharrte er hartnäckig darauf, „dass er dieses Thema für die Facharztkandidaten trotzdem für unfair und unkollegial halte."

Wenn Ärzte feststellen, dass man medizinisch bewandert ist, spricht man schon mal „auf Augenhöhe". Das hat uns sicher einiges erleichtert, zeigt aber auch, wie unnötig schwer es manchmal ist, wenn man nicht zufällig „medizinisch spricht".

Was mir jedoch persönlich wirklich zugesetzt hat, sind meine eigenen Schuldgefühle.

Ich habe mir Phosphatdiabetes nicht ausgesucht. Aber ich habe mich für eigene Kinder entschieden. Auf der einen Seite erinnere ich mich immer wieder an den oben geschilderten Moment, als für unser Frühchen eine erschreckende Diagnose nach der anderen gestellt wurde, und ich mir ganz sicher war, von allem, was in jener Nacht als möglich oder wahrscheinlich im Raum stand, „nehmen wir freiwillig" Phosphatdiabetes. Das ist so, auch heute noch. Es gibt viel Schlimmeres. Aber es mischt sich auch Traurigkeit darunter, wenn unsere Kinder sich an der Körperlänge der Gleichaltrigen orientieren, wenn sie Dinge bedauern, die sie nicht können. Wenn die vielen Arzt-, Zahnarzt- und Physiotherapietermine alle Freizeit aufzufressen scheinen. Wenn sie es schlicht satt haben, dauernd Medikamente zu schlucken, deren Nebenwirkungen, wie Durchfall, Bauchweh und „Pupsen" zumindest lästig und peinlich sind. Manchmal habe ich das Gefühl, nicht genug getan zu haben. Nicht genug zu wissen oder Chancen versäumt zu haben. Manchmal aber hoffe ich auch, dass die Erfahrungen, die sie jetzt machen müssen, sie im Leben stark machen. Vielleicht gibt es auch da einen „sekundären Krankheitsgewinn", weil man Fähigkeiten entwickelt, die andere erst später mühsam erlernen müssen. Für ihr Alter sind sie manchmal sehr ernst und sehr reflektiert, aber sie sind trotzdem auch fröhlich, witzig und sehr selbstbewusst.

Mit Phosphatdiabetes leben ist oft nicht leicht. Das ist so, das kann man nicht „wegbeschönigen". Aber es kommt, wie überall, darauf an, was man daraus macht. Wir sind Eltern von Kindern, nicht von Patienten. Ihr Leben wird nicht von Phosphatdiabetes bestimmt, höchstens begleitet.

Und wie sagte mein „Lieblingsehemann" während der beiden Schwangerschaften auf die immer wiederkehrende Frage, was „es" denn werde oder werden solle:

„Hauptsache glücklich!"

P.S.: Inzwischen sind 4 Jahre (oder 5?) vergangen. Es ist seitdem viel passiert. Wir leben gerade mitten im Reich der „Pubertiere" mit allen Höhen und Tiefen. Was unser Leben aber am nachhaltigsten verändert hat, ist die neue Therapie. Statt 6 Medikamenteneinnahmen täglich, an die beide immer wieder „erinnert" werden mussten, erhalten sie nun alle 14 Tage eine Injektion, die wir inzwischen auch selber verabreichen. Die „Sache mit der Zahnbürste" ist für sie nun real geworden. Das macht sie frei. Und die ersten unbekümmerten Reisen haben sie schon hinter sich.

Aber auch bei dieser Therapie läuft es bei jedem anders. Bei einem Kind scheinen die injizierten Antikörper schlagartig alle medizinischen Probleme zu lösen, bei dem anderen Kind ist die Dosisanpassung weit komplizierter, weil die Ne-

benschilddrüsen nicht aufhören wollen, so übereifrig zu arbeiten… Ein Kind steckt mitten in der „Wachstumslenkung", das andere hat abrupt aufgehört zu wachsen. Radiologisch durch die geschlossenen Wachstumsfugen nachgewiesen, obwohl wenige Wochen zuvor die diesbezügliche Aufnahme der Hand ein bedeutend jüngeres Skelettalter suggerierte und daher noch eine längere Wachstumsphase in Aussicht stellte. Beide Kinder sind etwa auf der 25er Perzentile gewachsen, eines darauf, eines etwas darunter, das ausgewachsene Kind hat jedoch die „Perzentilen-Endgröße" nicht erreicht. Innerhalb der Selbsthilfe gehören sie damit trotzdem eher zu den etwas Größeren, überall sonst sind sie die „Kleinen". Und beide sind inzwischen in einem Alter in dem die weitere Lebensplanung Gestalt annimmt. Keines der Kinder stellt sich die Frage, ob es körperlich imstande sein wird, den Traumberuf zu ergreifen (abgesehen vielleicht von der zwischenzeitlich angestrebten Profikarriere im Fußball). Limitierende Faktoren sind da eher der jeweilige NC oder ganz allgemein der „eigene Fleiß". Eines ist verliebt, beide haben konkrete Vorstellungen davon, ob sie jemals eine eigene Familie gründen wollen und die Ansichten der beiden dazu sind völlig gegensätzlich.

Vor wenigen Jahren habe ich meinen eigenen Gesundheitszustand weit positiver beurteilt als jetzt. Die körperliche Alterung schreitet sehr viel rascher voran als bei meinen Geschwistern und auch als bei meinem Mann. Es gibt kaum ein Gelenk, das keine Probleme macht, dennoch bleibe ich meiner eigenen Strategie des „einfach nicht Beachtens" weitestgehend, jedoch mit mäßigem Erfolg, treu. Aber auch ich erhalte seit wenigen Monaten die Injektionen. Ich bilde mir ein, seither wieder etwas „tatkräftiger" zu sein. Lange bezweifelte meine Nephrologin, dass der derart kostenintensive Therapiewechsel sinnvoll sei, zumal meine Nierenwerte bedrohlich schlecht sind und das Medikament nur bis zu einem bestimmten Funktionsgrad zugelassen ist, sie also gezwungen sei, es bei Unterschreiten dieser Schwelle abzusetzen. Und sie ist nicht die erste Mediziner:in, die mir gestand, wegen dieser Kosten Angst vor etwaigen Regressansprüchen seitens der Krankenkassen zu haben. Ich hege die Hoffnung, dass es die Nieren weniger belastet als die bisherige Medikation und falls man eine graduelle Änderung tatsächlich als

„Effekt" bezeichnen darf, wäre es derzeit ein tendenziell positiver.

Jedoch gab es bei uns auch „ernste temporäre Nebenwirkungen". Und zwar beim eheliebsten Finanzminister: Eines Tages, während er sich der an sich so unerfreulichen wie unspektakulären Verrichtung des Rechnungen Bezahlens widmete, wich ihm plötzlich gänzlich die sonst so rosige Farbe aus dem Gesicht und er stammelte nur noch: „Was hast Du da machen lassen?" und „Wie oft noch?"…

Den Schock verursacht hatte eine Klinikrechnung, die ich als gesetzlich Versicherte über den Betrag der Rezeptgebühren erwartet hatte. Stattdessen hatte man mir jedoch – versehentlich – die Gesamtkosten dieses Medikamentes in Rechnung gestellt und damit, um einen Vergleich aus meiner Welt zu wählen, statt des Wertes eines „Schleichpferdes" die Summe eines soliden neuen Reitpferdes (samt Sattel und Transportanhänger)…

Nach einem für meinen Mann schlaflosen Wochenende konnte der Irrtum aufgeklärt und damit der häusliche Segen wieder gerade gerückt werden. Ich „darf" also damit weiter machen.

Durch diese neue Therapie ist also vieles von dem, was ich mir vor der Familiengründung und vor allem für meine Kinder ersehnt habe, Wirklichkeit geworden.

Das lässt auch weiterhin Gutes hoffen und macht mich glücklich.

10.4. Beobachtungsstudien und Patientenregister für XLH-Patienten

■ Einleitung

Die X-chromosomale Hypophosphatämie (XLH) ist eine seltene, erbliche Erkrankung des Knochens und der Zähne, die durch pathologische Erhöhungen der Serumkonzentrationen und der Aktivität des Fibroblasten-Wachstumsfaktors 23 (FGF23) gekennzeichnet ist. Diese Erhöhung von FGF23 wird durch inaktivierende Mutationen im phosphatregulierenden Endopeptidase-Homolog, X-linked (*PHEX*) Gen, verursacht [8]. Die genauen Mechanismen, die *PHEX* und FGF23 verbinden, sind noch nicht vollständig aufgeklärt. Es wird jedoch angenommen, dass *PHEX*-Mutationen eher die Expression als den Abbau von FGF23

beeinflussen. Erhöhte FGF23-Aktivität ist verantwortlich für die Herunterregulierung der Natrium-abhängigen Phosphat-Co-Transporter NaPi-2a und NaPi-2c in den proximalen Nierentubuli, zusammen mit verminderter Synthese und erhöhtem Katabolismus von aktiviertem Vitamin D aufgrund verminderter 1-alpha-Hydroxylase- und erhöhter 24-Hydroxylase-Enzymaktivität. Die Kombination dieser Veränderungen führt zu einem erhöhten Phosphatverlust über die Nieren und einer verminderten Phosphatresorption im Darm; diese Beeinträchtigungen der Phosphathomöostase führen zu einer chronischen Hypophosphatämie. Die chronische Hypophosphatämie ist sowohl für eine gestörte Knochenmineralisierung als auch für eine gestörte Zahnbildung verantwortlich und führt zu den typischen skelettalen und extraskelettalen Manifestationen der XLH. Die XLH betrifft etwa 1 von 20.000-25.000 Personen und entspricht damit der Definition der Europäischen Union (EU) für eine seltene Erkrankung (< 1 von 2000 Personen). Die bisherige konventionelle Behandlung von XLH beinhaltet die Verabreichung einer Kombination aus oralem Phosphat und aktiviertem Vitamin D [9].

Aufgrund der Seltenheit der Erkrankung gibt es bisher nur relativ kleine Fallzahlanalysen über die Entwicklung der skelettalen und extrakelettalen Komplikationen und deren Einflussfaktoren. Im Jahr 2011 berichtete die XLH-Arbeitsgruppe der Gesellschaft für Pädiatrische Nephrologie (GPN) und der Deutschen Gesellschaft für Kinderendokrinologie und Diabetologie (DGKED) über das Wachstumsverhalten bei 78 Kindern mit XLH. Trotz langjähriger Behandlung mit Phosphat und aktiviertem Vitamin D wiesen die Patienten einen progredienten disproportionalen Kleinwuchs und Beindeformitäten auf [10]. Seit 2018 steht eine weitere Behandlungsmodalität mit Burosumab zur Verfügung [11]. Burosumab ist zur Behandlung der XLH bei Kindern und Jugendlichen (Alter 1-17 Jahre) mit röntgenologischem Nachweis einer Knochenerkrankung zugelassen (https://www.ema.europa.eu/en/medicines/human/EPAR/crysvita). Es handelt sich um einen humanen monoklonalen IgG1-Antikörper (mAb) gegen FGF23. In einer randomisierten Studie konnte die Überlegenheit von Burosumab bei pädiatrischen XLH-Patienten mit schwerer Rachitis trotz konventioneller Behandlung gegenüber der

Fortführung der konventionalen Behandlung gezeigt werden [12]. Der primäre Endpunkt war hierbei die Verbesserung der Rachitis gemessen am Rachitis-Score nach Thacher. In den drei pädiatrischen Zulassungsstudien wurden insgesamt 94 Kinder mit Burosumab behandelt [12-14]. Die Altersspannweite bei Studieneinschluss betrug 1-12 Jahre. Alle Patienten wiesen trotz konventioneller Behandlung eine persistierende Rachitis auf (Thacher Rachitis-Score ≥ 1,5 bzw. 2,0). Der Beobachtungszeitraum betrug 40 bis max. 64 Wochen. Kinder mit vorbestehendem schwerem Hyperparathyreoidismus und Jugendliche (> 12 Jahre) wurden ausgeschlossen. Erfahrungen über die langfristige Wirksamkeit und Sicherheit einer Burosumabbehandlung insbesondere in Bezug auf seltene Komplikationen der Erkrankung fehlen. Darüber hinaus ist unklar, inwieweit Burosumab auch bei jugendlichen Patienten und bei vorbestehendem Hyperparathyreoidismus genauso wirksam ist. Es ist daher, nachdem Burosumab zur Behandlung zugelassen wurde, von großem Interesse, Daten zur langfristigen Wirksamkeit und Sicherheit der Behandlung in der breiten Bevölkerung, d.h. außerhalb von kontrollierten Studien zu erfassen. Hierbei sollten XLH-Patienten unabhängig von der Art der Behandlung, d.h. auch Patienten unter konventioneller Behandlung, eingeschlossen werden, um ein Gesamtbild der Krankheit zu erhalten. Es sollten neben den seltenen Komplikationen der Erkrankung wie Innenohrschwerhörigkeit und Kraniosynostose Parameter bezüglich der Nieren-, Knochen- und Zahngesundheit sowie die gesundheitsbezogene Lebensqualität einbezogen werden.

Zur Klärung all dieser wichtigen Fragen wurde eine Beobachtungsstudie sowie ein nationales und internationales Patientenregister initiiert, die im Folgenden dargestellt werden. Die Studie und die Patientenregister werden gemäß den Empfehlungen der Deklaration von Helsinki durchgeführt und sind durch die jeweiligen lokalen Ethikkommissionen befürwortet worden. Die im Rahmen der Studie und den Registern gespeicherten pseudonymisierten Patientendaten (alle persönliche Kennungen, wie Namen, Adresse und Geburtsdatum, werden entfernt und durch einen Code ersetzt) werden in Übereinstimmung mit der EU-Datenschutzgrundverordnung (GDPR) über die Verarbeitung personenbezogener Daten und den Schutz der Privatsphäre in der elektronischen Kommunikation (2016/679/EU) aufbewahrt.

10.4.1. Wachstum und Komorbidität bei Kindern mit XLH: Eine prospektive multizentrische Beobachtungsstudie der XLH-Arbeitsgruppe der GPN und der DGKED

Hierbei handelt es sich um eine zunächst auf 5 Jahre angelegte prospektive Beobachtungsstudie (Koordinatoren: D. Haffner und M. Zivicnjak, Hannover und D. Schnabel, Berlin), in der Kinder und Jugendliche (Alter 2,0-18,0 Jahre) mit XLH aus Deutschland und der Schweiz eingeschlossen werden können (https://gpn.de/ueber-uns/arbeitskreise-der-gpn/). Ziel ist es, eine repräsentative Anzahl von Patienten (mindestens 100 Patienten) einzuschließen und jährlich bezüglich folgender krankheitsrelevanter Parameter zu untersuchen:

- **Wachstum und Anthropometrie**: 24 Parameter incl. Körper-/Sitzhöhe, Beinlänge, Körperzusammensetzung (Hautfalten) und Muskelstärke (M. Zivicnjak, MHH, Hannover)

- **Knochengesundheit**: incl. Beindeformitäten, Schmerzen und „Bone marker panel" im Serum. Hierbei werden 14 spezifische Knochen-Biomarker zur Analyse der Knochengesundheit evaluiert (M.L. Leifheit-Nestler, MHH)

- **Nierengesundheit**: incl. Nephrokalzinose, Nierenfunktion. Im Urin werden lithogene Substanzen (Faktoren, die die Entwicklung einer Nephrokalzinose begünstigen können) und tubuläre Marker für eine Nierenschädigung untersucht (B. Hoppe, Bonn, U. John, Jena).

- **Zahngesundheit**: Dies wird über einen standardisierten Fragebogen (COHIP-G6/19 Fragebogen) und ggf. Kontaktaufnahme mit dem behandelnden Zahnarzt (nach entsprechendem Einverständnis der Erziehungsberechtigten) erfasst (R. Schilke, Zahnklinik der MHH, Hannover)

- **Krankheitsbezogene Lebensqualität**: Diese wird über einen kürzlich erneut bei deutschen Kindern validierten Fragebogen (KIDSCREEN-52) sowie standardisierte Telefoninterviews durchgeführt (M. Klein, Kath. Hochschule NRW)

Bisher nehmen an dieser Studie 39 Studienzentren aus Deutschland und der Schweiz teil (→ Abb. 10.2). Hierbei handelt es sich je zur Hälfte um kinderendokrinologische und kindernephrologische Kliniken oder Ambulanzen. Bis Dezember 2021 konnten insgesamt 94 Patienten eingeschlossen werden. Es ist geplant, in den nächsten 12 Monaten ca. 50 weitere Patienten einzuschließen. Eine erste Publikationen ist in Vorbereitung. Die Studie wird durch die Firma Kyowa Kirin GmbH finanziell unterstützt.

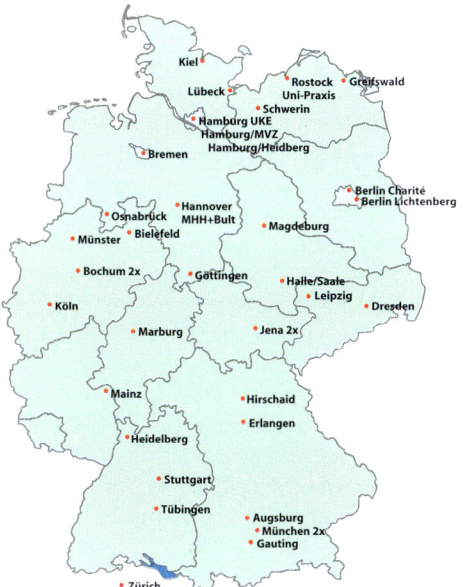

Abb. 10.2: Übersicht der an der Beobachtungsstudie und dem binationalen Patientenregister beteiligten pädiatrischen Studienzentren aus Deutschland und der Schweiz.

10.4.2. Nationales und internationales Patientenregister für Kinder mit XLH

Patientenregister oder Krankheitsregister können entweder prospektiv, retrospektiv oder eine Kombination aus prospektiven und retrospektiven klinischen Beobachtungskohortenstudien sein, da keine spezifische Behandlung, klinische Bewertung oder Datenerfassung als Teil des Protokolls eingeführt oder vorgeschrieben wird. Obwohl Patientenregister Daten zu bestimmten Behandlungen sammeln können, sind sie von der Verordnung der Europäischen Kommission (EC) über

klinische Studien ausgenommen, da das Protokoll keine Behandlung oder Diagnose- und Überwachungspraktiken außerhalb der klinischen Standardpraxis vorschreibt [15]. Die Vorteile dieser Art von klinischen Studien werden – insbesondere bei seltenen Krankheiten – allmählich nicht nur von den am Krankheitsmanagement Beteiligten, sondern auch von Zulassungsbehörden wie der Europäischen Arzneimittelagentur (EMA) erkannt. Patientenregister ermöglichen eine Langzeitbeurteilung von Patienten mit viel weniger Ausschlusskriterien als typische klinische Studien und liefern eine Fülle von krankheitsspezifischen Informationen.

10.4.3. Patientenregister für Kinder mit XLH aus Deutschland und der Schweiz

Hierbei handelt es sich um ein binationales Patientenregister für Kinder und Jugendliche mit XLH aus Deutschland und der Schweiz (→ Abb. 10.2). Das Register wird unter der Schirmherrschaft der XLH-Arbeitsgruppe der GPN und der DGKED durchgeführt (Koordinatoren: D. Haffner, Hannover und D. Schnabel, Berlin). Ziel ist es. repräsentative Analysen zum langfristigen Krankheitsverlauf in Bezug auf häufige und seltene Komplikationen, Therapie und Lebensqualität bei pädiatrischen XLH-Patienten (Alter 0,1-18 Jahre) durchzuführen. Hierzu gehört eine zunächst auf 10 Jahre angelegte jährliche Erfassung krankheitsrelevanter Parameter incl. seltener Komplikationen mit dem Ziel, mindestens 150 Patienten aus Deutschland und der Schweiz einzuschließen. Die Daten werden vor Ort nach entsprechender Aufklärung und schriftlichem Einverständnis der Patienten und Erziehungsberechtigten durch eine Study Nurse (S. Wiedenhöft) erhoben. Das Register wird durch die Firma Kyowa Kirin GmbH finanziell unterstützt.

10.4.4. Internationales Patientenregister für Kinder und Erwachsene mit XLH

Hierbei handelt es sich um eine internationale, multizentrische, nicht-interventionelle, klinische Beobachtungskohortenstudie von pädiatrischen und erwachsenen Patienten mit XLH, die Daten retrospektiv bei Studienbeginn und prospektiv während der Nachbeobachtung sammelt. Expertenzentren für die Behandlung von XLH in ganz Europa und dem Nahen Osten wurden zur Teilnahme am XLH-Register eingeladen. Die zu erfassenden Daten sollen Gesundheitsdienstleistern bei der Optimierung der klinischen Entscheidungsfindung helfen, indem sie ein besseres Verständnis der Variabilität des Krankheitsverlaufs der XLH sowie der tatsächlichen Belastung durch die Krankheit ermöglichen. Sponsor des Registers ist die Firma Kyowa Kirin Pharmaceutical Development Ltd mit Sitz in Großbritannien (www.clinicaltrials.gov; NCT03193476). Eine ausführliche Beschreibung des Registers wurde bereits publiziert [15, 16].

Für die Aufnahme in das XLH-Register kommen sowohl Patienten in Frage, die noch nicht behandelt wurden, die mit einer konventionellen Therapie allein oder in Kombination mit adjuvanten Therapien wie Wachstumshormon oder Cinacalcet behandelt wurden, die mit Burosumab behandelt wurden, als auch Patienten, die eine Vorgeschichte mit einer gezielten XLH-Behandlung haben, aber derzeit keine Behandlung erhalten. Das Register erfasst relevante Behandlungsdetails und klinische Parameter, die im Rahmen der Routinevorstellungen erfasst werden. Das XLH-Register wurde im August 2017 initiiert, erhielt seine erste nationale Zulassung im September 2017 (Großbritannien) und der erste Patient wurde am 4. Oktober 2017 eingeschlossen. Die Laufzeit des XLH-Registers beträgt zunächst 10 Jahre, danach kann der Sponsor in Absprache mit den zuständigen Zulassungsbehörden entscheiden, das Register fortzuführen oder einzustellen.

Das primäre Ziel des XLH-Registers ist die Sammlung von Daten zur Charakterisierung der Behandlung, der Krankheitslast und des Krankheitsverlaufs bei pädiatrischen und erwachsenen XLH-Patienten. Darüber hinaus sollen Sicherheitsdaten von Medikamenten zur Behandlung der XLH erhoben werden. Da es sich um ein prospektives, beobachtendes Register von Patienten mit XLH handelt, gibt es keine spezifische Stichprobengröße, die auf statistischen Überlegungen basiert. Eine Umfrage, die mit klinischen XLH-Experten in ganz Europa durchgeführt wurde, lieferte Hinweise darauf, dass ein Rekrutierungsziel von insgesamt 1200 in Frage kommenden XLH-Patienten angemessen wäre, um eine solide Forschung an den im Register enthaltenen Daten

durchzuführen. Die Registerdaten werden unter der Anleitung eines internationalen wissenschaftlichen Komitees, bestehend aus Fachleuten für XLH, ausgewertet.

■ Schlussfolgerung

Die aufgeführten Beobachtungsstudien und Patientenregister zielen darauf ab, belastbare und repräsentative Daten über den Krankheitsverlauf und dessen Einflussfaktoren von Kindern und Erwachsenen mit XLH zu erheben. Insgesamt sollen über einen Zeitraum von 10 Jahren mindestens 100 Kinder in der Beobachtungsstudie, 150 Kinder in dem nationalen Register und 1200 Kinder und Erwachsene mit XLH in einem internationalen von der Fa. Kyowa Kirin implementierten Register eingeschlossen werden. Sie wurden entwickelt, um das klinische Verständnis dieser chronischen und zum Teil mit scherwiegenden Komplikationen einhergehenden Erkrankung zu verbessern. Das Ziel ist es, die aus diesen Studien resultierenden Erkenntnisse in frei zugänglichen internationalen Fachzeitschriften zu veröffentlichen und im Rahmen von wissenschaftlichen Symposien an in die Versorgung von XLH-Patienten involvierte Fachärzte zu verbreiten. Dies soll das Verständnis aller an der Versorgung von XLH-Patienten beteiligten Facharztgruppen für die Erkrankung und die klinische Behandlung von Kindern und Erwachsenen mit XLH verbessern [15].

Literatur

1. Klein M. Lebensqualität. In: M. Klein (Hg.): Phosphatdiabetes (XLH) und Lebensqualität. Vom Leben mit einer seltenen und rätselvollen Erkrankung. 2. erw. Auflage. Gescher: MIT FFB. 2019;12–16.

2. Spilker B. Introduction to the Field of Quality of Life Trials. In: B. Spilker (Hg.): Quality of Life and Pharmaeconomics in Clinical Trials. Lippincott- Raven, Philadelphia. 1996;1–10.

3. Bullinger M. Das Konzept der Lebensqualität in der Medizin – Entwicklung und heutiger Stellenwert. In: Zeitschrift für Evidenz, Fortbildung und Qualität. 2014;108 (2-3):97–103.

4. Bullinger M. Zur Messbarkeit von Lebensqualität. In: L. Kovács, R. Kipke und R. Lutz (Hg.): Lebensqualität in der Medizin. [Place of publication not identified]: Springer Science and Business Media. 2016;175–188.

5. Hahn H, Hassa D, Klein M. Phosphatdiabetes als seltene Erkrankung. In: M. Klein (Hg.): Phosphatdiabetes (XLH) und Lebensqualität. Vom Leben mit einer selte-

nen und rätselvollen Erkrankung. 2. erw. Auflage. Ge-scher: MIT FFB. 2019;63–104.

6. Barkmann C, Otto C, Meyrose AK, Reiss F, Wüstner A, Voß C et al. Psychometrie und Normierung des Le-bensqualitätsinventars KIDSCREEN in Deutschland. In: Diagnostica. 2021;67:2–12.

7. Seefried L, Smyth M, Keen R, Harvengt P. Burden of disease associated with X-linked hypophosphataemia in adults: a systematic literature review. Osteoporos Int. 2021;32:7-22.

8. Beck-Nielsen SS, Mughal Z, Haffner D, Nilsson O, Levtchenko E, Ariceta G, de Lucas Collantes C, Schna-bel D, Jandhyala R, Mäkitie O. FGF23 and its role in X-linked hypophosphatemia-related morbidity. Orphanet J Rare Dis. 2019;14:58.

9. Haffner D, Emma F, Eastwood DM, Duplan MB, Bac-chetta J, Schnabel D, Wicart P, Bockenhauer D, Santos F, Levtchenko E, Harvengt P, Kirchhoff M, Di Rocco F, Chaussain C, Brandi ML, Savendahl L, Briot K, Ka-menicky P, Rejnmark L, Linglart A. Clinical practice recommendations for the diagnosis and management of X-linked hypophosphataemia. Nat Rev Nephrol. 2019;15:435-455.

10. Zivicnjak M, Schnabel D, Billing H, Staude H, Filler G, Querfeld U, Schumacher M, Pyper A, Schroder C, Bramswig J, Haffner D & Hypophosphatemic Rickets Study Group of Arbeitsgemeinschaft fur Padiatrische Endokrinologie and Gesellschaft fur Padiatrische Ne-phrologie. Age-related stature and linear body segments in children with X-linked hypophosphatemic rickets. Pediatr Nephrol (Berlin, Germany). 2011;26:223-231.

11. Emma F, Haffner D. FGF23 blockade coming to cli-nical practice. Kidney Int. 2018;94:846-848.

12. Imel EA, Glorieux FH, Whyte MP, Munns CF, Ward LM, Nilsson O, Simmons JH, Padidela R, Namba N, Cheong HI, Pitukcheewanont P, Sochett E, Högler W, Muroya K, Tanaka H, Gottesman GS, Biggin A, Perwad F, Mao M, Chen CY, Skrinar A, San Martin J, Portale AA. Burosumab versus conventional therapy in children with X-linked hypophosphataemia: a randomised, acti-ve-controlled, open-label, phase 3 trial. Lancet (London, England). 2019;393:2416-2427.

13. Carpenter TO, Whyte MP, Imel EA, Boot AM, Hög-ler W, Linglart A, Padidela R, Van't Hoff W, Mao M, Chen CY, Skrinar A, Kakkis E, San Martin J, Portale AA. Burosumab Therapy in Children with X-Linked Hypo-phosphatemia. NEJM. 2018;378:1987-1998.

14. Whyte MP, Carpenter TO, Gottesman GS, Mao M, Skrinar A, San Martin J, Imel EA. Efficacy and safety of burosumab in children aged 1-4 years with X-linked hypophosphataemia: a multicentre, open-label, phase 2 trial. Lancet Diabetes Endocrinol. 2019;7:189-199.

15. Padidela R, Nilsson O, Makitie O, Beck-Nielsen S, Ariceta G, Schnabel D, Brandi ML, Boot A, Levtchen-ko E, Smyth M, Jandhyala R, Mughal Z. The interna-tional X-linked hypophosphataemia (XLH) registry (NCT03193476): rationale for and description of an international, observational study. Orphanet J Rare Dis. 2020;15:172-174.

16. Brandi ML, Ariceta G, Beck-Nielsen SS, Boot AM, Briot K, de Lucas Collantes C, Emma F, Giannini S, Haffner D, Keen R, Levtchenko E, Mäkitie O, Nilsson O, Schnabel D, Tripto-Shkolnik L, Zillikens MC, Liu J, Tudor A, Mughal MZ. Post-authorisation safety study of burosumab use in paediatric, adolescent and adult pa-tients with X-linked hypophosphataemia: rationale and description. Ther Adv Chronic Dis. 2022;13:1-13.

11. Anhang

Grad-Definitionen für Radius und Ulna	
Grad	Radiologischer Befund
0	Normale Wachstumsplatte ohne Veränderungen der Rachitis
0,5	Transparenz des metaphysären Rands ohne Ausfransungen oder Unregelmäßigkeiten
1	Verbreiterte Wachstumsplatte, Unregelmäßigkeit des metaphysären Rands, aber keine konkave Vertiefung
1,5	Partielle metaphysäre Konkavität oder unvollständige Ausfransung des metaphysären Randes
2	Metaphysäre Konkavität mit Ausfransung der Ränder
Grad Radius + Grad Ulna = Score Handgelenk	
Grad-Definitionen für Femur und Tibia	
Grad	Radiologischer Befund
0	Normale Wachstumsplatte ohne Veränderungen der Rachitis
1	Partielle Transparenz, glatter Rand der Metaphyse sichtbar
2	Partielle Transparenz, glatter Rand der Metaphyse **nicht** sichtbar
3	Komplette Transparenz, Epiphyse erscheint weitgehend von der distalen Metaphyse separiert
Multiplikator	• 0,5 wenn ≤ 1 Kondyle oder Plateau betroffen
	• 1 wenn 2 Kondylen oder Plateaus betroffen
(Grad Femur × Multiplikator) + (Grad Tibia × Multiplikator) = Score Knie	
Möglicher Gesamt-Score: 10 (max. 4 für das Handgelenk und max. 6 für das Knie)	

Tab. 11.1: Radiologischer 10-Punkte-Rachitis-Score. Verwendung des jeweils stärker betroffenen Knies bzw. Handgelenks (modifiziert nach [1]).

Radiologischer Score nach Thacher zur Beurteilung des Schwergrades einer Rachitis

Thacher et al. haben im Jahr 2000 ursprünglich einen radiologischen Score zur Beurteilung des Schweregrades einer alimentären Vitamin-D-Mangelrachitis entwickelt (→ Abb. 11.1).

Dieser bezog die radiologischen Veränderungen an Hand- und Kniegelenk ein. Die stärkste Mineralisationsstörung wurde mit 10 Punkten bewertet, wobei maximal 4 Punkte für die Hand und maximal 6 Punkte für das Knie möglich waren.

2019 adaptierten Thacher et al. den ursprünglichen Score auch für die XLH (→ Tab. 11.1).

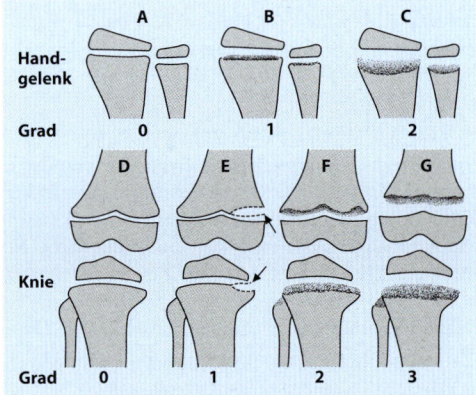

Abb. 11.1: 10-Punkte-Radiologie-Score an Hand- und Kniegelenk. Die Abbildung zeigt den Schweregrad der Rachitis, abweichend von einer normalen Mineralisation (A/0 bzw. D/0) (modifiziert nach [2]).

Perzentilen zur Beurteilung der Körperproportionen

Messungen des Bezugs von Stehhöhe zur Sitzhöhe dienen dazu, ein dysproportioniertes Wachstum zu erfassen.

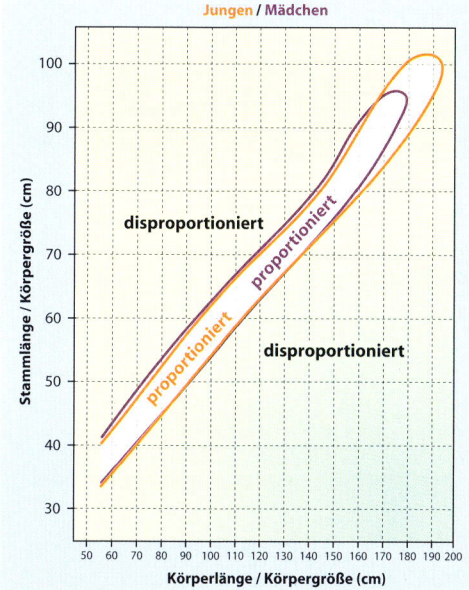

Abb. 11.2: Perzentilen zur Beurteilung der Körperproportion: Normwertskala für die Sitzhöhe (modifiziert nach [3]).

Beurteilung der Beinachsenabweichung

Das Ausmaß der Achsabweichung kann orientierend durch die Vermessung des Interkondylarabstandes (ICD, Erfassung des Zwischenraumes zwischen den Knien) bzw. des Intermalleolarabstandes (IMD, Erfassung des Abstandes der Innenfußknöchelchen) erfasst werden (→ Abb. 11.3).

Liegt dieser Abstand außerhalb der doppelten Standardabweichung (→ Abb. 6.2), dann liegt ein pathologisches Genu varum bzw. Genu valgum vor.

Der ICD gilt als Maß für die Genua vara, der IMD als Maß für die Genua valga.

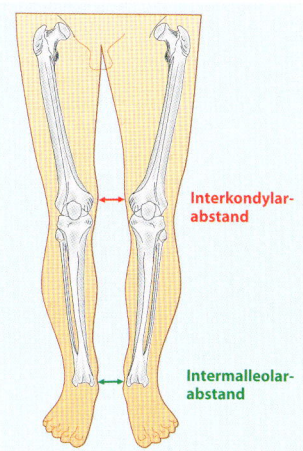

Abb. 11.3: Messpunkte zur Beurteilung des Interkondylar- bzw. Intermalleolarabstandes.

Messung der Handgriffstärke

Die Handgriffstärke setzt sich zusammen aus den Muskelgruppen der Unterarme und der Hand. Sie kann isometrisch mit einem Dynamometer gemessen werden (→ Abb. 11.4).

Die Bestimmung der Handkraft gibt Auskunft über den allgemeinen Zustand der Muskelkraft; sie stellt einen Indikator für das körperliche Leistungsvermögen dar.

Beeinflusst wird die Handgriffstärke von der jeweiligen Händigkeit (dominante Hand in der Regel bis zu 10% stärker), dem chronologischen Alter und dem Geschlecht (→ Tab. 11.2).

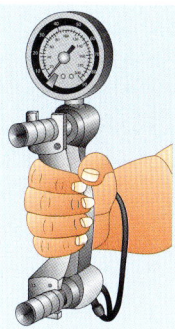

Abb. 11.4: Der hydraulische Handkraftmesser ist ein Gerät zur exakten Griffstärkenmessung der Hand.

Altersgruppe	Hand	Spannbreite Männer			Spannbreite Frauen			Diffe-renz (%)	t-Wert
		Min.	Max.	Ø (SD)	Min.	Max.	Ø (SD)		
≤ 10 Jahre (N=120)	re	3,0	15,0	6,2 (2,1)	2,0	11,0	5,6 (2,1)	9	1,42
	li	2,0	12,0	5,7 (2,1)	1,0	10,0	4,7 (2,0)	15	2,51*
10-19 Jahre (N=120)	re	8,0	48,0	27,0 (11,3)	9,0	37,0	19,9 (5,7)	27	4,40**
	li	6,0	47,0	25,0 (10,4)	7,9	30,0	18,4 (5,6)	26	4,29**
20-29 Jahre (N=120)	re	26,0	60,0	36,7 (7,7)	15,0	35,0	24,1 (5,2)	34	10,56**
	li	26,0	58,0	35,4 (6,7)	13,0	33,0	22,04 (4,5)	38	10,87**
30-39 Jahre (N=120)	re	17,0	65,0	40,3 (9,3)	8,0	44,0	20,9 (6,5)	48	13,25**
	li	17,0	64,0	37,9 (8,8)	6,0	38,0	18,7 (5,9)	51	14.11**
40-49 Jahre (N=120)	re	21,0	52,0	36,2 (7,4)	7,0	36,0	17,7 (6,1)	51	14,95**
	li	21,0	50,0	34,5 (6,8)	5,0	31,0	16,5 (6,0)	52	15,19**
50-59 Jahre (N=120)	re	18,0	51,0	32,0 (7,7)	7,0	26,0	16,1 (4,7)	50	13,70**
	li	15,0	38,0	26,4 (5,0)	6,0	24,0	14,5 (4,1)	53	15,70**
60-69 Jahre (N=120)	re	14,0	48,0	28,4 (5,0)	6,0	26,0	14,4 (5,0)	49	15,35**
	li	13,0	38,0	26,4 (5,0)	4,0	24,0	11,9 (5,3)	60	15,50**
≥ 70 Jahre (N=120)	re	7,0	24,0	16,5 (5,0)	3,0	16,0	8,3 (3,0)	50	10,89**
	li	5,0	25,0	14,6 (5,0)	2,0	14,0	7,4 (3,0)	50	9,63**

Tab. 11.2: Griffstärke (kg) von Frauen und Männern verschiedener Altersgruppen (n=960) (modifiziert nach [4]). *p<0,01; **p<0,0001. Min. = Minimum, Max. = Maximum, SD = Standardabweichung, N = Anzahl, re = rechts, li = links.

Referenzwerte für Serum- und Urin-Biomarker

Grundsätzlich sollten zur Beurteilung der Messergebnisse die vom bestimmenden Labor ausgewiesenen alters- und geschlechtsspezifischen Referenzwerte verwendet werden. Einige der aufgeführten Normwerte wurden aus dem deutschsprachigen Standardwerk „Labor und Diagnose" von L. Thomas entnommen (https://www.labor-und-diagnose-2020.de/) (→ Tab. 11.3).

Umrechnungsfaktor für intact PTH:
pmol/l x 10 = ng/l

TRP und TmP/GFR werden unter Zuhilfenahme einer gleichzeitig gewonnenen Plasma- und Spontanurinprobe berechnet, wobei der Patient nicht nüchtern sein muss. Hierzu werden die Plasma- und Urinkonzentrationen in den gleichen Konzentrationseinheiten in die folgenden Gleichungen eingesetzt:

TRP = 1- ((Up/Pp) x (Pcr/Ucr))
TmP/GFR = Pp – (Up/ Ucr) x Pcr [22, 23]

Ein Online-Rechner und Erläuterungen zur Methodik sind verfügbar unter:

https://gpn.de/service/tmp-gfr-calculator/

Leistungs- und Bewegungsanalyse mittels Mechanographie

In vielen Einrichtungen ist als zusätzliches Instrument zur Quantifizierung von Leistungs- und Bewegungsdaten die Verwendung einer Bodenreaktionskraftmessplatte verfügbar. Dabei werden im Zuge definierter Bewegungsabläufe der zeitliche und örtliche Verlauf der Bodenreaktionskräfte gemessen und daraus körperschwerpunktbezogene physikalischen Größen wie Beschleunigung, Geschwindigkeit, Leistung, Sprunghöhe und Steifigkeit bzw. Flexibilität errechnet. Bei Verwendung einer zweigeteilten Bodenreaktionskraftmessplatte können auch Asymmetrien des Bewegungsapparats und der Bewegungsabläufe detektiert und quantifiziert werden.

Für die am weitesten verbreiteten und etablierten Testmanöver, insbesondere den sog. *Single Two Leg Jump* (S2LJ)- und den *Multiple One Leg Jump* (M1LJ)-Test sowie den bei nicht sprungfähigen Probanden als gute Alternative verwendbaren *Heel Rise* Test werden nachfolgend jeweils kurz die Testprozedur und entsprechende Referenzwerte zur Bewertung der Ergebnisse beschrieben.

Alters- und/oder geschlechtsspezifische Normwerte

Alter	iCa mmol/l [5, 6]	Ca mmol/l [5, 6]	Pi mmol/l [7, 8]	Alter	TmP/GFR mmol/l [9-11]	Alter	ALP U/l [12, 13]	Urin-Ca/Krea mol/mol (mg/mg) [14, 15]	Urin-Pi/Krea mol/mol (mg/mg) [14]	Alter	$1,25(OH)_2D_3$ pmol/l (ng/l) [16, 17]
0-5 Mon.	1,22-1,40	2,17-2,82	1,25-2,50	0-15 Tage	1,02-2,0	0,1-<1 J.	90-273	0,09-2,2 (0,03-0,81)	1,2-19,0 (0,34-5,24)	0-<1 J.	77-471 (31-188)
6-12 J.	1,20-1,40	2,17-2,75	1,15-2,15	15-30 Tage	1,13-1,88	1-<3 J.	134-518	0,07-1,5 (0,03-0,56)	1,2-14,0 (0,34-3,95)	1-<3 J.	113-363 (45-145)
1-5 J.	1,22-1,32	2,35-2,70	1,05-1,95	1-<10 J.	1,05-1,78	3-<5 J.	156-369	0,05-1,1 (0,02-0,41)	1,2-12,0 (0,33-3,13)	3-19 J.	108-246 (43-98)
6-12 J.	1,15-1,32	2,35-2,57	1,00-1,80	10-<13 J.	0,97-1,64	5-<7 J.	141-460	0,04-0,8 (0,01-0,30)	1,2-5,0 (0,33-1,49)	Erw.	75-200 (30-80)
13-15 J.	1,21-1,30	2,20-2,55	0,95-1,65	13-<15 J.	0,91-1,68	7-<10 J.	F: 62-280 M: 127-517	0,04-0,7 (0,01-0,25)	1,2-3,6 (0,32-0,97)		
16-19 J.	1,21-1,30	2,20-2,55	0,85-1,60	15-<17 J.	0,84-1,23	10-<14 J.	F: 54-128 M: 89-365	0,04-0,7 (0,01-0,24)	0,8-3,2 (0,22-0,86)		
Erw.	1,12-1,32	2,15-2,58	0,84-1,45	17-<19 J.	0,84-1,23	14-<18 J.	F: 48-95 M: 59-164	0,04-0,7 (0,01-0,24)	0,8-3,2 (0,21-0,75)		
				Erw.		Erw.	F: 33-98 M: 43-115	<0,57 (0,2)	-		

TRP % [18]	Intact PTH pmol/l [19]
85-95	1,5-6,5

Altersunabhängige Normwerte

	$25(OH)D_3$ nmol/l (ng/l) [20, 21]
Genügend	> 50 (20)
Ungenügend	30-50 (12-20)
Mangel	< 30 (12)

Tab. 11.3: Referenzwerte für Serum- und Urin-Biomarker, die zur Diagnosestellung einer XLH verwendet werden. iCa = Ionisiertes Kalzium, Ca = Kalzium, Pi = Phosphat, TmP = Tubuläres Transportmaximum für Phosphat, GFR = Glomeruläre Filtrationsrate, ALP = Alkalische Phosphatase (gesamt), U = Units, Krea = Kreatinin, PTH = Parathormon, Mon. = Monate, J. = Jahre, Erw. = Erwachsene, M = Männer, F = Frauen, TRP = prozentuale Phosphatrückresorption, $25(OH)D_3$ = 25-Hydroxyvitamin D (Calcidiol), $1,25(OH)_2D_3$ = 1,25-Dihydroxyvitamin D3.

▶ *Single Two Leg Jump* (S2LJ)

Beim S2LJ handelt es sich um einen Test der allgemeinen Leistungsfähigkeit.

Der Proband wird gebeten, sich in lockerem, ca. hüftbreitem Stand in der Mitte der Platte zu positionieren. Ziel ist es, eine möglichst hohe Sprunghöhe zu erreichen. Hierfür darf der Proband eine Ausholbewegung mit dem Körper und den Armen durchführen. Ertönt das Startsignal, holt der Proband aus und springt so hoch wie möglich, um dann wieder mit beiden Beinen gleichzeitig in einem ruhigen Stand auf dem Vorfuß zu landen und anschließend auf dem gesamten Fuß stehen zu bleiben, bis das Abschlusssignal ertönt.

Um die Abläufe besser zu verstehen, empfiehlt sich bei der Erstdurchführung ein Probesprung für den Probanden.

Die Messung wird insgesamt dreimal wiederholt, wobei der Sprung mit der größten Höhe zur Auswertung herangezogen wird.

Die erhobenen Messwerte (→ Abb. 11.5) umfassen die aufgebrachte maximale Kraft, Beschleunigung, Geschwindigkeit, kinetische Energie, potentielle Energie, (rechnerische) Sprunghöhe, Ausholbewegung, Gewicht und als zentralen Parameter die relative, auf das Körpergewicht des Probanden bezogene Maximalleistung (Pmax/kg) (→ Tab. 11.4) sowie deren Bezug zum Esslinger Fitness Index (E.F.I.). Letzterer stellt einen prozentualen Bezug zu einem Referenzkollektiv für Alter und Geschlecht her. Der Test erlaubt auch Rückschlüsse auf die Effizienz der Bewegungsabläufe als Indikator für die inter- und intramuskuläre Koordination im gesamten Körper.

Alter	Mädchen					Jungen				
(Jahre)	P3	P10	P50	P90	P97	P3	P10	P50	P90	P97
6	26,2	28,4	34,0	40,6	44,2	23,9	26,2	31,7	38,4	42,0
7	27,0	29,4	35,1	42,0	45,6	25,2	27,6	33,4	40,4	44,2
8	27,8	30,3	36,2	43,2	47,0	26,5	28,9	35,0	42,4	46,4
9	28,6	31,1	37,2	44,4	48,3	27,7	30,3	36,7	44,4	48,6
10	29,4	31,9	38,2	45,6	49,5	29,0	31,7	38,4	46,4	50,8
11	30,2	32,8	39,1	46,7	50,8	30,3	33,2	40,1	48,5	53,1
12	30,9	33,5	40,1	47,8	52,0	31,8	34,7	42,0	50,8	55,6
13	31,6	34,3	40,9	48,8	53,1	33,4	36,5	44,1	53,3	58,3
14	32,2	34,9	41,7	49,8	54,0	35,1	38,4	46,4	56,1	61,2
15	32,7	35,5	42,3	50,5	54,9	37,0	40,4	48,8	58,9	64,3
16	33,1	35,9	42,9	51,1	55,5	38,8	42,3	51,1	61,7	67,3
17	33,4	36,3	43,2	51,6	56,0	40,3	44,0	53,0	63,9	69,8
18	33,6	36,4	43,5	51,8	56,3	41,3	45,0	54,2	65,4	71,3

Tab. 11.4: S2LJ-Referenzwerte für Kinder/Jugendliche für Pmax/kg (W/kg) nach Sumnik et al. [24]. P = Perzentile.

Eine aktuelle Studie von Wiegmann et al. hat für Altersgruppen ab 20 Jahren Vergleichswerte und den longitudinalen Verlust charakterisiert [25] (→ Tab. 11.5).

	Alter (Jahre)	Rel. Power (W/kg) MW (SD)	Jährlicher Rückgang (absolut) MW (SD)	Jährlicher Rückgang (%) MW (SD)
Frauen	20-39	37,41 (5,61)	-0,46 (0,34)	-1,22 (0,86)
	40-49	34,02 (5,13)	-0,55 (0,56)	-1,64 (1,78)
	50-59	31,68 (5,63)	-0,69 (0,48)	-2,13 (1,34)
	60-69	28,52 (4,65)	-0,78 (0,45)	-2,68 (1,37)
	70+	24,37 (4,46)	-0,88 (0,34)	-3,50 (1,20)
Männer	20-39	49,25 (6,59)	-0,75 (0,46)	-1,51 (0,86)
	40-49	45,03 (4,52)	-0,73 (0,67)	-1,59 (1,39)
	50-59	38,94 (6,08)	-0,72 (0,64)	-1,78 (1,56)
	60-69	35,17 (5,89)	-0,78 (0,59)	-2,18 (1,61)
	70+	28,87 (5,00)	-0,99 (0,65)	-3,34 (1,90)

Tab. 11.5: S2LJ-Vergleichswerte und longitudinaler Verlust für Altersgruppen ab 20 Jahren nach Wiegmann et al. [25]. MW = Mittelwert, SD = Standardabweichung, W = Watt.

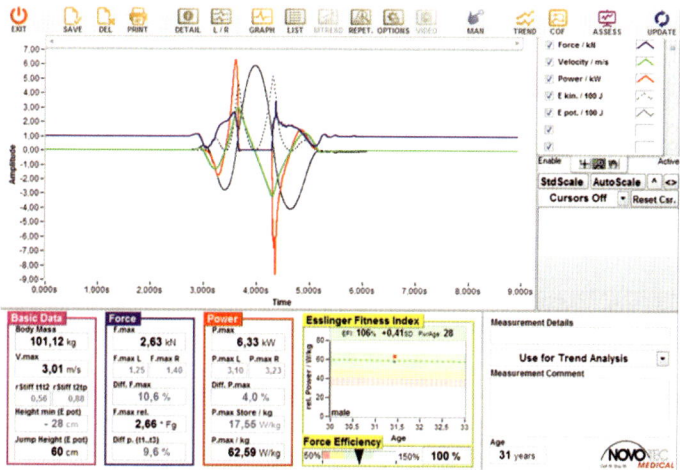

Abb. 11.5: Graphische Darstellung der Messwerte des S2LJ.

▶ *Multiple One Leg Jump* (M1LJ)

Beim M1LJ handelt es sich um einen Test zur Bestimmung der willentlichen Maximalkraft je Bein.

Der Proband wird gebeten, sich in der Mitte der Platte zunächst auf beiden Beinen hüftbreit zu positionieren und nach dem Ertönen des Startsignals fünfmal hintereinander so kräftig wie möglich auf einem Bein zu springen. Ist der fünfte Sprung abgeschlossen, wird er gebeten, sich erneut mit beiden Beinen mittig auf der Platte zu positionieren und stehen zu bleiben, bis das Abschlusssignal ertönt. Wichtig hierbei ist, dass der Proband bei den einzelnen Sprüngen immer auf dem Vorfuß landet, um das Ergebnis nicht zu beeinträchtigen. Gegebenenfalls kann dem Probanden zur Unter-

stützung des Gleichgewichts die Hand gereicht werden, wobei auf letztere keine Kräfte ausgeübt werden sollten.

Auch bei diesem Test ist es hilfreich, mit dem Probanden vorab ein paar Probesprünge durchzuführen. Zudem empfiehlt es sich, vor der Messung mit dem Probanden gemeinsam die Seite festzulegen (rechts/links). Grundsätzlich werden beide Seiten gemessen.

Alter	Mädchen					Jungen				
(Jahre)	P3	P10	P50	P90	P97	P3	P10	P50	P90	P97
6	2,50	2,66	3,05	3,49	3,71	2,26	2,42	2,80	3,23	3,46
7	2,51	2,67	3,06	3,49	3,72	2,29	2,45	2,84	3,29	3,52
8	2,52	2,68	3,06	3,50	3,72	2,33	2,49	2,88	3,33	3,57
9	2,53	2,69	3,07	3,50	3,73	2,36	2,52	2,92	3,38	3,62
10	2,53	2,69	3,07	3,51	3,73	2,39	2,56	2,96	3,43	3,67
11	2,54	2,70	3,08	3,51	3,73	2,42	2,59	3,00	3,47	3,72
12	2,55	2,71	3,08	3,51	3,73	2,44	2,62	3,03	3,52	3,77
13	2,55	2,71	3,09	3,51	3,73	2,47	2,65	3,07	3,56	3,81
14	2,56	2,72	3,09	3,51	3,73	2,50	2,68	3,10	3,59	3,85
15	2,56	2,72	3,09	3,51	3,72	2,52	2,70	3,13	3,63	3,89
16	2,57	2,73	3,09	3,51	3,72	2,54	2,72	3,16	3,66	3,92
17	2,57	2,73	3,09	3,51	3,72	2,56	2,74	3,18	3,69	3,95
18	2,58	2,73	3,09	3,50	3,71	2,58	2,76	3,20	3,71	3,97

Tab. 11.6: M1LJ-Referenzwerte für Kinder/Jugendliche für Maximalkraft/Körpergewicht adaptiert nach Sumnik et al. [24]. P = Perzentile.

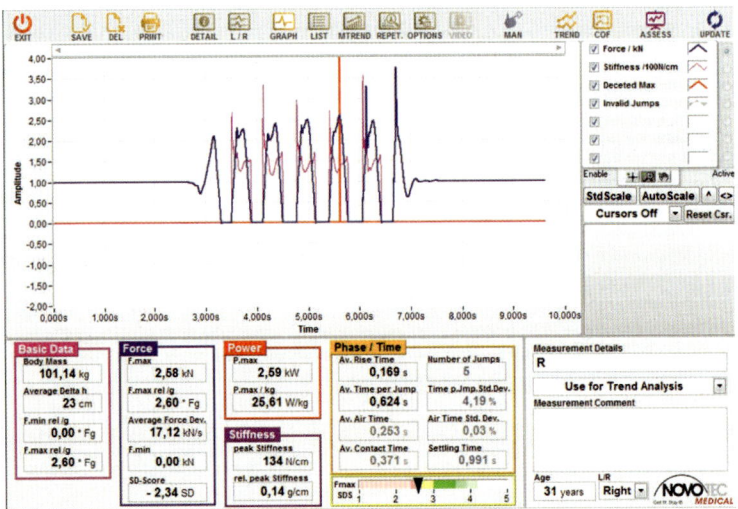

Abb. 11.6: Graphische Darstellung der Messwerte des M1LJ.

Die erhobenen Messwerte (→ Abb. 11.6) umfassen neben dem Körpergewicht die Kraft, Beschleunigung, Geschwindigkeit, Leistung sowie die kinetische und die potentielle Energie. Zur Auswertung herangezogen werden vor allem die relative auf die Körpergewichtskraft des Probanden bezogene Maximalkraft (Fmax rel.) (→ Tab. 11.6), die beim Gesunden in etwa beim Dreifachen der Körpergewichtskraft (3 * Fg) liegen sollte. Auch bei diesem Test lassen sich Unterschiede zwischen den Seiten verlässlich nachvollziehen.

▶ *Heel Rise Test* (HRT)

Beim HRT handelt es sich um einen Leistungstest, mit dessen Hilfe auch bei nicht sprungfähigen Probanden eine Analyse ähnlich der zum S2LJ erfolgen kann, wobei lediglich eine Sprungbewegung nachvollzogen, der Proband jedoch nur sehr gering oder gar nicht von der Platte abhebt und somit keine relevante Energiespeicherung erfolgt, sondern die Kraft im Wesentlichen aus der Wadenmuskulatur generiert wird.

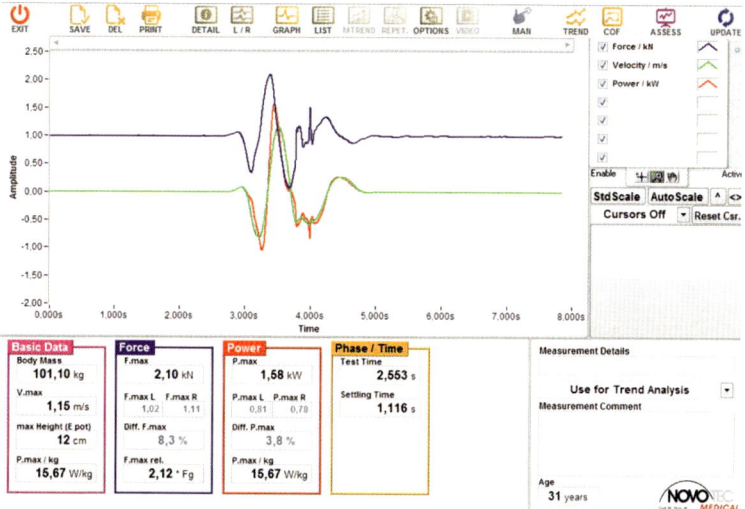

Abb. 11.7: HRT: Graphische Darstellung der Messwerte.

Für die Durchführung wird der Proband gebeten, sich hüftbreit stehend in der Mitte der Platte zu positionieren. Es wird nun versucht einen breitbeinigen Sprung durchzuführen, jedoch ohne Ausholbewegung und nur aus dem Sprunggelenk. Der Proband wird nach Ertönen des Startsignals versuchen, aus dem Stand soweit wie möglich nach oben zu springen. Danach landet der Proband wieder auf der Platte und bleibt ruhig mit beiden Füßen am Boden stehen, bis das Abschlusssignal ertönt. Häufig wird dabei nur eine geringe oder keine Sprunghöhe erreicht. Dieser Test eignet sich daher gut für Probanden, die aus medizinischen Gründen keinen S2LJ durchführen können oder Angst vor Sprüngen haben.

Die erhobenen Messwerte (→ Abb. 11.7) umfassen neben dem Körpergewicht auch bei diesem Test die Kraft, Beschleunigung, Geschwindigkeit, Leistung sowie die kinetische und die potentielle Energie. Daneben wird auch die potentielle Sprunghöhe ermittelt.

Zentral ist auch hier die Analyse der auf das Körpergewicht des Probanden bezogenen Maximalleistung (Pmax/kg), wobei diese bedingt durch die veränderte Testsituation prinzipiell geringer ist als beim S2LJ.

Veilleux & Rauch haben hierzu eine Untersuchung mit vergleichenden Werten publiziert [26], für Erwachsene ergaben sich dabei folgende Mittelwerte (→ Tab. 11.7):

	Durchgang	Durchgang
Fmax (kN)	1,11	1,14
Fmax/Körpergewicht	1,67	1,72
Pmax (W)	0,53	0,58
Pmax/Körpermasse (W/kg)	7,80	8,49
Vmax (m/s)	0,62	0,66

Tab. 11.7: HRT-Mittelwerte für Erwachsene nach Veilleux & Rauch [26]. Fmax = Maximalkraft, Pmax = Maximaleistung, Vmax = Maximalgeschwindigkeit.

Chair Rise Test (CRT)

Der CRT wird alternativ auch als *(Five times)Sit to Stand Test* bezeichnet und findet insbesondere Anwendung bei der Diagnostik der Sarkopenie sowie korrespondierend dazu im Bereich der Geriatrie zur Sturzrisikobeurteilung.

Für diesen Test wird ein Stuhl ohne Armlehnen benötigt, dieser wird mit der Lehne an der Wand auf sicherem und ebenem Untergrund positioniert.

Der Proband wird gebeten, sich mit vor der Brust verschränkten Armen auf den Stuhl zu setzen und sich mit dem Oberkörper vollständig an die Lehne zu lehnen. Nach dem Ertönen des Startsignals wird der Proband fünfmal am Stück so schnell wie möglich aufstehen und sich wieder hinsetzen, wobei die Hände vor der Brust verschränkt bleiben und nicht zur Unterstützung herangezogen werden dürfen. Wichtig hierbei ist, darauf zu achten, dass der Proband vollständig aufsteht, also beide Knie durchdrückt und sich auch wieder vollständig setzt und anlehnt (→ Abb. 11.8). Die Zeit wird vom Startsignal bis zum fünften voll aufrechten Stehen gemessen. Der Test gilt als gescheitert, wenn der Proband es nicht schafft, fünfmal am Stück aufzustehen, oder die Arme zu Hilfe nutzt.

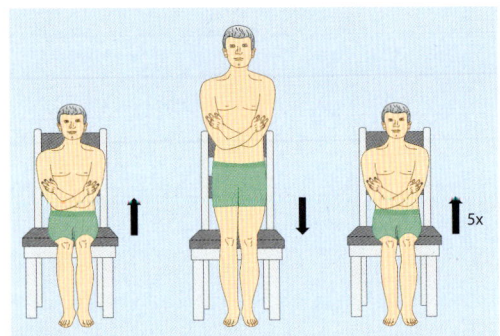

Abb. 11.8: Schematische Darstellung des CRT.

Dieser Test gibt orientierende Anhaltspunkte (→ Tab. 11.8 + 11.9) für die alltagsrelevante Beinkraft und grundsätzlich gelten kürzere Zeiten als Indikator für eine gute Leistungsfähigkeit. Bei geriatrischen Patienten gibt es gute Korrelationsdaten zum individuellen prognostischen Sturzrisiko.

Alter (Jahre)	MW	SD	P5	P10	P25	P50	P75	P90	P95
Frauen									
40	7,4	2,6	4,8	5,3	6,0	7,3	8,5	9,8	10,7
45	7,7	2,6	5,0	5,4	6,2	7,5	8,8	10,3	11,2
50	8,0	2,6	5,1	5,5	6,4	7,7	9,1	10,8	11,6
55	8,3	2,6	5,2	5,7	6,6	8,0	9,4	11,2	12,0
60	8,6	2,6	5,5	5,9	6,9	8,3	9,8	11,5	12,5
65	8,9	2,6	5,7	6,2	7,3	8,7	10,2	11,8	12,9
70	9,5	2,6	6,1	6,6	7,7	9,3	10,9	12,5	13,9
75	10,4	2,6	6,4	7,0	8,3	10,0	12,1	14,0	15,4
80	11,4	2,6	6,6	7,5	8,9	10,7	13,5	15,8	17,2
85	12,4	2,6	6,9	7,9	9,6	11,5	14,9	17,7	19,0
Männer									
40	7,4	2,6	4,8	5,3	6,0	7,3	8,5	9,8	10,7
45	7,7	2,6	5,0	5,4	6,2	7,5	8,8	10,3	11,2
50	8,0	2,6	5,1	5,5	6,4	7,7	9,1	10,8	11,6
55	8,3	2,6	5,2	5,7	6,6	8,0	9,4	11,2	12,0
60	8,6	2,6	5,5	5,9	6,9	8,3	9,8	11,5	12,5
65	8,9	2,6	5,7	6,2	7,3	8,7	10,2	11,8	12,9
70	9,5	2,6	6,1	6,6	7,7	9,3	10,9	12,5	13,9
75	10,4	2,6	6,4	7,0	8,3	10,0	12,1	14,0	15,4
80	11,4	2,6	6,6	7,5	8,9	10,7	13,5	15,8	17,2
85	12,4	2,6	6,9	7,9	9,6	11,5	14,9	17,7	19,0

Tab. 11.8: Referenzwerte (Sekunden) für den CRT bei Erwachsenen gemäß [27]. MW = Mittelwert, SD = Standardabweichung, P = Perzentile.

Alter	Frauen		Männer		Gesamt	
(Jahre)	MW±SD	ULN	MW±SD	ULN	MW±SD	ULN
20-30	5,18±1,08	7,59	5,24±1,36	8,15	5,20±1,18	8,13
31-40	5,60±1,68	9,01	5,89±1,10	7,49	5,73±1,47	9,0
41-50	5,91±1,19	7,66	7,01±1,88	8,49	6,46±1,25	8,48
51-60	6,64±1,82	8,83	7,02±1,44	8,91	6,83±1,63	8,95
>60	9,00±1,98	13,36	8,23±2,26	11,85	8,63±2,12	13,36

Tab. 11.9: CRT-Referenzwerte (Sekunden) für ältere Individuen modifiziert nach [28]. MW = Mittelwert, SD = Standardabweichung, ULN = Upper Limit of Normal, obere Normgrenze.

Der CRT ist Teil der „*Short physical performance battery*", bei der insgesamt 3 Tests durchgeführt werden, für die jeweils max. 4 Punkte vergeben werden. Je nachdem, wie schnell der Proband den CRT absolviert, bekommt er bis zu 4 Punkte, wobei 4 Punkte das bestmögliche erreichbare Ergebnis darstellen (→ Tab. 11.10).

Gestoppte Zeit (Sekunden)	Punkte
≤ 11,19	4
11,20-13,69	3
13,70-16,69	2
≥ 16,7	1
> 60	0

Tab. 11.10: Punktevergabe für den CRT nach Guralnik et al. [29].

Bei Verfügbarkeit kann dieser Test mit entsprechenden Zusatzinformationen auch auf einer Bodenreaktionskraftmessplatte durchgeführt werden.

6 Minute Walk Test (6MWT)

Dieser Test gibt eine orientierende Auskunft über die Ausdauerleistungsfähigkeit des Probanden. Ursprünglich entwickelt von der American Thoracic Society (ATC) [30] findet der Test inzwischen breite Anwendung über alle Altersgruppen hinweg und bei unterschiedlichen Krankheitsbildern. Entsprechend gibt es in der Literatur ein sehr breites Spektrum an Referenz- und Vergleichsdaten.

Für diesen Test wird eine ebene barrierefreie gerade Strecke von mind. 30 m am Stück mit ausreichendem Platz benötigt, wobei in jeweils 1 m Abständen Markierungen angebracht sind. Der Proband wird am Beginn dieser Strecke auf der Startmarkierung positioniert. Nach dem Ertönen des Startsignals soll er so schnell er kann die markierte Gehstrecke hin und hergehen, wobei er währenddessen seine Geschwindigkeit individuell verändern kann, bis die 6 Minuten vergangen sind (→ Abb. 11.9). Nach 6 Minuten bleibt der Proband an Ort und Stelle stehen und die Anzahl der zurückgelegten Meter wird als Testergebnis notiert, wobei die Bahnen aufsummiert werden. Während der Durchführung kann der Proband stehen bleiben und eine Pause einlegen; sobald er sich hinsetzen muss, wird der Test abgebrochen und die zurückgelegte Strecke notiert. Die Nutzung von Hilfsmitteln, wie Gehstützen oder Rollatoren, ist bei diesem Test erlaubt.

Alter (Jahre)	Mädchen MW (SD)	Jungen MW (SD)
5	506 (39)	494 (60)
6	546 (51)	535 (73)
7	586 (59)	603 (51)
8	612 (40)	596 (59)
9	606 (52)	627 (70)
10	638 (63)	655 (53)
11	636 (54)	624 (87)
12	672 (55)	685 (74)
13	622 (76)	639 (49)
14	622 (64)	684 (81)
15	626 (49)	690 (71)
16	629 (52)	680 (55)

Tab. 11.11: 6MWT-Referenzwerte (Minuten) für Kinder und Jugendliche nach Ulrich et al. [31]. MW = Mittelwert, SD = Standardabweichung.

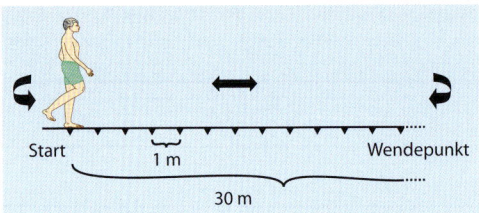

Abb. 11.9: Schematische Darstellung des 6MWT.

Neben Kohorten mit numerischen 6MWT-Referenzwerten [31, 32] (→ Tab. 11.11) gibt es auch Daten zur sog. *Minimal Clinically Important Difference* für beispielsweise die Hypophosphatasie [33] oder das Morquio-A-Syndrom [34]. Bei XLH-Patienten existieren Daten für verschiedene Patientengruppen ohne und mit Therapie [35, 36].

Eine Berechnungsformel für eine individuelle Referenz der in sechs Minuten zurückgelegten Distanz (6MWD) bei Erwachsenen wurde von Beekman et al. entwickelt und inzwischen auch mehrfach validiert [37]:

Männer:

- 6MWD = 1266 − (7.80*Alter) − (5.92*BMI)

Für den unteren Grenzwert LLN (*Lower Limit of Normal*) die Gleichung:

- LLN = 6MWDpredicted − 163

Frauen:

- 6MWD = 1064 − (5.28*Alter) − (6.55*BMI)

Für den unteren Grenzwert LLN (*Lower Limit of Normal*) die Gleichung:

- LLN = 6MWDpredicted − 119

Literatur

1. Thacher TD, Pettifor JM, Tebben PJ, Creo AL, Skrinar A, Mao M, Chen CY, Chang T, San Martin J, & Carpenter TO. Rickets severity predicts clinical outcomes in children with X-linked hypophosphatemia: Utility of the radiographic Rickets Severity Score. Bone. 2019;122: 76-81.

2. Thacher T, Fischer PR, Pettifor JM, Lawson JO, Manaster BJ, Reading JC (2000) Radiographic Scoring Method for the Assessment of the Severity of Nutritional Rickets. J Trop Pediatr. 46: 132-139

3. Binder G, & Hauffa BP. Auxologische Diagnostik in der Endokrinologie. biomedpark, Heidelberg 2015.

4. Balogun JA, Adenlola SA, & Akinloye AA. Grip strength normative data for the harpenden dynamometer. J Orthop Sports Phys Ther. 1991;14:155-160.

5. KDOQI Work Group. KDOQI clinical practice guideline for nutrition in children with CKD: 2008 update. executive summary. Am J Kidney Dis. 2009;53:11.

6. Lam V, Dhaliwal SS, & Mamo JC. Adjustment of ionized calcium concentration for serum pH is not a valid marker of calcium homeostasis: Implications for identifying individuals at risk of calcium metabolic disorders. Ann Clin Biochem. 2013;50:224-229.

7. Soldin SJ, Brugnara C, & Wong EC. Pediatric reference ranges, 4th edition edn. AACC-Press, Washington 2003, pp 150.

8. Greenberg BG, Winters RW, & Graham JB. The normal range of serum inorganic phosphorus and its utility as a discriminant in the diagnosis of congenital hypophosphatemia. J Clin Endocrinol Metab. 1960;20:364-379.

9. Stark H, Eisenstein B, Tieder M, Rachmel A, & Alpert G. Direct measurement of TP/GFR: A simple and reliable parameter of renal phosphate handling. Nephron. 1986;44:125-128.

10. Brodehl J, Gellissen K, & Weber HP. Postnatal development of tubular phosphate reabsorption. Clin Nephrol. 1982;17:163-171.

11. Brodehl J. Assessment and interpretation of the tubular threshold for phosphate in infants and children. Pediatr Nephrol. 1994;8:645.

12. Adeli K, Higgins V, Trajcevski K, & White-Al Habeeb N. The canadian laboratory initiative on pediatric reference intervals: A CALIPER white paper. Crit Rev Clin Lab Sci. 2017;54:358-413.

13. Schumann G, Klauke R, Canalias F, Bossert-Reuther S, Franck PF, Gella FJ, Jørgensen PJ, Kang D, Lessinger JM, Panteghini M, & Ceriotti F. IFCC primary reference procedures for the measurement of catalytic activity concentrations of enzymes at 37 °C. part 9: Reference procedure for the measurement of catalytic concentration of alkaline phosphatase international federation of clinical chemistry and laboratory medicine (IFCC) scientific division, committee on reference systems of enzymes (C-RSE) (1)). Clin Chem Lab Med. 2011;49: 1439-1446.

14. Matos V, van Melle G, Boulat O, Markert M, Bachmann C, & Guignard JP. Urinary phosphate/creatinine, calcium/creatinine, and magnesium/creatinine ratios in a healthy pediatric population. J Pediatr. 1997;131:252-257.

15. Pak CY, Oata M, Lawrence EC, & Snyder W. The hypercalciurias. causes, parathyroid functions, and diagnostic criteria. J Clin Invest. 1974;54:387-400.

16. Higgins V, Truong D, White-Al Habeeb NMA, Fung AWS, Hoffman B, & Adeli K. Pediatric reference intervals for 1,25-dihydroxyvitamin D using the DiaSorin LIAISON XL assay in the healthy CALIPER cohort. Clin Chem Lab Med. 2018;56:964-972.

17. Spanaus K, & von Eckardstein A. Evaluation of two fully automated immunoassay based tests for the measurement of 1α,25-dihydroxyvitamin D in human serum and comparison with LC-MS/MS. Clin Chem Lab Med. 2017;55:1305-1314.

18. Kruse K, Kracht U, & Göpfert G. Renal threshold phosphate concentration (TmPO4/GFR). Arch Dis Child. 1982;57:217-223.

19. Blind E, Schmidt-Gayk H, Scharla S, Flentje D, Fischer S, Göhring U, & Hitzler W. Two-site assay of intact parathyroid hormone in the investigation of primary hyperparathyroidism and other disorders of calcium metabolism compared with a midregion assay. J Clin Endocrinol Metab. 1988;67:353-360.

20. Munns CF, Shaw N, Kiely M, Specker BL, Thacher TD, Ozono K, Michigami T, Tiosano D, Mughal MZ, Mäkitie O, Ramos-Abad L, Ward L, DiMeglio LA, Atapattu N, Cassinelli H, Braegger C, Pettifor JM, Seth A, Idris HW, Bhatia V, Fu J, Goldberg G, Sävendahl L, Khadgawat R, Pludowski P, Maddock J, Hyppönen E, Oduwole A, Frew E, Aguiar M, Tulchinsky T, Butler G, & Högler W. Global consensus recommendations on prevention and management of nutritional rickets. J Clin Endocrinol Metab. 2016;101:394-415.

21. Holick MF, Binkley NC, Bischoff-Ferrari HA, Gordon CM, Hanley DA, Heaney RP, Murad MH, Weaver CM, & Endocrine Society. Evaluation, treatment, and prevention of vitamin D deficiency: An endocrine society clinical practice guideline. J Clin Endocrinol Metab. 2011;96:1911-1930.

22. Brodehl J, Krause A, & Hoyer PF. Assessment of maximal tubular phosphate reabsorption: Comparison of direct measurement with the nomogram of bijvoet. Pediatr Nephrol. 1988;2:183-189.

23. Alon U, & Hellerstein S. Assessment and interpretation of the tubular threshold for phosphate in infants and children. Pediatr Nephrol. 1994;8:250-251.

24. Sumnik Z, Matyskova J, Hlavka Z, Durdilova L, Soucek O, Zemkova D. Reference data for jumping mechanography in healthy children and adolescents aged 6-18 years. J Musculoskelet Neuronal Interact. 2013;13(3):297-311.

25. Wiegmann S, Felsenberg D, Armbrecht G, Dietzel R. Longitudinal changes in muscle power compared to muscle strength and mass. J Musculoskelet Neuronal Interact. 2021;21(1):13-25.

26. Veilleux LN, Rauch F. Reproducibility of jumping mechanography in healthy children and adults. J Musculoskelet Neuronal Interact. 2010;10(4):256-66.

27. Bergland A, Strand BH. Norwegian reference values for the Short Physical Performance Battery (SPPB): the Tromsø Study. BMC Geriatrics. 2019;19(1):216.

28. Klukowska AM, Staartjes VE, Vandertop WP, Schröder ML. Five-Repetition Sit-to-Stand Test Performance in Healthy Individuals: Reference Values and Predictors From 2 Prospective Cohorts. Neurospine. 2021;18(4):760-9.

29. Guralnik JM, Simonsick EM, Ferrucci L, Glynn RJ, Berkman LF, Blazer DG, et al. A short physical performance battery assessing lower extremity function: association with self-reported disability and prediction of mortality and nursing home admission. Journal of gerontology. 1994;49(2):M85-94.

30. ATS statement: guidelines for the six-minute walk test. American journal of respiratory and critical care medicine. 2002;166(1):111-7.

31. Ulrich S, Hildenbrand FF, Treder U, Fischler M, Keusch S, Speich R, et al. Reference values for the 6-minute walk test in healthy children and adolescents in Switzerland. BMC pulmonary medicine. 2013;13:49.

32. Casanova C, Celli BR, Barria P, Casas A, Cote C, de Torres JP, et al. The 6-min walk distance in healthy subjects: reference standards from seven countries. Eur Respir J. 2011;37(1):150-6.

33. Phillips D, Tomazos IC, Moseley S, L'Italien G, Gomes da Silva H, Lerma Lara S. Reliability and Validity of the 6-Minute Walk Test in Hypophosphatasia. JBMR Plus. 2019;3(6):e10131.

34. Schrover R, Evans K, Giugliani R, Noble I, Bhattacharya K. Minimal clinically important difference for the 6-min walk test: literature review and application to Morquio A syndrome. Orphanet J Rare Dis. 2017;12(1):78.

35. Orlando G, Bubbear J, Clarke S, Keen R, Roy M, Anilkumar A, Schini M, Walsh JS, Javaid MK, Ireland A. Physical function and physical activity in adults with X-linked hypophosphatemia. Osteoporos Int. 2022;33(7):1485-1491.

36. Briot K, Portale AA, Brandi ML, Carpenter TO, Cheong HI, Cohen-Solal M, et al. Burosumab treatment in adults with X-linked hypophosphataemia: 96-week patient-reported outcomes and ambulatory function from a randomised phase 3 trial and open-label extension. RMD Open. 2021;7(3):e001714.

37. Beekman E, Mesters I, Gosselink R, Klaassen MPM, Hendriks EJM, Van Schayck OCP, et al. The first reference equations for the 6-minute walk distance over a 10 m course. Thorax. 2014;69(9):867.

Index

A

Achsdeformität 105

Arthrose 124

Autosomal dominante hypophosphatämische ....
    Rachitis 67, 90

Autosomal rezessive hypophosphatämische Rachitis
    Typ 1 .... 67, 90
    Typ 2 .... 67, 90
    Typ 3 68

B

Beinachsenfehlstellungen 63

Beobachtungsstudien 141

Bewegungsanalyse 148

Bildgebung 92

Biochemie 71

Biomarker 149

Biomechanik 30, 31, 32

Blount-Erkrankung 64

Bruxismus 52

Burosumab
    Erwachsene 122
    Pädiatrie 99
    Wachstumsstörung 78
    Wirkung 96

C

Calcimimetica 121

Chair Rise Test 153

Cutanes skelettales Hypophosphatämie-Syndrom ....
    .... 69, 91

D

Dent Disease 91

Dentin 40, 42

Diagnostik
    Erwachsene 86
    Pädiatrie 65

Dual-Energy X-ray Absorptiometry 34

E

Endodontische Infektionen 50

Epidermal-Naevus-Syndrom 69

Erwachsene
    Diagnostik 86
    Differentialdiagnose 90
    Klinik 83
    Therapie 117

F

Fehlstellungen 31, 32

FGF23 89
    Funktion 21
    Pathologien 23
    Regulation 22
    Rezeptoren 23
    Wachstumsstörung 72

FGF23-Antikörper 35, 44

Fibröse Dysplasie 68

Frakturen 126

Funktionsdiagnostik 93

G

Genetik 18, 90

Griffstärke 148

H

Heel Rise Test 152

Hemiepiphysiodese 106

Historie 14

Hörverlust 26, 55

Hüftluxation 32

Hyperkalzämie 38

Hyperparathyreoidismus 68

Hypertonie 26

Hypocitraturie 38

Hypophosphatämische Rachitis 65
    mit Hyperkalziurie 91
    mit Hyperparathyreoidismus 68

I

Interdisziplinäre Betreuung 93

Interkondylarabstand 64, 147

Intermalleolarabstand 64, 147

K

Kalzipenische Rachitis 65
Kardiovaskuläre Erkrankungen 26
Kieferorthopädie 53
Klinik
    Erwachsene 83
    Pädiatrie 63
Klotho 23
Knochenbiologie 29
Knochendichte 34
Knochenmasse 32
Knochenmatrix 33
Knochenmineralisierung 33, 64
Knochenstoffwechsel 32
Knochenstruktur 29
Knorpelmatrix 29
Körperhöhe 73
Körperproportion 74, 147
Korrekturosteotomien 106
Kraniosynostose 25, 58

L

Labordiagnostik 87, 102
Lebensqualität 53, 128, 132
Leistungsanalyse 148
Loosersche Umbauzonen 126

M

Malformation 59
MAPK-Inhibition 80
McCune-Albright-Syndrom 68, 91
Mechanographie 148
Mineralstoffwechsel 89
Molekulargenetik 18
Multiple One Leg Jump 151
Multiplex Ligations-abhängige Probenamplifikation
   19
Multiprofessionelle Betreuung 108
Mutationen 18
Myopathie 24

N

Nephrokalzinose 24, 37
Nephrolithiasis 39
Next-Generation Sequenzierung 19

O

Organmanifestationen, extraskelettale 37
Osteoglophone Dysplasie 69
Osteomalazie 64

P

Pädiatrie
    Diagnostik 65
    Differentialdiagnose 67
    Klinik 63
    Symptomatik 66
    Therapie 96
    Transition 110
    Wachstumsstörung 71
Parodontitis 52
Pathologie 70
Pathophysiologie 18, 21
Patientenorganisation Phosphatdiabetes e.V. 131
Patientenperspektive 128
Patientenregister 141
Patientenversorgung 111
PHEX 18
Phosphat
    Erwachsene 117
    Pädiatrie 97
Phosphatschwelle 88
Phosphatumsatz 87
Prävention, zahnärztliche 46

R

Rachitis 23, 64
Raine-Syndrom 68

S

6 Minute Walk Test 155
Schmelz 40, 45

Schwerhörigkeit 26
  Ausprägung 55
  Pathogenese 55
Single Two Leg Jump 150
Skelettdysplasien 64
Skelettmineralisierung 32

T

Thacher-Score 65, 146
Therapie
  Burosumab 99, 122
  Calcimimetica 121
  chirurgisch 124
  Erwachsene 117
  operativ 104
  Pädiatrie 96
  Phosphat 97, 117
  supportiv 126
  Vitamin D 97, 117
  Wachstumshormon 102
  Wachstumsstörung 73, 75, 77, 78
Transition 110
Tumor-induzierte Osteomalazie 91

V

Vererbung 19
Vitamin D
  Erwachsene 117
  Pädiatrie 97
Vitamin-D-Mangel-Rachitis 65

W

Wachstumsfuge 33
  Biomechanik 30, 31
  Regulation 29
Wachstumshormon 79, 102
Wachstumslenkung 105
Wachstumsstörung 71
  Einflussfaktoren 77
  Pathogenese 72
  Therapie 73, 75, 77, 78

X

X-chromosomal rezessive Hypophosphatämie 91

Z

10-Punkte-Rachitis-Score 146
Zahnerkrankungen 26
  Therapie 46
Zahnimplantate 53
Zahnmineralisierung 40, 42
Zement 40, 45